U0050041

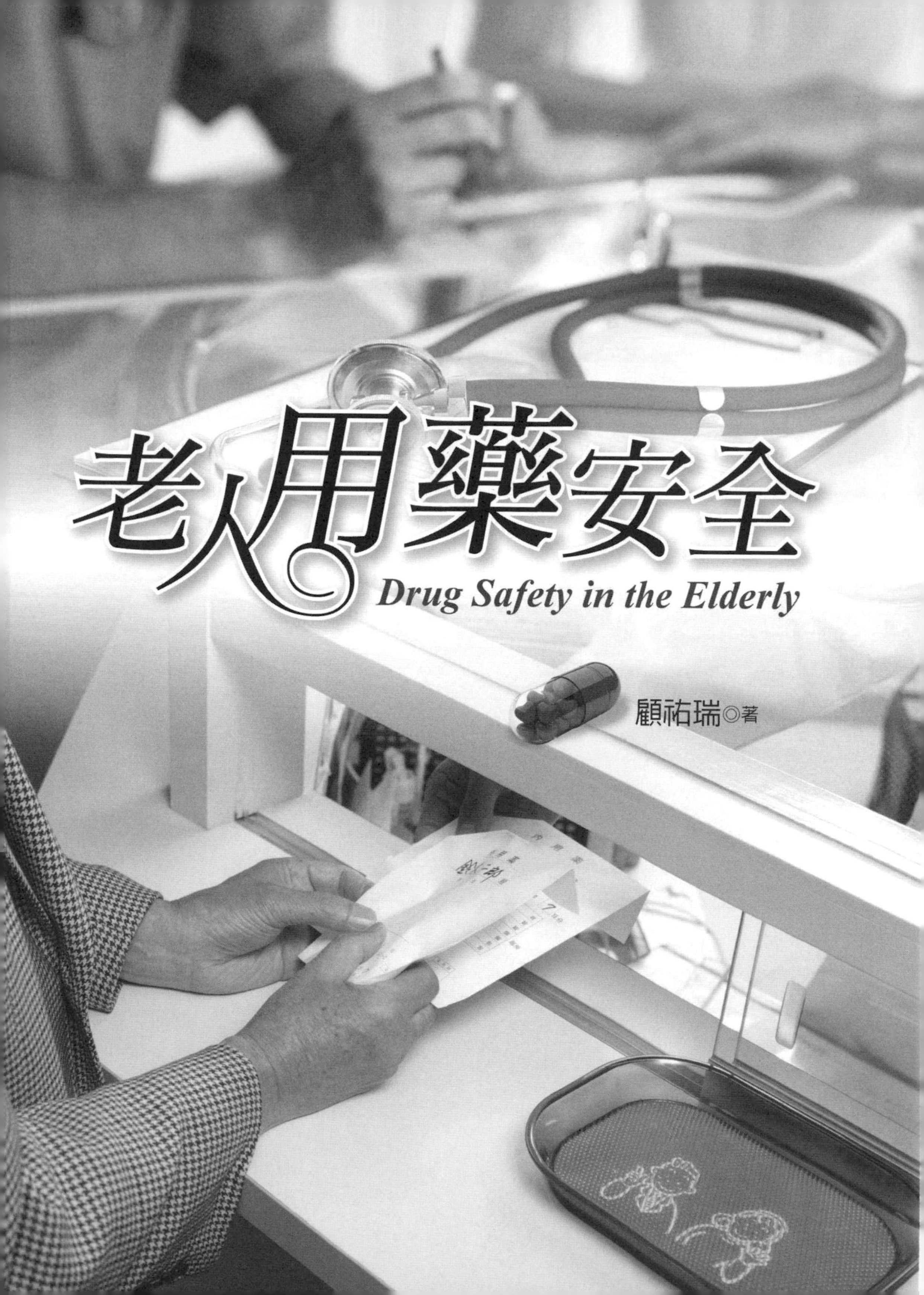
老人用藥安全
Drug Safety in the Elderly
顧祐瑞◎著

序

老人隨著年齡的增加，導致各種生理機能的退化，造成老人容易罹患多種慢性疾病，且易有急性疾病的發生。根據統計，老人人口中有80%至少罹患一種慢性病，有50%以上患有兩種以上的慢性病；而歐美國家的研究更顯示約有85%的老年人至少患有一種及以上的慢性疾病，為治療這些慢性疾病相對的使用較年輕人多種的藥品，再加上生理的老化，故老人是用藥的高危險群。

一般老人的藥品使用，除了服用來自一位甚至多位醫師的處方藥品，以治療其慢性疾病外，還常常自行至藥房購買藥品，包括各媒體介紹的保健食品、草藥或來自其他民俗療法所開立或推薦的產品等。因此老人在醫療保健方面的花費，遠超過其所占人口的比例。

老年人因罹患多種慢性病，常需長期使用多種藥品而有多重用藥的嚴重情形發生，再加上對於慢性疾病想根治之迷思，或對長期服藥效果的失望，導致於重複就醫用藥的現象。另由於自然之老化及各大小健康問題造成身心功能的衰退，組織器官儲備功能或預留能力減少，較易產生用藥之不良反應、藥品與藥品或藥品與食物間的交互作用等，故較年輕人有較多的用藥問題發生。

開立老人的藥品時，要問此藥品是否為病患所確實需要？此藥品在病症治療上是否合適？藥品的使用方式及劑量是否需要調整？是否需要長期治療？此外，要能教導病患及其家屬正確用藥的概念並確實遵醫囑服用藥品。

老化是人生過程中一個不可避免的階段，每一個人都會老，所以老化問題是每一個人的問題。老人照護是醫療照護中主要的一環，老人由於罹患多種慢性病，長期服用多種藥品，加上老人容易發生藥品不良反應，用藥時若是不加以注意，則又必須額外的處理與治療，不僅健康狀況未獲得改善，更會形成醫療上的浪費。

文獻中指出醫院中有許多錯誤與疏忽，例如藥品錯誤、病人跌

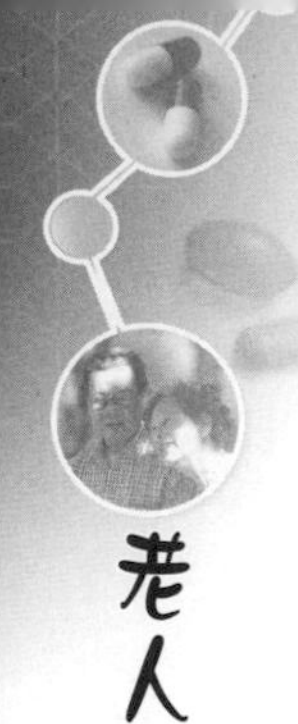

倒、重複的檢驗、抽血、問診錯誤、檢查錯誤、症狀觀察錯誤、判斷錯誤、醫療方法之選擇錯誤、技術或遺留之錯誤、醫療儀器操作之錯誤、投藥之副作用及放射線之錯誤、人員過失、醫院管理過失、急救過失等，其中因為醫療錯誤所引起的病症，約有45%來自用藥不當，而用藥不當可能來自醫師處方、藥師調劑、護士給藥與病人用藥四個階段。

用藥安全中包括疾病、藥品、病人及治療等四個面向，這也是本書編寫時首要的考量目標。本書共分為十二章，內容大致可分為藥品基本概念（第一、二章）；老化與用藥（第三、四章）；老人常見疾病與用藥原則（第五、六章）；老人用藥問題與管理（第七至第十一章）；保健食品與中藥（第十二章）等五大部分。

藥品基本概念介紹基本用藥常識、正確用藥觀念、藥品的劑型等藥品基本知識。老人用藥原則介紹老人的生理變化、用藥特色、多重用藥、藥品交互作用、服藥順從性等老人用藥狀況。依系統疾病分類之藥品則包括心血管、呼吸、消化、內分泌、骨骼、泌尿、中樞神經、皮膚、眼睛等系統疾病之用藥及其注意事項。

老人用藥問題與管理，包含老人用藥問題與安全、生理機能衰退造成用藥問題、老人用藥管理、機構用藥管理及用藥安全與原則等。保健食品與中藥介紹食品與藥品交互作用、中西藥交互作用、中藥毒理與副作用。

本書之編寫，主要是提供老人用藥安全之藥品知識，以系統化分類、整合化觀念，以淺顯易懂的方式，使讀者可以融會貫通、有效學習，在藥品各論上係以作用機轉、藥理作用、臨床用途、用法、副作用及注意事項等項目羅列，簡明扼要，以使讀者具備專業能力，並符合教學與臨床需求。並安插圖及表，可使讀者在閱讀時，可達到事半功倍的效果。在敘述上講求簡潔的說明，避免艱澀或不常用的內容，並加入最新的藥品。本書整理為數眾多的圖及表，這些圖表無疑是本書的重要資料，可以提供讀者比較及記憶。

本書除可提供老人福利（服務）事業、醫學、護理、藥學相關科系學生作為教科書使用外，並可提供老人照護、老人服務相關產業之從業人員參閱，醫療機構之醫師、藥師、護理人員作為臨床的指導手冊。

筆者編寫此書，參考數百種國內外期刊書籍，撰寫過程如有疏漏之處，期盼諸多先進不吝指正。

顧祐瑞 謹識

目　錄

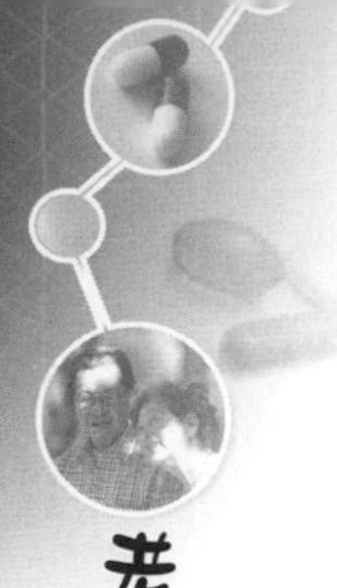

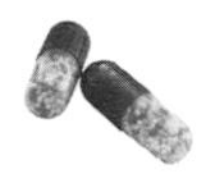

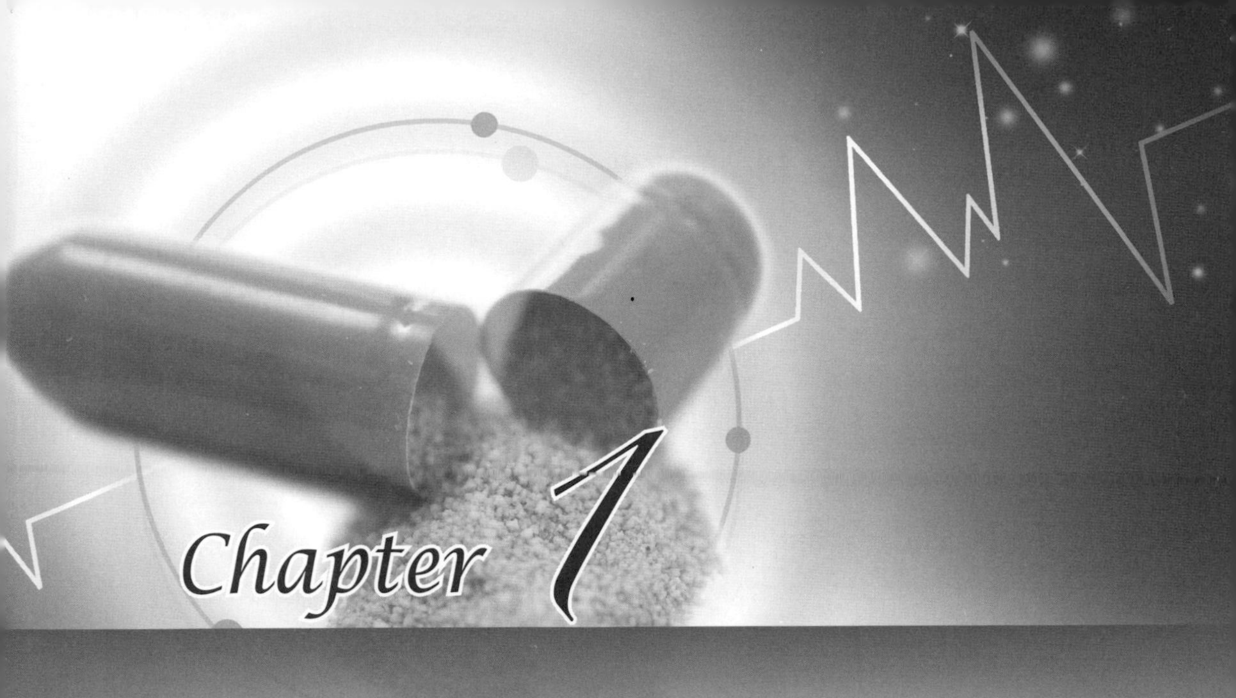

認識藥品

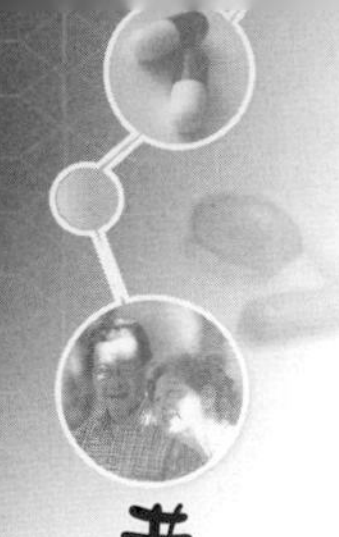

第 1 節　藥品的故事

藥是我們日常生活中不可或缺的物品，感冒發燒需要退燒藥、牙疼需要止痛藥、高血壓需要降血壓藥、高血脂需要降血脂藥、細菌感染需要抗生素等。如果沒有這些藥品，我們的生活品質一定會大打折扣，甚至連生命安全也會受到威脅。

在醫藥發展過程中，從民俗藥品中獲得引子發展出來的近代藥品相當普遍，例如治療心臟病的毛地黃（直接使用天然物），可消炎止痛的阿斯匹靈（將天然物加以修飾），或原本以為可以治療糖尿病的長春鹼，後來發現它是一種抗癌藥品。

古埃及人、希臘人與羅馬人都知道柳樹的樹皮可以減緩疼痛，事實上，我們目前常用的消炎止痛藥品——阿斯匹靈，便是由柳樹樹皮中萃取水楊酸鹽進而修飾而成。

1971年，John R. Vane開始著手於阿斯匹靈的研究，他想像著也許這個藥品的神奇作用，與那些原本科學家們無法測定的血液中生物活性物質有關。

John R. Vane與Ferreira S. H.、S. Moncada等人發現阿斯匹靈可以抑制一種名為環氧化酵素（COX）的蛋白質，進而阻斷前列腺素的生成，最後發揮其消炎止痛的作用。這個發現不但為John R. Vane贏得諾貝爾生理暨醫學獎的桂冠，也讓人們對於「發炎」這個生理反應有了更進一步的認識。

藥品是一種與活體組織作用而產生生理效應的化學物質。當給予藥品後，達到治療、預防或診斷疾病的作用。這些作用的呈現是經由藥品與受體、酶或離子通道發生生化性或生理性的相互作用。藥品具有以下幾項基本性質：

1.藥品並不能使人體組織或器官產生任何新功能，只是修飾既存的功能。

2.藥品不只產生單一作用，而是表現出多樣的作用。藥品通常也會產生非治療目的的副作用。

3.藥品作用的產生，乃藥品與體內一種具有重要功能性分子間（受體或酶）的生理、化學性相互作用的結果。有些藥品經由化學反應（如制酸劑中和胃酸）或改變細胞膜活性（如局部麻醉劑阻斷鈉離子通道）而產生效應。

若要藥品產生最好的預期效應或治療效果，則藥品必須能在作用位置達到適當的濃度（即治療濃度），也就是說足量的藥品分子進入人體後必須能到達欲作用的組織，才能表現出治療效果。藥品引起反應的大小亦取決於藥品在身體的濃度。

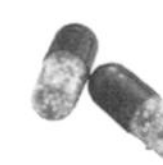

第 2 節　藥品的來源及分類

一、藥品的來源

藥品的來源可分為以下四類：

1.發酵：抗生素類藥品（如盤尼西林、紅黴素、鏈黴素及四環黴素等）是利用各種菌種發酵而得；其大多是微生物（如細菌、黴菌、放射線菌）新陳代謝的產物。

2.化學合成：藥品最主要的來源，亦常取材於天然產物，利用類似的化學結構骨架，再略加修飾某些官能基，即可得到所要之藥品（如鎮痛藥品海洛因、可待因）。

3.天然物：

(1)植物：很多藥品都是自植物的根、莖、葉、果中萃取而得。許多植物含有醫療價值之成分，而此種成分常存在於植物的某特定組織中，例如毛地黃之葉子（digitoxin、digoxin）、罌粟之未成熟果實（morphine）、金雞納之樹皮（quinine）等。

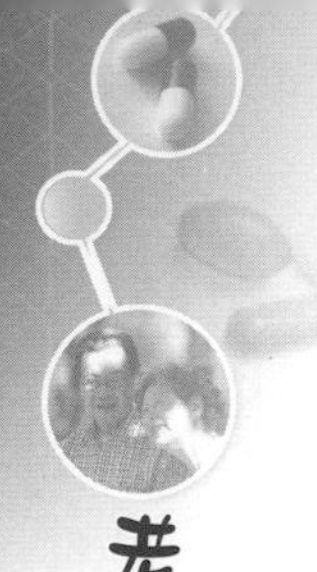

(2)動物：供藥用的動物來源不多，重要的藥品如胰島素、甲狀腺素、魚肝油、消化酵素、抗血清、雌激素、各種疫苗。

4.其他：礦物來源（瀉藥MgO、胃藥$NaHCO_3$）、基因工程。

未來，隨著基因解碼、轉殖技術的日新月異，不但生物技術製劑蓬勃發展，基因藥品的研發更可能在疾病的治療與預防上有重大的突破。

二、藥品的分類

「製劑」，依「藥事法」第8條，係指以原料藥經加工調製，製成一定劑型及劑量之藥品。製劑分為醫師處方藥、醫師藥師藥劑生指示藥品、成藥及固有成方製劑。

(一)製劑的分類

1.醫師處方藥：凡使用過程需由醫師加強觀察，有必要由醫師開立處方，再經藥局藥事人員確認無誤，調配之後，稱為處方藥。

2.醫師藥師藥劑生指示藥品：凡藥品藥性溫和，由醫師或藥事人員推薦使用，並指示用法，即為指示藥。指示藥品係指醫師、藥師、藥劑生指示藥，其僅能於藥局或藥事人員執業的處所內，經醫藥專業人士指導下，才可購得。雖然不需要處方箋，但使用不當，仍不能達到預期療效。

3.成藥：係指原料藥經加工調製，不用其原名稱，其摻入之藥品，不超過中央衛生主管機關所規定之限量，作用緩和、無積蓄性、耐久儲存、使用簡便，並明示其效能、用量、用法，標明成藥許可證字號，其使用不待醫師指示，即供治療疾病之用者。

4.固有成方製劑：係指我國固有醫藥習慣使用，具有療效之中藥處方，並經中央衛生主管機關選定公布者而言。依固有成方調製（劑）成之丸、散、膏、丹稱為固有成方製劑。現今市面上之中藥劑型有「濃縮科學中藥」、「傳統中藥」及「中藥材」。

(二)衛生福利部核准字號

1.衛署成製字第xxxxxx號（表示國內製造許可之成藥）。

2.衛署藥製字第xxxxxx號（表示國內製造許可之指示藥或處方藥）。

3.衛署藥輸字第xxxxxx號（表示國外製造許可之指示藥或處方藥）。

第 3 節　藥品的名稱

一個藥品通常有好幾種不同的名稱，當然，藥在不同的國家也各有各的名稱，所以容易引起混淆。

1.代碼名（code name）：是藥品在未上市前的研發試驗階段，藥品暫時使用的名稱，通常由英文和數字組成，例如RU 486，RU為法國羅素．優可福（Roussel-Uclaf）藥廠代號，上市後的學名為mifepristone。

2.公定名（nonproprietary name）或一般名（general name）：是由最原始研究發展此藥品的藥品公司所命名的，公定名較化學名簡單且受到法律的保護，並可在全世界各國通行。

3.學名（generic name）或法定名（official name）：是指藥典或其他有關藥品的法定刊物中的藥品名稱，大部分藥品的法定名和公定名完全相同。大多數臨床應用的藥，它們的化學結構都相當複雜，其相對的化學名冗長而難懂，因此製藥公司會採用一

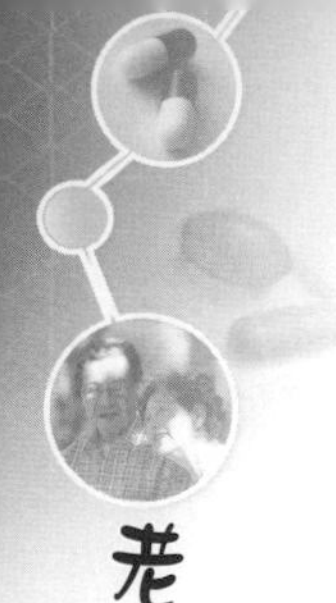

個較簡單的藥名，即俗名。教科書和期刊使用的為俗名，此為學習藥理要熟記的藥名。

4.化學名（chemical name）：通常專由化學家使用，以瞭解藥品的化學組成及原子或原子團的排列情形。優點為絕對沒有兩種化合物具有相同的名稱，沒有同名異物之弊，但缺點為過於繁複而不實用。

5.商品名（proprietary name, brand name）：某藥廠研發一種新藥而向政府申請許可證時，所用之名稱如經核准，該名稱即為該新藥的專屬名稱，商品名的英文名稱在右上角會有®的符號，表示該名字已註冊過，擁有專屬權。

例如，具有解熱、鎮痛的acetaminophen（俗名），化學名是N-acetyl-P-aminophenol，由美國某一藥廠製造的商品名為Tylenol®，而由英國某一藥廠製造的商品名則為Panadol®。

第 4 節　兒童和老人使用之藥品劑量

兒童與老人是常見藥品中毒的高危險群，兒童由於器官尚未發育成熟，藥品代謝也因此迥異，老人族群則是因為生理功能退化，故宜在服藥上請醫師簡化用藥，分類標示清楚，兒童與老人皆需留意他們常見的不良反應。

兒童因為體積小，體內含較高比例的水分，當發燒或腹瀉時，可能會造成嚴重的水分與電解質的失衡，所以須注意適當的補充水分。另外兒童的體內器官也尚未發育成熟，代謝系統和成人有所不同，這些差異會影響藥品的吸收、分布、代謝、排除，如此對藥品所導致的副作用也呈現不同的敏感度和嚴重性，因此兒童用藥不論在用藥選擇、劑型的選擇、劑量的決定上都需要醫師做特別考量。

一、兒童劑量計算公式

1.Clark's公式：

〔體重（英磅）÷150〕×成人劑量＝兒童劑量

2. Fried's公式（≦ 2歲）：

〔年齡（月數）÷150〕×成人劑量＝兒童劑量

3.Young's公式（≧ 2歲）：

〔年齡（歲數）÷12〕×成人劑量＝兒童劑量

4.體表面積法（**表1-1**）：

〔體表面積（m^2）÷1.73〕×成人劑量＝兒童劑量

表1-1　兒童體重與體表面積

體重（kg）	體表面積近似值（m^2）
2.5	0.17
3.2	0.21
4.5	0.26
10.0	0.42
15.0	0.56
23.0	0.85
30.0	1.00
40.0	1.28
54.0	1.53

二、老人劑量

老人因為身心功能衰退的結果，對於用藥方面的考慮必須從藥品動力學（pharmacokinetics）及藥品效力學（pharmacodynamics）兩方

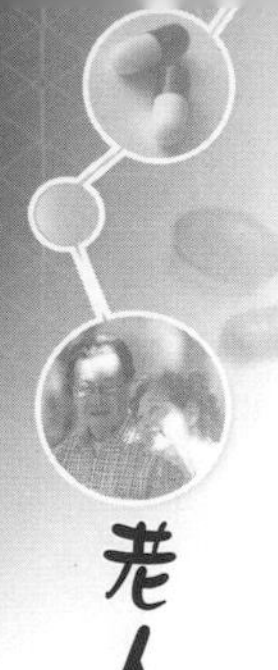

面著手。藥品動力方面，老人用藥相關的吸收、分布、代謝、排出，以及作用部位之濃度，均有異於年輕人，其藥品之組織及血中濃度通常比年輕人高些；藥品效力方面，老人身心對藥品劑量的反應〔尤其標的器官反應（end-organ responsiveness）〕、用藥者對藥品作用之適應性，與年輕人有顯著的不同。

一般老人（60～80歲）治療劑量約為成人劑量的五分之四，年齡若再增加，用量則再減少，80歲以上的老人藥量約為成人劑量的一半。

非類固醇消腫消炎劑、血栓溶化劑、抗腫瘤藥品、抗心律不整劑、鎮靜安眠劑、抗生素、毛地黃、神經精神用藥、甲狀腺素、維他命（尤其是vitamin D）等等，諸多藥品均易於對老人帶來相當潛藏之風險，最好能透過老年專業醫療之審酌、減量使用為宜。

一些藥品對老人比對年輕人更易產生不良效應，如鎮定劑或催眠劑、抗憂鬱藥、止痛藥、失智症治療藥品、血小板抑制劑、組織胺（H_2）拮抗劑、抗生素、口服抗生素、抗充血劑、肌肉放鬆劑或抗痙劑、腸胃道抗痙劑及止吐藥等。

老人藥品治療須注意問題：

1.老人通常存在有多種疾病（如高血壓、糖尿病、心臟病等），長期服藥須考慮藥品之蓄積性及副作用。

2.老人若患有多種慢性疾病時，多種藥的混合投予，應考慮藥品相互作用。

3.一般老人常發生忘記服藥及服錯藥品的問題。

4.隨著老化，胃部上皮細胞的萎縮，老人之胃液分泌減少，胃酸pH值增加，腸部血流量的減少，會影響藥品的離子化及溶解度，而改變藥品的吸收。

5.老人體內的脂肪量增加，而水分減少，因此會影響脂溶性及水溶性藥品的分布。

6.老人之血清蛋白素與年輕人比較之，減少15～25%，故對血漿蛋白質結合率較高之藥品，則游離態藥品會增加，血中濃度也增加，而易引起中毒之傾向。

7.老人由於肝臟血流量會下降，同時肝中的活性也會降低，因此藥品在體內未能被代謝，而使藥品之作用加強。

8.腎功能隨年歲之增加而減退，尤其是60歲以後，故一些經由腎排泄之藥品，須減低劑量。

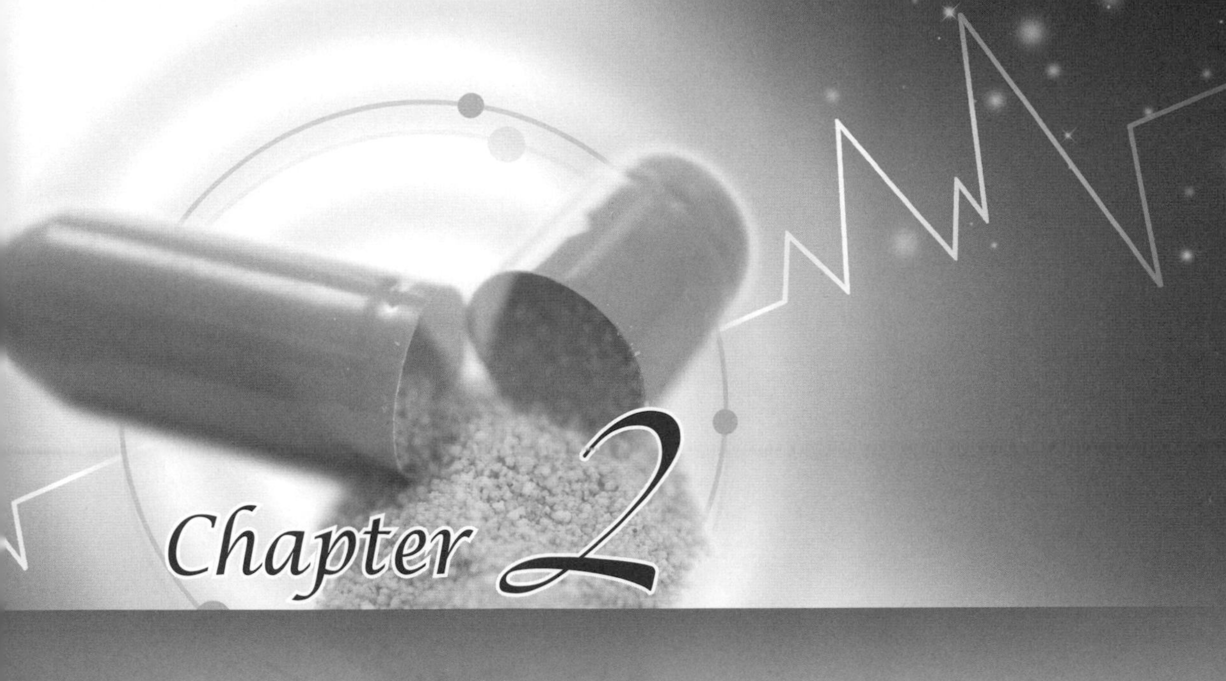

基本用藥知識

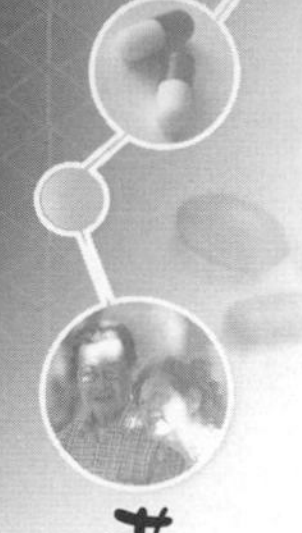

第1節　基本用藥常識

藥品使用不當即成為要命的毒藥。藥品在體內除了產生治療效應外，還會產生一些不良的效應，即通稱的副作用。有些藥品的副作用並不會影響到正常的生理功能，但許多藥品的副作用會引起不良的作用，甚至中毒或死亡，因此藥品的安全性是很重要的。

每種藥品都有一定的化學成分及其一定的分子結構，具有一定的理化性質，作用於人體之後，會對身體的組織結構和功能產生影響。如果藥品的影響與致病因素所引起的影響針鋒相對，就可以減弱或消除致病因素的影響，使疾病向好的方面轉化，產生療效。藥品風險與效益的天平如**圖2-1**。

有的藥品具有一種作用，有的藥品則具有幾種作用，還有幾種或許多藥品共同具有某一種作用。如果藥品對身體的影響與致病因素引起的影響相一致，則可加重疾病。若藥品作用對身體的影響與原有疾

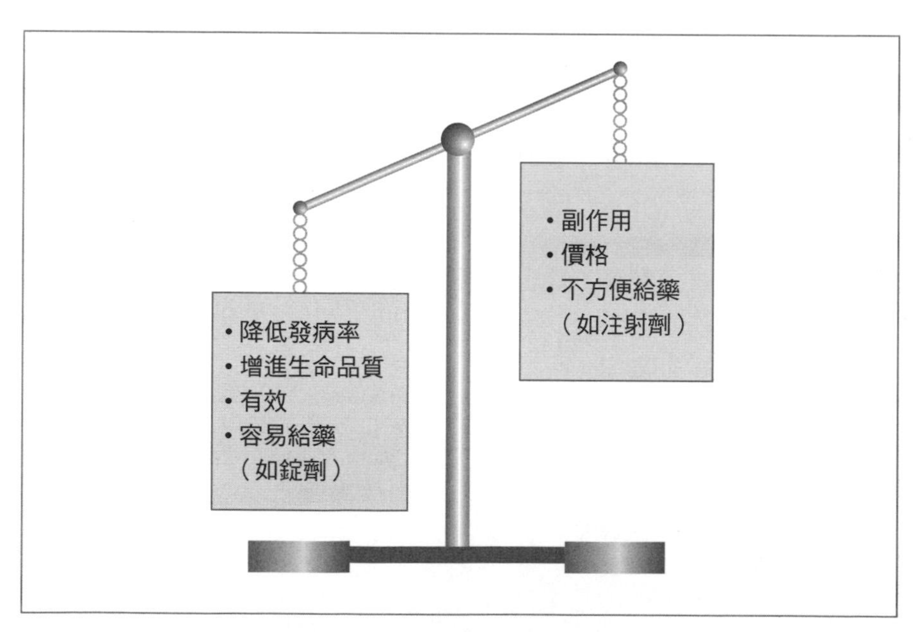

圖2-1　風險與效益的天平

病不相關，則藥品的作用會成為新的致病因素而引起身體新的疾病。

當我們運用某種藥品治療疾病時，可能只用一種或幾種作用，而其他作用所產生的影響就與疾病無關，從而引起不利的影響。如當胃腸痙攣而出現劇烈絞痛時，用阿托品對胃腸有解痙作用而取得良好的止痛效果，但是阿托品會引起心跳加快，而出現心慌、顏面潮紅，使唾液分泌減少而口乾舌燥，還會使膀胱平滑肌收縮無力而排尿困難；如果用量過多，也可引起腸蠕動過慢而出現便祕，甚至不完全性腸梗阻。如此等等，治療疾病的目的只有一個，而引發出來的麻煩卻是一大堆，這真是「為捉一隻耗子而搬動了滿屋子的家具，為摘一個桃子卻牽得整棵樹搖晃」。

一、藥品符合安定性的條件

藥品的安定性是指藥品經過儲藏及使用後，仍能維持原來製造時之品質及特性。通常以標誌效價之90%為最低要求標準。有效期限或失效期限是指藥品按照規定方法儲存，超過此特定時期即不能保持其標準的含量或效價而言。藥品要稱得上安定，至少應符合下列幾項條件：

1.化學上的安定性：每個成分仍維持規定的限量及標誌之效價。
2.物理上的安定性：藥品維持原本的物理性質，包括外觀、可口性、均勻性。
3.微生物學上的安定性。
4.治療上的安定性：治療效果維持不變。
5.毒物學上的安定性：未顯著的發生毒性增加現象。

二、影響藥品安定性的因素

而會影響安定性的因素包括：

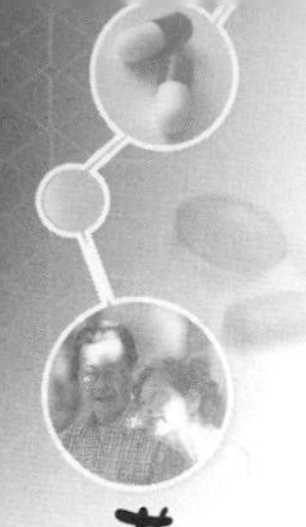

1.外在因素：溫度、光、氣體、水分。

2.內在因素：組成成分、添加物、媒劑、pH值改變、複合作用的產生、微生物汙染。

3.容器與包裝材料的因素。

三、藥品的儲藏條件

為避免環境影響藥品安定性，則需注意藥品的儲藏條件：

1.避免水分潮濕，利用緊密容器並加乾燥劑（如矽膠）。

2.避免日光直射，利用阻光容器或不透光紙包裹（如錫箔）。

3.避免過熱，溫度不可超過40℃。

4.避免凍結，溫度不要低於-20℃～-10℃。

5.避免微生物汙染，加抗菌劑或用熔封容器。

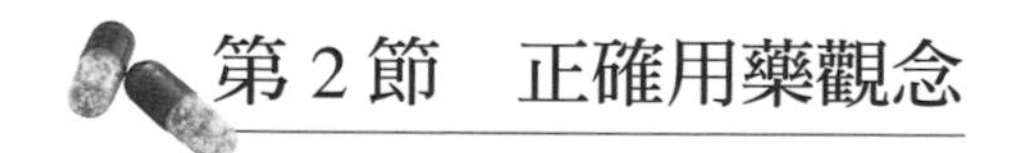

第 2 節　正確用藥觀念

學者指出病人若要遵從醫師所開的處方，用藥諮詢加上安全用藥二者合併的效果最明顯；又有人提到用藥知識是影響用藥行為的因素之一。

美國的統計資料指出，大約有5%的病人會住院是因為藥品副作用所引起的，而25～30%的老年人住院，是因為藥品交互作用或不遵守醫師指示用藥所造成的，所以，服藥順從性差及藥品不正確使用是造成醫療花費高的原因之一。

用藥的目的在於恢復和促進病人的健康。用藥的第一原則就是西元兩千年前醫界先賢希波克拉底（Hippocrates）強調的：「首要，不要傷害病人。」（Primum, Non Nocere.），依據現代實證醫學的精神，用藥應考量「危險／利益」比率，利大於弊，具有合理的安全性、有效性和有用性，才有使用價值。

國人長久以來存在許多不正確的用藥觀念，如「有病治病，無病強身」，自行購用處方藥，隨意變更使用藥品的用法以及用量，甚至「呷好逗相報」，任意地介紹他人使用藥品，常常發生「未蒙其利，先受其害」的問題。

藥即是毒，不正確的用藥觀念，可能會造成無法挽回的傷害，一般民眾如果有用藥方面的疑問，應該在就醫領藥時向藥師詢問，或至健保特約藥局，由藥事人員提供說明，並依照其指示，或所附藥品說明書的內容，確實服用藥品，以期獲得最大藥效，並避免不良反應。

感冒是病毒感染造成的，它無法以藥品治療，所謂的感冒藥僅是針對症狀進行緩解，很多人感冒發作時，仍然習慣地用許多藥品來抑制感冒不舒服的症狀。流鼻涕有益疏通，咳嗽也是一個自然去除有害物質的最佳方式。

抗生素濫用後果就是造成更大的抗藥性，最後可能導致無藥可用。胃痛、消化不良、胃酸過多和胃潰瘍是忙碌現代人的文明病，大多數的人卻習慣於選擇腸胃藥來緩解不舒服。

有一些抑制胃酸和治療胃潰瘍的藥品，長期食用的安全性還不清楚，但卻有許多副作用，包括喉嚨痛、發燒、不規律心跳、皮膚發疹、憂鬱等，而老人因為藥品代謝速率較慢，所以副作用也較明顯。

第 3 節　藥品的劑型及適當的使用方法

每種藥品並不一定都可做成口服、注射、外用等各種投藥方式，因為藥的吸收、代謝的過程不同而需要有不同的製藥型式。

一、液態口服藥

1.糖漿劑：85%是糖，高濃度的糖有防腐作用有助於藥品的保存及去除苦味，製程中會加入調味料以增加口感，常見的藥品有咳

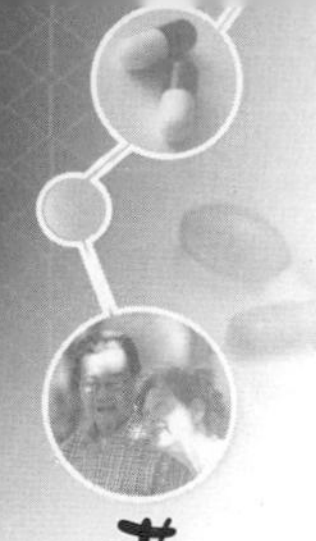

嗽糖漿、綜合感冒糖漿。

2.口服液（液劑）：有些製成水狀溶液，有效成分可完全溶於液體中，不需像懸浮液搖勻使用，如電解質水；有些則製成粉末狀，但不可直接使用，需加入液體攪拌服用。

3.懸浮液：藥品不易溶解但因使用需要而加入液體製成懸浮液，如胃乳。不管何種類型的懸浮液於使用前需搖勻使用以免有效成分沉澱而影響療效。

4.酏劑：其酒精含量高，因有些藥品需先溶於醇才可溶解。

二、固態口服藥

(一)粉劑及顆粒劑

為粉末或細小顆粒狀較容易吞服且易吸收，適合用於老人及兒童。粉劑及顆粒劑若無完整包裝容易吸潮較不容易保存。

(二)錠劑

1.口含錠：藥品的有效成分於口腔或咽喉發揮，如果直接吞下，藥品的有效成分反而會被破壞無效，如喉片。

2.舌下錠：可迅速經由口腔分布的豐富血流直接吸收，不需經由消化道吸收，藥品成分不容易被破壞。使用時需含在舌下使藥品成分慢慢融化釋出，服用時不可磨碎或吞服，常見的藥品為狹心症治療劑——硝化甘油（NTG）。

3.腸衣錠：它是藉由延遲藥品的起始作用，讓藥品能完整無缺地通過胃，使藥品的成分到小腸才被釋放，避免被胃酸破壞，增加藥品活性，降低對胃的刺激性。如解熱鎮痛劑diclofenac（Voren®）；刺激性瀉劑bisacodyl（Dulcolax®）。腸衣錠服用時不可磨碎使用，因其劑型破壞會影響藥效而降低療效。

4.膜衣錠：藥品成分由一層膜衣所包覆，可以使藥品較不易受潮起變化有利於保存。

5.咀嚼錠：應先在口腔內咀嚼後再吞服，療效較佳。常見的藥品為制酸劑。

6.發泡錠：加水後溶解發泡使藥品容易吸收，如發泡鈣片。

7.膠囊劑：是把藥品放入硬或軟明膠殼中的一種固體劑型。所含的藥品可以為粉末、液體或半固體塊狀物。膠囊劑外觀整潔精巧，把藥品包在膠囊殼內服用時無臭、無味。膠囊又分為軟膠囊和硬膠囊；軟膠囊一般為半透明的圓形或卵圓形，不能打開，安定性不如硬膠囊，裡面包的是油狀的藥品，常見維生素E及魚肝油等藥品。硬膠囊內包含藥粉或顆粒，可以打得開，除非醫師指示，不要打開將內容物分開使用。

8.糖衣錠：藥品成分由一層明顯高度光澤的糖衣所包覆，可掩飾藥品的苦味及外觀，外型優美。糖衣錠因外表的糖衣易吸濕及怕熱，儲存環境需乾燥陰涼，藥品才不易變質。

三、注射劑

1.安瓿劑：內含液體注射用藥品，玻璃容器是完全密封的，使用前須割破封口。

2.小瓶劑：內含液體或粉狀藥品，玻璃容器具有橡膠塞子，使用時須加稀釋劑。

3.大容積靜脈點滴劑：懸吊於床邊的掛勾上，如生理食鹽水、葡萄糖點滴劑。

四、外用劑型

1.肛門直腸用藥：將藥品從肛門塞入直腸，栓劑變軟應放置於冰箱內約三十分鐘使之變硬後再使用，如小兒退燒藥。

2.皮膚用藥：塗抹或貼附在皮膚表面的藥品，將藥塗抹在皮膚後不可用力揉搓，懸浮劑使用前應搖勻，經皮吸收貼片有時需更

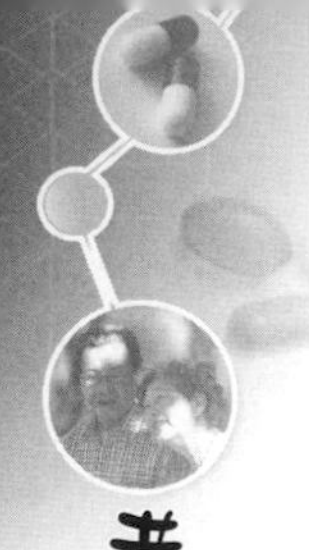

換貼片部位，若無醫師指示不要包覆患處以免發生刺激，不透氣而使患處惡化或產生全身性吸收。

3.眼睛用藥：滴入或塗抹於眼部的藥品，使用兩種以上藥水需間隔五分鐘，先使用溶液再使用懸浮液，需同時使用藥水和藥膏時，先點用眼藥水，隔十分鐘後再用藥膏。藥品開封後一個月即使未用完也必須丟棄。

4.耳朵用藥：滴入或塗抹於耳朵的藥品，需將藥品放在手心至與體溫相當的溫度，成人要將耳朵往上後方拉，小孩要將耳朵往下後方拉。

5.噴霧劑：吸完藥品後緩緩吸入再由口呼氣使藥品進入鼻腔，使用後將噴頭清理乾淨以免汙染。

五、藥品的給藥途徑

給藥途徑又稱用藥途徑，藥理學和毒理學上指藥品和人體接觸作用的途徑。給藥途徑通過人體自身的運輸和代謝過程，強烈影響著各種藥品在體內的效用。

給藥途徑可以分為局部給藥、消化道給藥、非消化道給藥，茲分述如下：

(一)局部給藥

直接用藥於要影響的身體部位。包括：

1.表皮給藥，如局部止痛、止癢膏劑。

2.吸入給藥，如很多哮喘藥品。

3.灌腸給藥，如造影藥劑。

4.眼部給藥，如眼藥水和眼藥膏。

5.鼻腔給藥，如鼻塞藥。

(二)消化道給藥

要影響的部位不是消化道本身。包括：

1.口服，包括片劑、膠囊、藥水等。
2.透過人工途徑，如胃插管、胃鏡、十二指腸插管等方式給藥。
3.肛門給藥，如灌腸和栓劑。

(三)非消化道給藥

作用於全身，但不通過消化道給藥。包括：

1.靜脈注射和靜脈進食。
2.動脈注射，如某些治療血管痙攣和栓塞的藥。
3.肌肉注射，如疫苗、抗生素等。
4.心內注射，如急救時注射的腎上腺素（現已少見）。
5.皮下注射，如胰島素。
6.骨髓注射，然後由骨髓導入動靜脈系統。偶爾用於急救和兒科，靜脈注射困難的情況。
7.皮內注射（直接注射到皮膚內部），例如過敏試驗和紋身。
8.透皮給藥，如戒菸者用的尼古丁貼片。
9.黏膜給藥，如舌下含的硝酸甘油。
10.吸入給藥，如麻醉氣體。

(四)其他不常見的給藥方式

其他不常見的給藥方式還有腹腔注射、硬膜外腔注射（如麻醉）、脊髓注射（進入腦脊液）、眼球玻璃體注射等。

在無其他影響因素的前提下，一般醫生會建議口服，以省去針刺的痛苦和感染可能。這一點對慢性病治療尤為重要。然而，有些藥品，例如胰島素，不能或不易被消化道吸收，因而必須採用其他給藥方式。

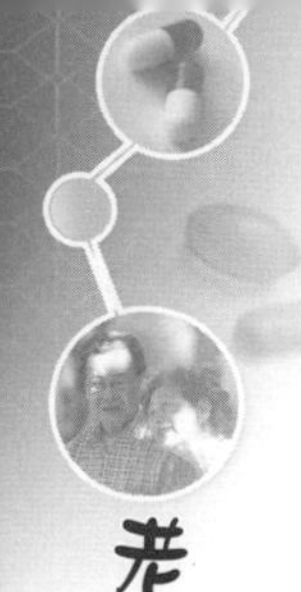

在急救、重症治療等方面，醫生多採用靜脈注射，因為這是最可靠的給藥途徑。由於這些病人不一定神志清醒，而且血流和消化道排空情況可能異常，所以不易估計外用和口服藥的吸收情況。

口服藥品調配後的儲存條件如**表2-1**，注射藥品調配後的儲存條件如**表2-2**，注射藥品的儲存條件如**表2-3**，其他藥品的儲存條件如**表2-4**。

表2-1　口服藥品調配後的儲存條件

藥品	室溫儲存	冷藏
amoxicillin	14天（建議冷藏）	
ampicillin	7天	14天
cephalexin		14天
erythromycin	7天	10天
nystatin	7天	10天

表2-2　注射藥品調配後的儲存條件

藥品	室溫儲存	冷藏
抗蛇毒血清（需避光）	2小時	
ampicillin	1小時	<4小時
cefazolin（需避光）	24小時	10天
cephalothin	12小時	4天
famotidine	2天	
measles, mumps & rubella vaccine（需避光）		8小時
measles & rubella vaccine（需避光）		8小時
methylprednisolone sodium succinate	2天	
oxacillin sodium	3天	7天
penicillin G benzathine	7天	21天
rubella vaccine（需避光）		8小時
streptokinase		8小時
urokinase	需新鮮配製	

表2-3　注射藥品的儲存條件

藥品	儲存溫度（℃）	避光
aminophylline	＜30	避光
cefazolin	＜40	避光
chlorpheniramine maleate		避光
cimetidine		避光
cyanocobalamin		避光
digoxin	室溫	避光
diphenhydramine hydrochloride	15～30	避光
ergonovine maleate	＜8	
fluphenazine		避光
furosemide		避光
haloperidol		避光
heparin	室溫	
hydroxycobalamin	＜15	避光
insulin	2～8	
lysine acetylsalicylate	＜25	
measles, mumps & rubella vaccine	2～8	避光
measles & rubella vaccine	2～8	避光
meperidine		避光
morphine hydrochloride		避光
Pyridoxine (vitamin B_6)		避光
ranitidine	＜30	避光
Riboflavin (vitamin B_2)		避光
rubella vaccine	2～8	避光
streptokinase	2～25	
tetanus toxoid, alum precipitated	2～10	避光
thiamine tetrahydrofurfuryl disulfide		避光
triamcinolone acetonide	室溫	避光
vitamin B complex		避光
抗蛇毒血清	2～8	避光

＊室溫：15～30℃。

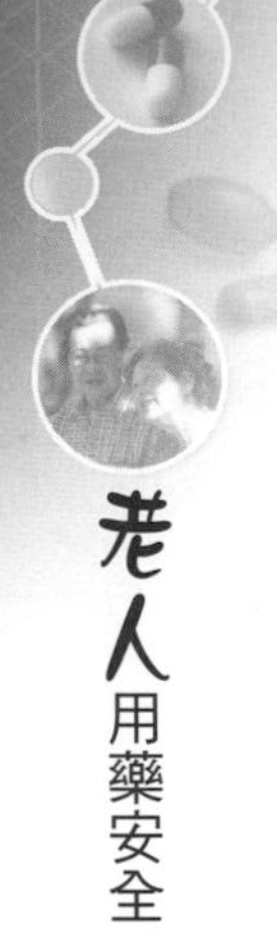

表2-4　其他藥品的儲存條件

藥品	儲存溫度（℃）	避光／避濕
acetylsalicylic acid栓劑	＜30	
clotrimazole陰道錠	＜25	
cyproheptadine hydrochloride糖漿		避光
econazole陰道錠	15～30	
gentamicin眼藥水	2～30	
potassium iodide 3%		避光
nitroglycerin舌下錠		避濕
sulfamethoxazole眼藥水		避光
tropicamide眼藥水	8～15	避光

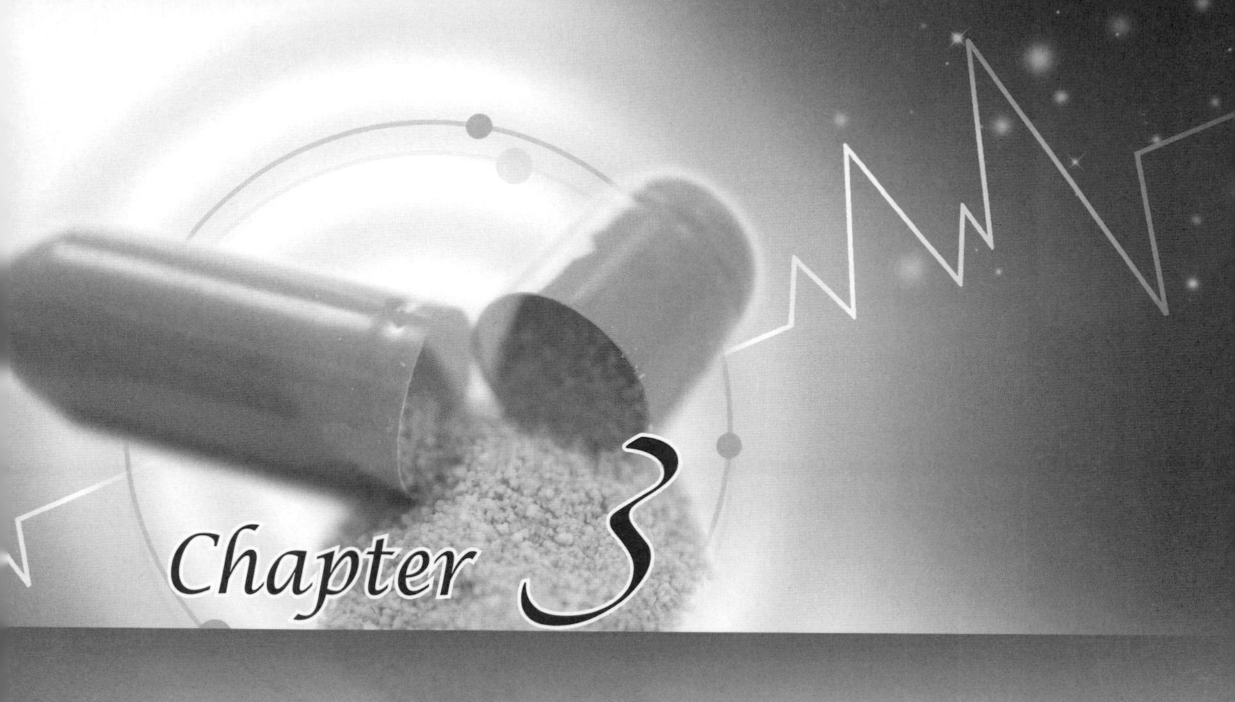

人體老化過程

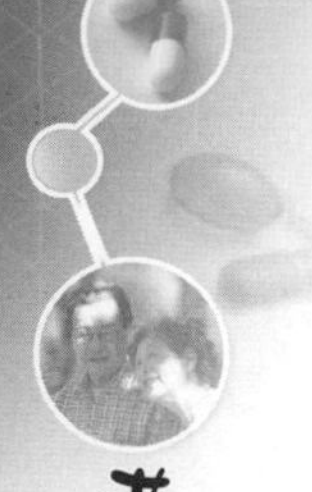

第1節　老人與老化

中國古代將60歲花甲稱之為「耆」，表示已入老年免服役；70歲古稀之齡稱為「耄」或「鯢」，表示已白髮蒼蒼；80歲稱之為「耋」，表示已老態龍鍾；90歲稱之為「鮐」，表示老人背上生斑如鮐背；100歲稱為「期頤」，表示老人飲食起居需要子孫奉養之意。

「老」是個象形字。甲骨文中「老」字是個老人的形象，像一個駝了背，長了鬍鬚，頭上有一縷稀疏的頭髮，扶著手杖的樣態（**圖3-1**）。

聯合國「世界衛生組織」定義年齡65歲視為人老化的開始。65歲以上人口占其總人口比例在7%以上的國家，稱之為「老人國」。依據我國「老人福利法」第2條：年滿65歲稱之為老人；「公務人員退休法」第5條規定：年滿65歲者，應予屆齡退休。

一、正常和患病的老人

(一)「正常」的老人

器官功能隨年齡漸減，但老人仍有基本功能；若有慢性病、失能等情況，則可能會減少這些基本功能。

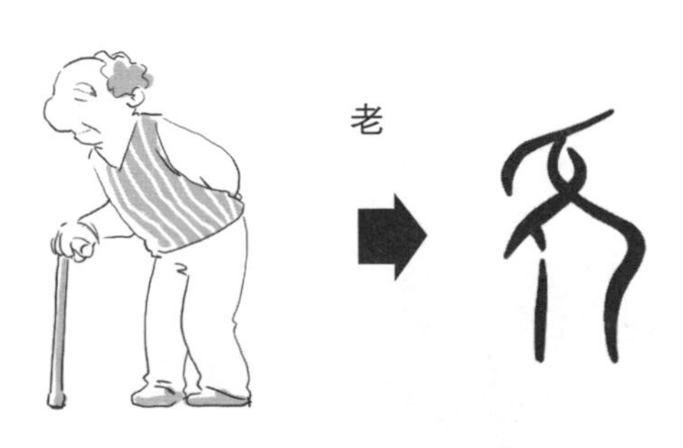

圖3-1　「老」字的由來

「正常」的老人是65歲以上，能滿足基本生活需求且有活動能力的人，而其有些功能限制是因年長或輕微的慢性病和偶爾發作的急性病所造成。

(二)患病的老人

老年病患指的是有明顯的社會、個人或生理性功能衰退或喪失的虛弱老人；約有10～15%的老人是屬虛弱的老人，虛弱指的是某種程度的障礙，如日常生活、活動性、體力、溝通技巧、感覺和認知能力、社會功能等等。老人疾病的特徵在於：同時患有數種慢性疾病，或與高齡有關的潛在變化且易形成慢性疾病、症狀變得不典型而誤診，容易因發燒、輕重度脫水致意識不清，此外，合併精神症狀、藥品副作用、與原發疾病無關之合併症也很容易發生，或因廢用症候群而有部分、完全的失能。老年病患需要特別的醫療服務，如復健及居家照護，以期獲得最佳功能。

二、老化的分級

1. 一級老化（約75%）：身體健康能完全自立，但感覺及免疫力正逐漸衰退。
2. 二級老化（約20%）：生活上部分已逐漸需要他人輔助，並且患有許多慢性疾病。
3. 三級老化（約5%）：長期臥床、失能及失智。

三、老化過程與老化理論

老化會從細胞至組織至器官，使人體產生結構及功能的持續衰退。人體老化的現象包括：心肺功能降低、腎臟及膀胱功能降低、消化系統運作速度減慢、葡萄糖耐受力變差、性荷爾蒙分泌減少、生殖系統功能減少及性徵改變、神經系統全面衰化、肌力下降、骨質密度

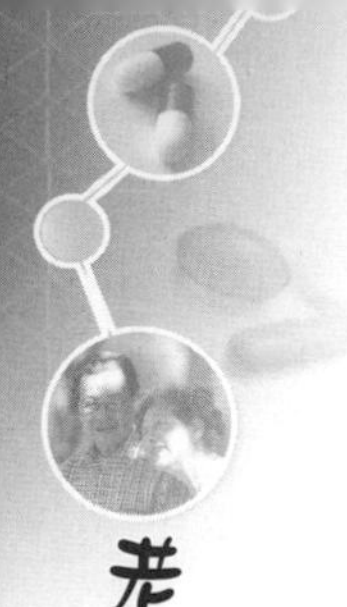

減少、關節穩定性及靈活度變差。

在心理上，知覺、記憶、認知、思考、情緒、學習動機等能力與人格的改變等等均受影響。在社會方面，因老人的社會角色、地位、權勢與義務皆隨其生理、心理的改變，或社會之結構及制度之改變而有所改變。

人體老化理論，包括隨機偏誤理論、DNA跨鍵連接理論、自由基理論、生物時鐘學說、內分泌衰退學說、自體免疫學說、免疫低下學說、磨損理論，但目前仍然沒有一個可以被所有研究者接受的理論。對老化的原因，唯一明確的是，影響老化的原因是多重的並且是超越生物、心理、社會三方面。因此，老化理論也多從生物學觀點、心理學觀點、社會學觀點三方面探討。

四、臺灣快速高齡化

人口快速老化是世界已開發國家人口結構變遷普遍的現象，越來越多國家面臨了「高齡化」所帶來的種種衝擊，臺灣也在其中。依據內政部統計，我國在民國82年老人占總人口比率達7%以上，正式邁入聯合國所定的高齡化社會（老人國）。

行政院經濟建設委員會97年9月出版之《中華民國臺灣民國97年至145年人口推計》，我國老年人口比率於106年將增加為14%，達到國際慣例及聯合國所稱的高齡化社會，114年再增加為20.1%，145年則將超過三分之一（約37.5%），屆時扶老比為71.8%，亦即平均每1.4位工作人口需扶養1位老人。

再從老人人口倍化期間觀察，歐美先進國家老年人口倍化期間約需四十年至一百一十五年，我國卻僅需二十五年。

老年預防保健及健康促進觀念，尚未全面深入落實在社區及家庭中。我國老人自殺死亡率高居不下，老人自殺問題確有愈形嚴重之趨勢。我國尚未全面建置多重慢性疾病老人之整合性醫療照護服務，致老年患者疲於多次掛號與就診，並增加重複用藥之風險及醫療資源之浪費。

第2節　老人生理變化

臺灣已進入老人國家行列，隨著平均壽命之提高，老人人口逐漸增加，其醫療相關問題也相繼浮現。老化相關之疾病，如攝護腺肥大、骨質疏鬆症、老人癡呆症等均成為廣受討論之焦點，而老人在藥品使用上應注意之問題，也有別於一般年輕人。

老人胃酸分泌減少、胃腸蠕動降低、胃腸血流不足、藥品在胃腸道之吸收因此改變，脂肪組織增加、體液減少、白蛋白濃度下降，因而改變藥品在體內之分布，老化使肝臟質量變小、肝臟血流量下降、使藥品之代謝減緩，腎臟功能降低，藥品經由腎臟之排除亦減少；老人對藥品之敏感性亦比年輕人高，因此老人接受藥品治療時，須從小劑量開始，而後逐漸調整。老化過程主要生理的變化如**表3-1**。

老人常有許多慢性與退化性疾病，因此同時多科看診與多項藥品使用，亦是老人用藥之重要問題，而其中有部分可能無效、非必要或重複，多項藥品使用亦增加不良藥品交互作用之危險性。

老人維持恆定現象之能力不足，許多未見於年輕人之副作用，可能發生於老人，如老化所導致壓力受體障礙與腦血流自動調節功能缺陷，而容易造成姿態性低血壓，因此老人若服用降壓劑、三環抗憂鬱劑、血管擴張劑等時，應慎防突然由坐臥姿態站起，以避免跌倒；站起時最好有支撐物扶持。

雖無顯著證據顯示老人服藥之遵醫囑性比年輕人差，但是老人可能有認知障礙、多項藥品與複雜投藥方式，而妨礙老人之遵醫囑性。按治療計畫依時服藥是成功治療之重要關鍵，家屬或老人本身可利用各種輔助工具或方法以減少忘記或重複用藥。對治療相關問題亦應與老人有充分而良好之溝通。

老化可能影響維生素、礦物質之吸收，加以老人常無法均衡飲

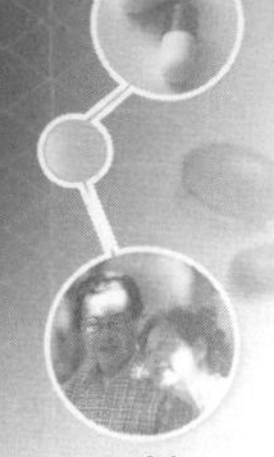

表3-1　老化過程主要生理的變化

系統	變化	系統	變化
皮膚	• 皮膚缺乏彈性、脂肪層喪失、變薄、鬆垂、形成皺紋 • 手腕及手部出現老人斑 • 皮脂及汗腺分泌減少，皮膚乾燥易發癢 • 不耐寒冷、不耐熱 • 對痛較不敏感 • 指甲薄而易碎 • 白髮／禿髮、髮質乾燥	心臟血管	• 心臟唧筒力量減少 • 動脈變窄且彈性減少 • 經過變窄動脈血流量減少 • 心臟負荷增加、心肥大 • 心臟儲備能力減低
		呼吸	• 呼吸肌變弱 • 肺組織缺乏彈性 • 呼吸困難、桶狀胸 • 咳嗽能力降低
肌肉骨骼	• 肌肉萎縮、強度減低 • 骨質流失容易骨折 • 關節僵硬疼痛 • 身高漸減 • 身體活動減少	消化	• 唾液腺萎縮唾液減少 • 缺牙及吞嚥困難 • 食慾減低 • 消化液分泌減少 • 對油炸及肥肉難以消化 • 腸蠕動減少、脹氣、便祕
神經	• 老花眼、白內障、視力降低 • 味覺、嗅覺減低 • 腦細胞漸失、 • 健忘、近期記憶喪失 • 反應能力漸差 • 易發生急性混亂、頭暈 • 睡眠型態改變	泌尿	• 腎血流量減少、腎萎縮 • 腎功能減低 • 紅血球生成素減少而貧血 • 頻尿、急尿 • 夜尿 • 尿失禁

食，因此須考慮維生素與礦物質如鈣、鐵之適當補充。

老人之藥品動力學、藥效學特性不同於年輕人，開始藥品治療前須先評估是否需要，是否有替代療法，儘量避免非必要之藥品，且投藥方式須簡易，以增加老人之遵醫囑性。老人在接受藥品治療時，勿另外自行加藥，未經診斷，不要針對症狀自我醫療，以確保老人之用藥安全。

自然之老化及各大小健康問題造成身心健康功能隨年齡增長而呈衰退之趨勢；組織器官儲備功能或預留力（reservoir）減少、對內外壓力反應變差、須耗費較長時間方能恢復生理之恆定常態（homeostasis）、健康情況基本面變差、易罹患疾病、就醫頻繁、住院日也加長、藥品的使用或消耗也隨之增長膨脹，所牽涉的問題也更趨於複雜；身心健康功能日益衰退，且並不一定與年齡之增長平行；年齡的老化對藥品的反應有其可觀而重要之處，其牽涉甚廣且瑣碎，不一而足。

一、老人用藥應考慮

1.老人的用藥特色與趨勢：老人的用藥特色至少針對包括老化、罹病、活動功能狀態、廢用性病況及關切健康議題。
2.老人的用藥種類、現況與環境：老人常用藥品、現況分布與體制環境。
3.老人的用藥安全顧慮、潛藏風險與問題呈現：老人用藥安全之質性描述分析；用藥問題（medication related problems, MRP）。
4.老人的用藥原則與技巧。
5.老人的用藥安全管控與工具使用。

二、老人與疾病

大多數之老人均使用某些藥品，其中女性更是顯著；一般老人慣常使用一種以上的藥品，包括治療處方及依指示或自行使用者；老人的健康狀態隨年齡的增加而趨向更大的歧異性，用藥上呈現高度的個人化。

75歲老人的生理功能剩餘能力比率如**表3-2**，老人常見的疾病或健康問題如**表3-3**，年齡與慢性疾病罹患之關係如**表3-4**、**表3-5**，2007年65歲以上老人常見慢性病盛行率（前五項慢性病）如**表3-6**，65歲以上老人自述經醫師診斷罹患慢性病數百分比如**表3-7**。

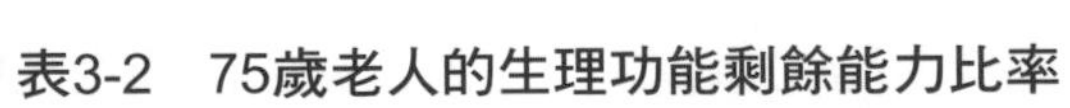

表3-2　75歲老人的生理功能剩餘能力比率

生理功能	剩餘能力比率（%）
腦重量	90
腦血液流量	80
心臟血液輸出量	70
腎臟過濾率	69
神經纖維數量	63
神經傳導速率	90
味蕾數量	36
最大吸氣量	40
肺活量	56
手握力	55
基礎代謝率	84
體內的水容量	82

表3-3　老人常見的疾病或健康問題

關節炎、關節問題	消化道潰瘍
聽力障礙	惡性腫瘤
視力障礙	骨質疏鬆症
缺齒、掉牙	意外事故
牙周病	便秘、腹瀉
高血壓	痔瘡
心臟病	大小便失禁
糖尿病	攝護腺肥大
腦血管疾病	健忘
腰酸背痛、脊椎疾病	憂鬱症
腹腔脫腸	老年性癡呆
慢性支氣管炎	譫妄
氣喘病、肺氣腫	其他精神心理問題
跌倒	營養不良
睡眠問題、失眠	貧血

表3-4　年齡與慢性疾病罹患之關係(1)

年齡	罹病率（%）
15～24歲	3.0
25～44歲	5.9
45～64歲	16.5
65～74歲	33.6
大於75歲	43.7

表3-5　年齡與慢性疾病罹患之關係(2)

年齡	慢性病況之比例（%）
小於18歲	20～25
18～44歲	50
大於65歲	85

表3-6　2007年65歲以上老人常見慢性病盛行率（前五項慢性病）

盛行率	合計（%）	男性（%）	女性（%）
1	高血壓（46.67）	高血壓（43.34）	高血壓（50.06）
2	白內障（42.53）	白內障（35.14）	白內障（50.03）
3	心臟病（23.90）	心臟病（20.59）	骨質疏鬆（29.69）
4	胃潰瘍或胃病（21.17）	胃潰瘍或胃病（20.55）	關節炎或風濕症（27.60）
5	關節炎或風濕症（21.11）	糖尿病（16.44）	心臟病（27.26）

資料來源：國民健康局2007年資料。

表3-7　65歲以上老人自述經醫師診斷罹患慢性病數百分比

慢性病項目數	百分比（%）
1項	88.71
2項	71.67
3項以上	51.25

資料來源：國民健康局2007年資料。

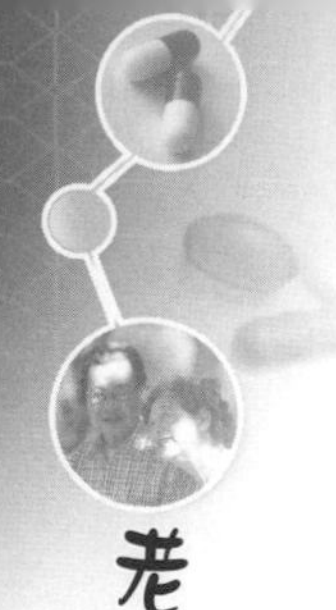

根據衛生福利部公共衛生統計資料，近幾十年來，老人的十大死因沒有很大差異（**表3-8**）。美國國家衛生統計中心資料顯示，經常伴隨老人的病變主要有高血壓、心臟病、糖尿病、腦中風、癌症、關節炎、白內障等。

表3-8　近十多年來臺灣地區老人的十大死因順序

順序	1995年	1998年	2001年	2004年	2009年	2012年
1	惡性腫瘤	惡性腫瘤	惡性腫瘤	惡性腫瘤	惡性腫瘤	惡性腫瘤
2	腦血管疾病	腦血管疾病	腦血管疾病	心臟疾病	心臟疾病	心臟疾病
3	心臟疾病	心臟疾病	心臟疾病	腦血管疾病	腦血管疾病	腦血管疾病
4	糖尿病	糖尿病	糖尿病	糖尿病	肺炎	肺炎
5	事故傷害	肺炎	肺炎	肺炎	糖尿病	糖尿病
6	腎炎、腎徵候群及腎性病變	腎炎、腎徵候群及腎性病變	腎炎、腎徵候群及腎性病變	腎炎、腎徵候群及腎性病變	慢性下呼吸道疾病	事故傷害
7	肺炎	事故傷害	事故傷害	事故傷害	腎炎、腎徵候群及腎性病變	慢性下呼吸道疾病
8	高血壓性疾病	慢性肝病及肝硬化	慢性肝病及肝硬化	慢性肝病及肝硬化	事故傷害	高血壓性疾病
9	慢性肝病及肝硬化	高血壓性疾病	高血壓性疾病	高血壓性疾病	慢性肝病及肝硬化	慢性肝病及肝硬化
10	支氣管炎、肺氣腫及氣喘	支氣管炎、肺氣腫及氣喘	支氣管炎、肺氣腫及氣喘	支氣管炎、肺氣腫及氣喘	蓄意自我傷害	腎炎、腎徵候群及腎性病變

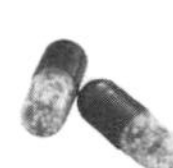

第 3 節　老化對藥品的反應

一、老化對藥品的反應

老化對藥品的反應牽涉廣雜，而且瑣碎，不一而足，如：

1.嗎啡（morphine）之止痛效果隨年齡之增長上揚。

2.阿斯匹靈（Aspirin®）之止痛效果不一定隨年齡之增長而上揚，但其對腸胃的傷害與年齡並無太大的直接關聯，間接關聯則因腸胃之保護機轉減退而有之。

3.抗凝血劑或血栓溶解劑中，肝素（heparin）對aPTT之作用與年齡影響不大；抗凝血劑warfarin對PT之作用則隨年齡上升。

4.支氣管擴張劑（β-agonist、xanthine derivative、anti-choloinergics、steroid）的作用與年齡之直接相關性並不大，但各種各類稍有出入。

5.心臟血管藥品方面中，以Ca-channel blocker（nifedipine、diltiazem、verapamil）、diuretics、ACEI、β-blocker、α-blocker等代表；其中ACEI、diltiazem和verapamil的降壓效果隨年齡之增長而增強；isoproterenol及prazosin對心搏速率（chronotropic）之影響反隨年齡之增長而減弱；β-blocker則大致持平；利尿劑之作用強度及作用時間（latency）隨年齡之增長而減弱或縮短。

6.心智作用劑（psychoactive substance）中，benzodiazepine（BZD）之作用隨年齡之增長而增強，diphenylhydramine持平，haloperidol則減弱。

7.口服降血糖藥品（oral hypoglycemic agents）之作用隨年齡之增長亦減弱。

二、老人用藥之要領

使用藥品時應先行考慮年齡或老化之效應（α-blocker、β-blocker、β-agonist、xanthine derivative、anti-cholinergics），使用抗高血壓藥品並應注意避免體重過重。

老化與疾病經常並存，需熟悉老化對各器官功能之影響，方能正確判斷老年病患臨床資料與數據；對於老人器官功能的衰退，凡是無

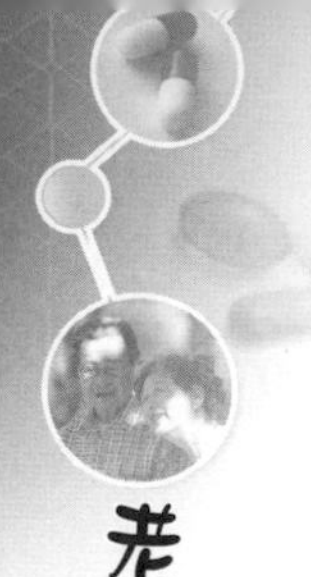

法以正常老化來解釋，一定要追究其可能的病因，並設法治療之。

老人生理改變相關的研究常受許多因子之影響而導致不同的結論，如：

1.排除各種疾病干擾觀察變數之方法與周密程度。
2.人種、性別、生活型態之差異。
3.縱向性研究（longitudinal study）或橫斷面研究（cross-sectional study）之實驗架構。
4.基礎（basal）或壓力（stress）狀態下之功能觀測。

第 4 節　隨時察覺老人的身體狀況

一、身體抵抗力漸弱時

人上了年紀，身體各方面機能逐漸衰退。若是沒有親身體會，很難瞭解衰老的感覺。最好能預先知道老化之後，對身體會有什麼影響。

(一)內臟機能衰弱

呼吸系統、循環系統、消化系統機能減弱。也就是說容易疲累，對於疾病的抵抗力大不如從前。肺炎、腦梗塞、心肌梗塞都是老年人常見的疾病。而且便祕、腹瀉等腸胃不適問題也隨之而生。

腦細胞呈現萎縮現象，這並非意味知能減弱，而是記憶力衰退。但判斷力、想像力、創造力卻更臻圓熟。

(二)運動機能衰弱

平衡感和瞬間爆發力不如年輕時良好，無法做激烈運動，容易失去平衡而跌倒，持久力和肌力漸漸衰弱。

(三)感覺機能衰弱

視覺上不僅變成所謂的老花眼，也容易得到眼睛的疾病，所以最好每半年做一次健康檢查。

聽覺上很可能聽不太清楚高亢的聲音，但相反的卻聽得清楚低聲細語，所以，盡可能不要對看護工作不經意地發出怨言，讓老年人聽到。

視覺和聽覺功能退化，老人有時把聽不清楚、看不清楚的事情以自己的想像判斷，所以最好我們重新再說明，導正他們不對的地方。

除此之外，味覺、嗅覺、觸覺也衰退。當他們察覺到瓦斯漏氣和燒燙傷時已經太遲了，所以最好特別注意。

二、多留意老人的反應

老人反映出身體的不適時必須特別留意。早一點發現，可以早一點採取應對方式。

發熱、食慾不振、意識薄弱、便祕、呼吸不規律，若稍不留意，很可能疏忽。除此之外，像生冷食物而弄壞肚子，走太暗地方而跌倒，都有可能發生不測的事。盡可能留意生活各方面細節。

三、活用身體剩下的功能

身體逐漸老化，容易失去自信和意志力。家人應該時刻給予安慰，並且鼓勵老人家，年老是每個人必經的過程。

不要只有感嘆身體機能不如前，反到要好好愛惜目前其他機能的健康，使身體更為硬朗有朝氣。

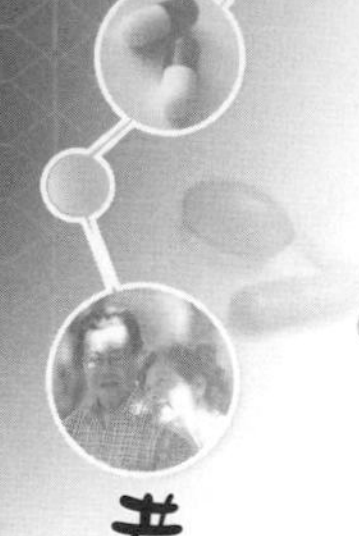

第 5 節　老人跌倒

依據衛生福利部2000年的統計資料，臺灣65歲以上的老人的死亡原因，事故傷害是第七位，而跌倒是事故傷害的第二大原因。在所有的年齡層中，老人因跌倒的死亡率最高，並且隨著年齡增加而越高。

跌倒會造成身體傷害，重則骨折或頭部外傷，增加罹病率和死亡率。有些因跌倒而害怕再跌倒，因此自我限制行動，導致功能和活動能力逐漸喪失。老人的跌倒常是多種危險因子合併年齡、疾病和環境因素所造成。

曾經跌倒的社區老人約有一半會再發生跌倒。大部分跌倒並未受到傷害或只是輕傷，但是15%會造成身體中度或嚴重傷害，5%會造成骨折，1%是髖關節骨折，需要住院、開刀、復健。在安養機構和醫院的跌倒比例比社區高，一年約有50%發生跌倒。

在安養機構每年每床有1.5次的跌倒，且在安養機構跌倒更容易造成傷害，約有10～25%會造成骨折、裂傷或住院；大於85歲的安養機構的老人如跌倒，五分之一會死亡，可能是病人較體弱多病的緣故。住院的老人在住院當中有五分之一會發生跌倒。

在美國，65歲以上的老人因跌倒而造成的傷害所需的醫療費用約占所有醫療費用的6%。意外死亡是美國老年人的第七大死因，而跌倒是老人意外死亡最主要的死因。

大部分的跌倒發生在室內，且正在走路中。地點大部分在浴室、臥室和廚房。約10%在上下樓梯，下樓梯比上樓梯更容易發生。在安養機構，最常發生跌倒的地方是床邊轉移和浴室。

跌倒其實並不嚴重，嚴重的是因跌倒伴隨而來的合併症（**表3-9**），才是真正造成社會經濟負擔及老人痛苦的主要原因。國外的研究指出，老人跌倒每十次就有一次會造成嚴重的傷害；間接導致老人因害怕跌倒降低參與日常活動及復健活動的意願，進而慢慢喪失活動的能力。

表3-9　因跌倒伴隨而來的合併症

- 腦出血、骨折、不同程度的合併症
- 原來的疾病延後復原
- 造成生命危險
- 延長住院天數
- 使病人對環境安全的認知及精神健康造成影響
- 降低日常活動

老人跌倒常見的危險因子可歸納為內在因素和外在因素。內在因素包括因年齡增加所產生的生理功能的退化、急慢性疾病和藥品；外在因素包括環境等因素。跌倒的發生率隨著年齡的增加而增高，年老會造成視力減退、重聽、肌肉質量減少、無力、關節穩定度降低、平衡失調和步態不穩。如**表3-10**至**表3-12**所示。

急性疾病，如心肌梗塞、心律不整、心臟衰竭、肺炎、腦中風、神智混亂、癲癇發作、貧血、電解質不平衡等也是造成跌倒的危險因子；慢性疾病，如姿態性低血壓、失智症、憂鬱症、巴金森氏症、關節炎、白內障、青光眼、失聰、失眠、日常活動功能障礙等慢性病也會增加跌倒的危險性。

老人的用藥也是跌倒的主要危險因子。藥品的種類越多，跌倒的危險性越高。鎮靜劑、抗精神病藥品、抗憂鬱症藥品、血管擴張劑、高血壓藥品、止痛劑等，會影響意識，產生感覺遲緩、眩暈等副作

表3-10　任何會產生下列作用的藥品，都會增加病人跌倒的機率

- confusion混亂
- depression憂鬱
- sedation鎮靜
- arrhythmia心律不整
- hypovolemia血容積減少
- orthostatic hypotension姿態性低血壓
- delayed reaction time延緩反應時間
- diminished cognitive function認知功能減損
- change in gait and balance步伐不穩

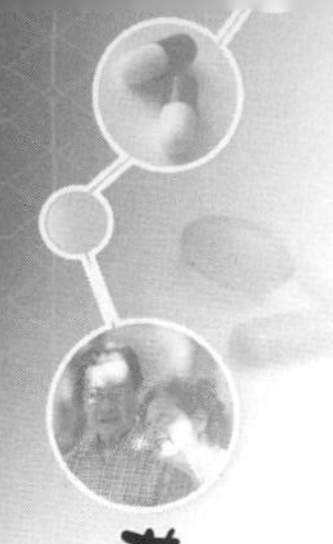

表3-11　與跌倒相關的內在促進因子

一、急／慢性疾病	• 泌尿道感染 • 無尿症（慢性心臟衰竭、攝護腺肥大） • 低血糖 • 電解質異常 • 貧血 • 肺氣腫
二、知覺方面	• 視力模糊 • 視力敏銳度＜20/60 • 白內障 • 聽覺障礙 • 前庭功能障礙 • 周邊神經病變 • 平衡和步伐
三、中樞神經系統	• 中樞神經系統疾病 • 憂鬱 • 巴金森氏症 • 中風 • 癡呆／認知功能障礙
四、骨骼肌方面	• 肌肉無力 • 關節炎 • 腳部疾病（長繭、大拇指腫脹）
五、心臟血管方面	• 昏厥 • 心律不整
六、姿態性低血壓	• 收縮壓下降20mmHg
七、藥品	• 高危險性藥品 • 合併服用4種或更多藥品 • 先前跌倒史

用，造成跌倒。

老人的生理機能退化，藥品代謝慢，致使白天大腦昏沉而不小心跌倒，服用的種類與劑量應儘量減少：

1.審慎評估必需的精神用藥，其他用藥每週逐漸減量，以減少這些精神用藥過度負擔引致跌倒，以及避免停藥造成戒斷反應為首要目標。

表3-12 藥品易造成跌倒的機轉

藥品種類	可能機轉
緩瀉劑（laxotives）	增加病患如廁的頻率
利尿劑（diuretics）	增加病患如廁的頻率、低血壓、電解質不平衡、誘發姿態性低血壓
抗膽鹼藥品（anticholinergics）	低血壓、姿態性低血壓、散瞳、鎮靜、嗜睡、神智不清、精神混亂、幻覺
降壓劑（antihypertensives）	低血壓、姿態性低血壓、減少腦部血流灌注、肌肉無力、暈眩
降血糖劑（hypoglycemics）	低血糖症狀、暈眩
抗組織胺劑（antihistamines）	因可能影響情緒、速度、注意力、警覺、working memory、活動力等，嗜睡、認知障礙
鴉片類止痛劑（narcotics）	降低警覺心、影響認知功能、鎮靜作用、肌肉鬆弛、暈眩
麻醉藥品（anesthetics）	鎮靜作用、肌肉鬆弛、血壓降低、可逆性的意識喪失
鎮靜安眠藥（sedatives）—Benzodiazepines（BZDs）	嗜睡、暈眩、精神混亂、認知受損、運動失調、延緩反應時間
抗精神病藥品（antipsychotics）	錐體外症候群、運動不能、姿態性低血壓、鎮靜、延緩反應時間、抗膽鹼作用
抗憂鬱劑（antidepressants）	錐體外症候群、運動不能、姿態性低血壓、鎮靜、延緩反應時間、抗膽鹼作用
抗癲癇藥（antlconvulsants）	鎮靜作用、嗜睡、暈眩、運動失調

2.除了臨終病患之疼痛控制外，使用鴉片類止痛藥品的高危跌倒病人，可選用經皮膚吸收貼片劑型，或是選用其他NSAIDs類藥膏或貼片。

3.若需長期使用抗組織胺藥品，避免使用抗膽鹼作用（anticholinergic）及鎮靜作用較強的抗組織胺藥品（如diphenhydramine），可選用鎮靜作用較低的第二代抗組織胺藥品來治療。

4.使用抗痙攣藥品時應定期監測血中濃度及注意肝腎功能變化。

5.服用降血壓藥品時，如果是遇到初次使用、停用或劑量調整的情況時，此段時間應特別注意跌倒預防。

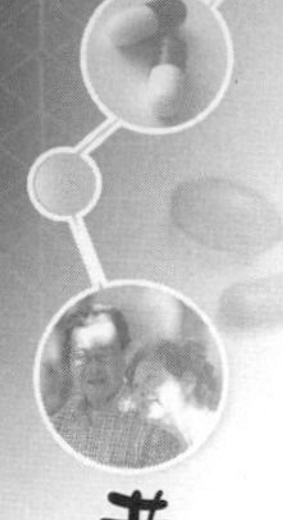

6.有相關研究發現貧血族群所造成的跌倒發生率約為非貧血族群的1.66倍，若血色素低於12g/ml，每日可補充鐵劑（硫酸鐵）325毫克與維生素C（用於加速鐵吸收）500毫克；若長期使用低劑量Aspirina的病人若發現有血色素低下情形發生，可合併給予質子幫浦抑制劑（PPI）；若為巨血球性貧血的病人可給予葉酸及維生素B_{12}治療。

7.老人的骨質疏鬆（尤其常見於停經後之婦女）會使得跌倒骨折情形更嚴重，每日可補充鈣1,000～1,500毫克與維生素D 800～1,200單位。

老人疾病多，因此服用藥品多，出現不良反應機會多，當然引起跌倒的風險也越高，可利用減少老人藥品的種類、避免用藥太常更動、加強相關用藥衛教（如老人由躺至坐，由坐至站的動作應緩慢，可減少因姿態性低血壓所造成暈眩而跌倒的機會）來減少用藥影響。

此外，環境安全如家中走道、臥室和浴室加裝扶手，在暗處加裝照明設備，浴室地板放止滑墊，移除沒固定的地毯，使用鞋底較粗糙的拖鞋及助行器等也都是可以預防老人跌倒的方法。

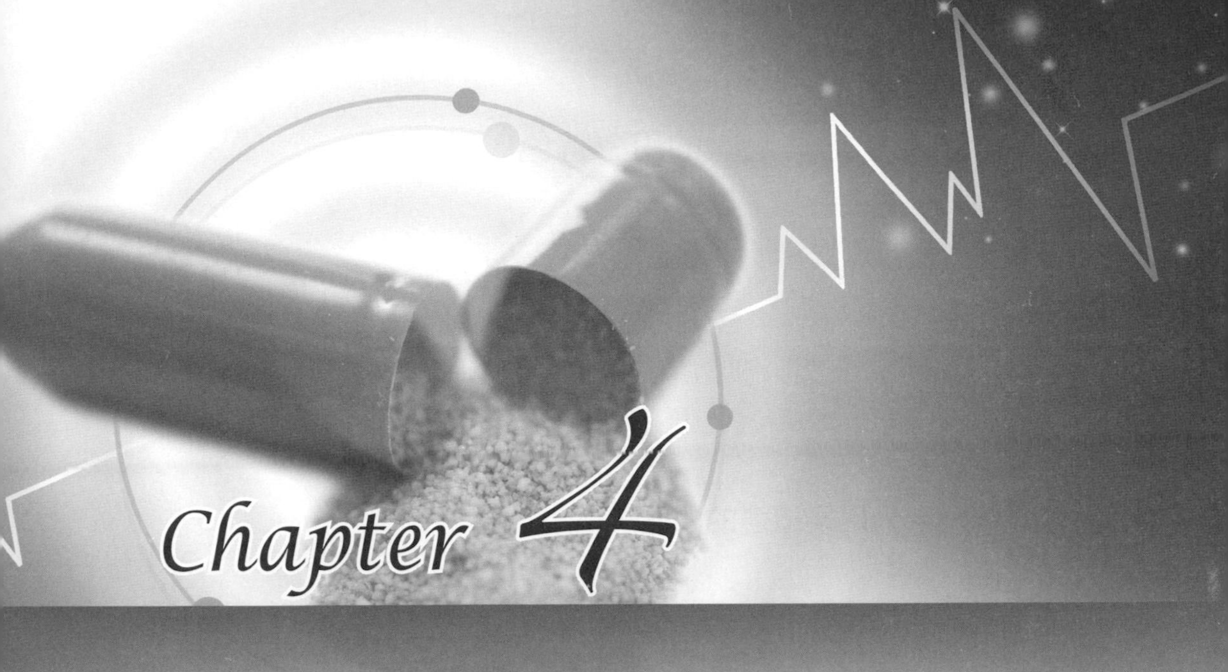

老化與用藥的關係

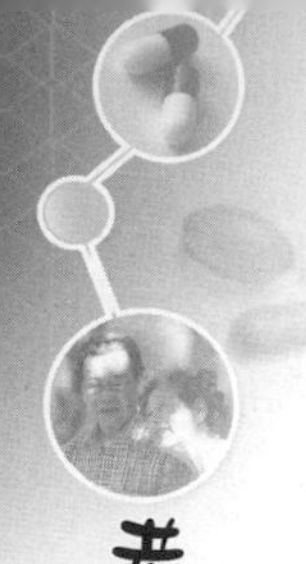

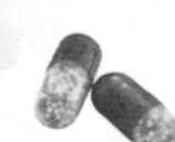

第 1 節　老人的用藥特色

老人的醫藥花費遠超過其所占人口之比例；國外占總人口百分之十幾的老年人口，其醫藥花費卻高達全部之四分之一，甚至是三分之一；其中用藥量與相關花費占有相當大的比重；國內占8～9%左右的老年人口，其醫藥花費也接近四分之一至三分之一之譜。

一、老人用藥遭遇的問題

1.多種疾病纏身：隨著年齡的增加，老人罹病的機率與種類也隨之增加，據統計：臺灣地區56%（約94萬人）的老人罹患慢性疾病，80%的老人有一種以上的疾病，40%的老人有兩種以上的疾病，每位老人平均罹患1.4種疾病。因為罹病的種類多，所以用藥的機率與種類也隨之增加，發生藥品交互作用的機率也隨之增加。

2.多種藥品：老人因多種疾病纏身可能需要服用多種藥品，每位老人平均每天服用四種藥品與6.4顆藥。吃兩種藥品產生副作用的機會是6%，吃五種藥品產生副作用的機會是50%，吃八種藥品產生副作用的機會是100%。16.8%的住院老人是因為藥品不良反應所致。

3.給藥時程複雜：如果給藥時程過於複雜也會降低老人服藥的順從性，據統計，醫師所開立的處方只有22%可以被病人正確的執行，其餘的處方不是執行不當就是沒執行，因此臨床藥效自然大打折扣。

4.多重就醫：老人可能同時找多位醫師看病或自行購買成藥，如果每位醫師只在意自己的處方，卻沒有回顧這位老人是否同時服用他處的藥品，重複用藥（polypharmacy）或藥品交互作用（drug-drug interactions）的機率將隨之增加，據統計，約有10%

的病人曾經重複用藥。

5.器官預存能力差：隨著年齡的增加，老人的身體功能隨之減退，抗壓力也比較差，一旦遭遇藥品過量或藥品交互作用衝擊時，所帶來的危險性也比較大。

6.防老與治病的迷思：我國的民族性嗜食藥品，認為有病治病，無病強身。其實目前並沒有藥品可以防老，而濫用藥品的結果輕者浪費金錢，重者帶來嚴重副作用。因此，如果發現身體有異樣，就要找出病因，然後再考慮是否使用藥品對症治療，切莫一味歸諸於老化，而喪失治療先機。

7.不遵醫囑（nonadherence or noncompliance）：自行調藥、自行停藥、使用非處方藥、併用多種藥、服用存藥或贈藥、吃錯藥、忘記吃藥（給藥時程複雜），以及非醫療性的治療方式皆是老人用藥常見的問題。

8.無法自行服藥：老人因為視力障礙、認知障礙或沒有受教育而無法閱讀處方，因此發生錯用藥品或不遵醫囑的機率也隨之增加。

二、老人用藥傾向

老人的用藥通常且必然傾向謹慎保守，而謹慎保守的態度也往往造成許多應該用藥而未用藥之情況；老人身心健康功能的衰退的結果，對於用藥方面的考慮必須從隨年歲特殊變化之藥品動力學（pharmacokinetics）及藥品藥效學（pharmacodynamics）兩方面著手。

在藥品動力學方面，老人用藥相關的吸收（absorption）、分布（distribution）、代謝（metabolism）、排出（elimination）等，以及作用部位濃度，均有異於年輕人，其藥品之組織及血中濃度通常比年輕人高些；在藥品藥效方面，老人身心對藥品劑量的反應（尤其標的器官反應）、用藥者對藥品作用之適應性，與年輕人有顯著的不同。

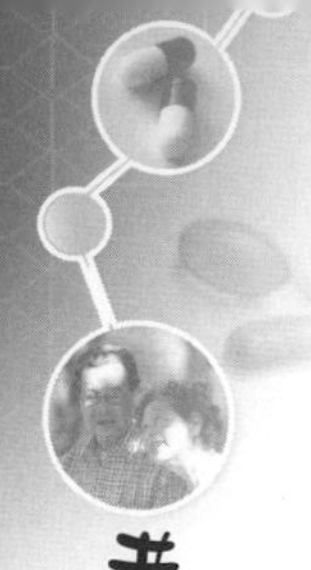

熟悉因應藥品動力及藥品效力方面之遞變，而反映於用藥之選項、劑量、間期、配合注意事項（限制、禁忌、指示、警訊、包裝）等，即符合用藥安全之原則。

用藥上呈現高度的個人化，所牽涉的問題也更趨於複雜，不易以年輕人之一般化原則依循之。

大多數之老人均使用某些藥品；其中女性更是顯著；美國有66%的老人使用藥品，其中以女性居多，只有小於13%的老人並沒有使用任何藥品。

美國的老人在任何時間點大約使用6.6種的藥品（其中4.5種屬處方藥品；2.1種屬非處方藥品）；美國的老人一年平均從醫師處獲得12～17種的處方藥品。

老人在普遍使用多種藥品的同時，過度使用（over-use）、不當使用（mis-use or inappropriate use）、使用不足（under-use）、過早或延遲使用（early/ late-use）、配合措施不足（insufficient package）甚至濫用（abuse）藥品者均值得注意警惕；藥品使用偏兩極化，如一般老人使用sleep disorder及pain disorder之用藥者眾。

老人的用藥比想像中複雜太多，故須「謹慎保守行事」，尤其是針對非類固醇消腫消炎劑（NSAIDs）、血栓溶化劑（warfarin、heparin）、抗腫瘤藥品（anti-neoplastics）、抗心律不整劑（anti-arrhythmics）、鎮靜安眠劑〔如sedative、tranquilizer（benzodiazepine: triazolam、flurazepam等）〕、抗生素〔aminoglycoside（gentamicin）、isoniazid（INAH）〕、毛地黃（digoxin）、神經精神用藥（carbamazepine、anti-depressant、chlormethimazole、haloperidol、levodopa、meperidine、metoclopramide、thioridazine）、甲狀腺素（thyroxine）、維生素（vitamin B、D）等等。

第2節　老人用藥基本原則

一、老人用藥的評估

1.詳細評估老人的病史及一般基本資料，建立完整的用藥記錄，包括目前是否用藥、是否曾引起過敏、中毒反應或副作用強之藥品。

2.治療之前先確定病因，病因未確定時不要貿然給藥。一旦確定病因之後，一開始儘量不要使用藥品治療，先以非藥品替代。如血糖偏高，先用飲食與運動來治療三至六個月，如果沒效再考慮用藥品治療。

3.心理因素的問題必須付出更多的時間與心力來診治，必要時需尋求專家協助，所謂心病需要心藥醫，如：憂鬱症的老人可能以失眠或頭痛來就醫，臨床醫師如果警覺心不夠，未能探詢心理層面的問題，只是單純給予助眠劑或止痛藥，可能就喪失治療憂鬱症的先機。

4.醫師對於所處方的藥品必須熟悉，並且熟記該藥品的副作用。當一種藥品的副作用出現時，應該仔細評估，切莫再使用另一種藥品來治療這種副作用，否則可能又衍生另一種副作用，造成惡性循環（prescribing cascade），藥品越用越多，疾病也就越來越多。許多老人的疾病常因藥品（包括菸酒）的停止服用而霍然痊癒。另外，醫師自己不熟悉的藥品，不要試用於老人。

5.藥品的種類儘量減至最低，服藥的時程儘量以最簡單的方式為原則，盡可能遵循「一種病給一種藥，每天服用一次」（one disease, one drug and once a day）。藥品的種類與服藥的時程有所變更時，建議用書面方式寫下，向病人本身、家人或照顧者說明清楚，才可以增加病人服藥的順從性，進而減少日後發生副作用的機率。有了這張書面資料，將來老人至他處就醫時，

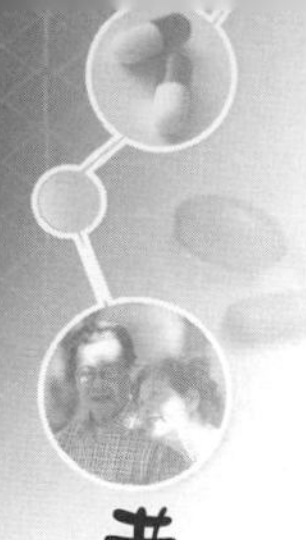

也方便該醫師瞭解病人目前所服用的藥品。

6.老人處方一律從常用劑量的一半開始，然後逐漸調整劑量，避免一開始就給猛藥。如prazosin常有初劑量反應，容易導致姿態性低血壓，進而引起老人頭暈甚至跌倒的危險。除非你對病人的情況很清楚，也對所使用的藥品之藥理作用很瞭解，否則還是遵行「start low and go slow」。

7.對於比較瘦小的老人，建議仿照幼兒的模式，按照體重的多寡計算藥品的劑量。

8.未見成效時應考慮老人是否不遵醫囑或者服藥的方法錯誤，或者產生藥品交互作用而減低藥效，絕不是一味地增加藥品劑量。

9.老人每次就醫時，就幫老人整理一下所吃的藥品（包括成藥），不需要的藥品或者沒有療效的藥品及早停止並且將之丟棄，即使是其他醫師的處方，如果沒有繼續服用的必要，也要有道德勇氣將其停掉。

10.病癒後未吃完的藥即刻丟棄，以免被老人誤食。

11.應瞭解老人用藥的概況，以便掌握不適當的用藥行為或副作用。

12.盡可能選擇便宜的藥品，以免增加病人的經濟負擔，使弱勢者也能享有同等的醫療照顧。

13.秉持四大原則來開立處方，依序為：安全、有效、方便與便宜。

二、老人用藥的層次

老人用藥比一般人要來得多之趨勢甚為明顯；老人會有著更多用藥的機會；老人用藥量與用藥種類亦較多。一般老人慣常使用一種以上的藥品，多種藥品之治療處方及自行使用少許藥品之情況，在老人相當常見。

老人藥品的使用中，依生命攸關之必然性可分幾種層次：

1.保命或救急性之藥品：如抗心律不整劑、重點抗生素、抗凝血劑或血栓溶化劑等高度急切性者。
2.避免、控制或預防某些疾病狀況之藥品：如心血管藥、降血糖用藥、抵制劇痛用藥、避免BPSD（失智症衍生之行為與心理症狀）等行為問題、部分抗生素等急切性需求者。
3.減少生活干擾、增加生活自主性與提升生活品質之藥品：如止痛藥、骨關節用藥、放鬆劑及精神用藥等次急切性者。
4.較非急切性者：如疫苗接種、鎮定安眠用藥、功能增進藥品（如促進循環、性功能不良）者。

三、老人用藥的基本準則

評估老人的用藥需求，包括診斷及病況評估。詳細瞭解其健康之往歷，包括所有使用之藥品及其反應。定出所欲治療、控制或維持之目標或終點。熟悉所欲使用藥品之藥理特性，以及其與年齡間之關聯性變化。

儘量簡化或單純化所使用藥品之處方，最好以每天一至二次為宜，避免斷斷續續之使用情形，同時必須限制針對細微症狀、徵候所處方「視需要使用」之藥品。儘量減少所使用藥品之種類與數目，並多多選用多種用途之藥品為宜。

注意藥品使用禁忌，以及藥品與藥品、藥品與食物間、藥品與病況間之交互作用。

依藥品使用之經驗與臨床之反應，選擇較小劑量，再依安全考量逐漸往上緩慢遞增。避免任何單一藥品超過老人適用劑量以上；避免任何可能潛在的不良作用或結果（ADRs）；老人用藥有些藥應完全避免，或避免超過一定的劑量，如長效劑型之鎮定劑或催眠劑；而短效劑型之鎮定劑或催眠劑、抗憂鬱藥品、抗精神病藥品則應超過一定的劑量以上，方能產生藥效；避免成癮藥品之使用。

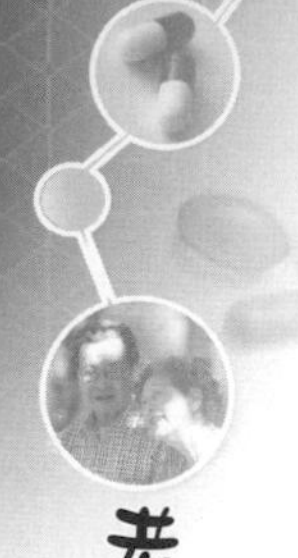

一些特定藥品對老人比對年輕人更易產生不良效應，如鎮定劑或催眠劑、抗憂鬱藥品、抗精神病藥品、抗高血壓藥品、抗心絞痛藥品、非類固醇抗發炎藥品（non-steroidal anti-inflammatory drugs, NSAIDs）、口服降血糖藥品、止痛藥品、失智症治療藥品、血小板抑制劑、組織胺（H_2）拮抗劑、抗生素、抗充血劑、肌肉放鬆劑或抗痙劑、腸胃道抗痙劑及止吐藥等；特定藥品必須僅能在審慎情況下開立，且不可逕交付給個案，並應嚴格給予藥品管控。

抗心絞痛藥品應避免與非類固醇抗發炎藥品（NSAIDs）共同使用，應採低劑量且治療時間限制在短期之內（如數週）；血小板抑制劑應避免劑量超過一定的劑量（Persantin®＞900mg）以上，且治療時間持續超過十二週；組織胺（H_2）拮抗劑應避免治療超過四週以上（但在治療骨髓炎、前列腺炎、肺結核或心內膜炎上例外）；口服抗生素應避免超過一定之劑量，且每天使用超過兩週以上者；抗充血劑應避免長期使用。

注意三個月內之任何新近藥品治療（包括OTC、健康食品及中西藥品等）；尤其是過去七天內所使用過之非處方、注射藥品、抗焦慮劑、鎮定或催眠劑、抗憂鬱藥品、抗精神病藥品、抗高血壓藥品及利尿劑等。

隨時注意服用之藥品種類，超過五種以上藥品者，如果又出現腎衰竭、錐體外症候群（如巴金森氏症無法靜坐、遲發性運動障礙）、腹瀉、口乾、嘔吐、便祕、暈眩等一種以上之狀況時，便可能產生不當用藥治療的狀況。其次，如果出現憂鬱、紊亂不清、失禁、脫水、失憶問題、跌倒、皮膚病狀（紅斑、發癢、瘀青等）、社會功能衰退等，亦可能產生不當用藥治療的狀況。特殊疾病應避免使用的藥品如**表4-1**。

四、老化對於藥品動力學及藥效學的影響

人體的各種生理機能會隨著年齡的增加而有老化的現象，這些

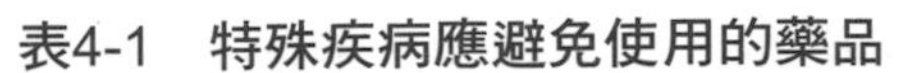

表4-1　特殊疾病應避免使用的藥品

特殊疾病	應避免藥品	問題	嚴重度
心衰竭（heart failure）	disopyramide、含高鈉的藥品	因減弱心肌收縮活性（negative inotropic activity），大量的鈉蓄積會導致液體滯留因而惡化心衰竭	高
高血壓	pseudoephedrine、diet pills和amphetamines	增加血壓	高
潰瘍（ulcers）	NSAIDs和Aspirin®（>325mg）（除了Coxibs）	會使潰瘍、胃炎惡化，也可能導致新的潰瘍	高
癲癇（epilepsy）	clozapine, bupropion, thorazine, thioridazine, chlorprothixene, metoclopramide	藥品會降低癲癇的閾值	高
凝血功能異常或使用抗凝血劑	Aspirin®, NSAIDs, dipyridamole, ticlopidine, clopidogrel	會延長凝血時間，增加INR數值，抑制血小板凝集，導致出血	高
排尿功能障礙	anticholinergics和antihistamines、抗胃部痙攣劑、肌肉鬆弛劑、oxybutynin、flavoxate、抗憂鬱劑、解鼻充血劑和tolterodine	會減少排尿，使尿液於體內滯留	高
壓力型失禁（stress incontinence）	α-blockers (doxazosin, prazosin, and terazosin), anticholinergics, tricyclic antidepressants (imipramine hydrochloride, doxepin hydrochloride, and amitriptyline hydrochloride)和長效benzodiazepines	會產生多尿及惡化失禁的問題	高
心律不整（arrhythmias）	tricyclic antidepressants: imipramine hydrochloride, doxepin hydrochloride, and amitriptyline hydrochloride	可能會誘發心律不整及改變QTinterval	高
巴金森氏症	metoclopramide、傳統抗精神病藥品及tacrine	會有antidopaminergic或anticholinergic作用	高
失眠（insomnia）	解鼻充血劑、theophylline、methylphenidate、MAOIs和amphetamines	使中樞神經興奮	高

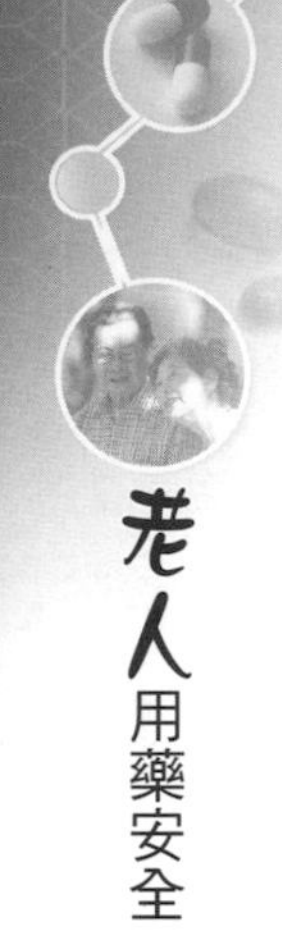

（續）表4-1　特殊疾病應避免使用的藥品

特殊疾病	應避免藥品	問題	嚴重度
憂鬱症	長效benzodiazepine use. sympatholytic agents: methyldopa, reserpine, and guanethidine	可能會惡化憂鬱症	高
厭食症及營養失調	CNS stimulants: dextroamphetamine, methylphenidate, fluoxetine, methamphetamine, pemolin	可能會降低食慾	高
暈厥或跌倒	短效及中效benzodiazepine and tricyclic antidepressants (imipramine hydrochloride, doxepin hydrochloride, and amitriptyline hydrochloride)	可能會引起運動失調、暈厥和增加跌倒的危險	高
認知障礙	barbiturates, anticholinergics, antispasmodics, and muscle relaxants. CNS stimulants: dextroAmphetamine, methylphenidate, methamphetamine and pemolin	可能影響中樞神經功能	高
不適當的抗利尿荷爾蒙症狀（SIADH）	SSRIs: fluoxetine, citalopram, fluvoxamine, paroxetine, and sertraline	可能會惡化SIADH	低
肥胖（obesity）	olanzapine	會刺激食慾使體重上升	低
阻塞性肺臟疾病（COPD）	長效benzodiazepines: chlordiazepoxide chlordiazepoxide-amitriptyline, clidinium-chlordiazepoxide, diazepam, quazepam, halazepam, and chlorazepate. β-blockers: propranolol	影響中樞神經，可能會使呼吸抑制	高
長期便祕	鈣離子阻斷劑，anticholinergics, and tricyclic antidepressant (imipramine HCl, doxepin HCl, and amitriptyline HCl)	可能會使便祕惡化	低

生理變化相對的會影響藥品的代謝及作用，包括藥品在體內的動力學及藥效學變化。改變的程度，取決於個別老人在構造上及生理上的變化、疾病病變的種類、遺傳體質以及環境等因素的影響。

在藥品動力學（吸收、分布、代謝、排除）的影響方面。藥品動力學的改變，表示改變了藥品通過身體的速率；這可從藥品的吸收、分布、代謝及排除四個方向來探討，這四者當中以吸收受老化過程的影響最小。老年病患不易排除之藥品如**表4-2**，老年病患常見的藥品使用問題如**表4-3**，對老人有益的藥品如**表4-4**。

(一)藥品吸收方面

老化會導致胃酸分泌減少、胃液酸度降低、腸胃血流量減少及小腸絨毛吸收面積減少，使得藥品的吸收速率變慢；但又因腸胃道蠕動的變慢，導致胃腸的排空時間延長，增長了藥品的吸收時間，故整體而言，只是吸收的時間延長，而在藥品的吸收量上則影響並不大，即藥品經由腸胃道的吸收與年齡的老化在臨床上並無顯著的影響。

此外，因為大多數口服藥品是藉由被動擴散（passive diffusion）吸收，故腸胃功能的改變對藥品生體可用率（bioavailability）亦影響不大，僅少數藉由主動運輸（active transport）機轉吸收的藥品，如鈣、鐵、維生素B_1、B_{12}等，則會隨著老化而減少吸收。另老化會降

表4-2　老年病患不易排除之藥品

排除途徑	代表藥品
腎臟	all aminoglycosides, vancomycin, digoxin, ciprofloxacin, levofloxacin, sparfloxacin, ofloxacin, penicillins, lithium, procainamide, cimetidine, famotidine, ranitidine, acetohexamide,chloropamide, glyburide, tolazamide, atenolol, nadolol, dofetilide,enalapril, lisinopril, quinapril, ramipril
肝臟 第1相反應	alprazolam, midazolam, triazolam, diazepam, verapamil, diltiazem,dihydropyridine, calcium channel blockers, lidocaine, phenytoinm theophylline, trazodone, imipramine, desipramine, flurazepam, celecoxib
第2相反應	lorazepam, oxazepam, isoniazid, procainamide

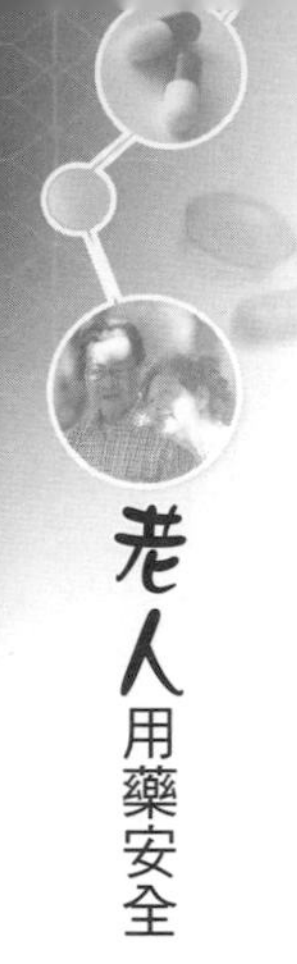

表4-3 老年病患常見的藥品使用問題

藥品	問題
抗組織胺藥	• 這類藥品通常存在於成藥中，用於治療一般感冒症狀，但是抗組織胺藥具有抗膽鹼激素作用，因此會造成大多數的老人嗜睡 • 若要使用這類藥品治療季節性過敏症，最好以最低有效劑量來治療
末梢血管擴張劑	• 用於治療老年失憶症、偏頭痛，但無證據證明其療效
抗心律不整劑	• 具有負向心收縮作用，易誘發心臟衰竭 • 具有強的抗膽鹼激素作用
麻醉性止痛劑	• meperidine口服止痛效果差，且副作用比其他麻醉性止痛劑多 • pentazocine有較多的中樞神經副作用，包括意識混亂、幻覺 • propoxyphene的療效沒有比acetaminophen好
巴比妥類藥品	• 比其他鎮靜安眠藥有較高的成癮性與較多的副作用，故不能作為鎮靜安眠的第一線用藥，目前只用於治療癲癇發作
苯二氮平類藥品	• 半衰期較長，因此會延長鎮靜作用，增加跌倒及骨折的危險 • triazolam會引起認知及行為異常
骨骼肌鬆弛劑	• 成癮性高，鎮靜作用強
抗憂鬱藥	• 具有高度的抗膽鹼激素和鎮靜作用 • amitriptyline較少用於老人憂鬱症的治療
血液製劑	• ticlopidine有較多的副作用且療效沒有比Aspirin®好 • dipyridamole對裝有人工瓣膜的病患較有利
降血壓	• methyldopa會減緩心跳速率，惡化憂鬱症 • reserpine會引起憂鬱、勃起功能障礙、鎮靜及輕微頭痛
中樞神經興奮劑	• 可能引起焦慮不安、癲癇發作
止吐劑	• 療效差，易引起錐體外症候群
腸道解痙劑	• 具有顯著的抗膽鹼激素作用，老人避免長期使用
生殖泌尿道解痙劑	• 具有抗膽鹼激素作用，應使用最低有效劑量
止瀉劑	• 易造成嗜睡、知能障礙及依賴性，避免長期使用
降血糖藥	• 半衰期較長，易引發嚴重的低血糖反應
非類固醇抗發炎藥	• indomethacin易產生強烈的中樞神經系統作用 • mefenamic acid、piroxicam、ketorolac比其他的非類固醇抗發炎藥更容易引發腸胃道出血

表4-4　對老人有益的藥品

臨床適應症	藥品	說明
心肌梗塞後 冠動脈疾病 末梢血管疾病 穩定及不穩定型心絞痛 暫時性缺血性中風 預防中風 對warfarin有禁忌症的栓塞型中風預防	Aspirin® 75mg/day	• 高危險群病患服用中等劑量的Aspirin®至少三年以上是有益的，或最好終身服用 • 低危險群病患服用Aspirin®的效益不明
心肌梗塞後	乙型交感神經阻斷劑	• 在梗塞形成的幾個小時內儘快給予，並持續使用至少一年 • 對65歲以上及大範圍栓塞者有利
高血壓 收縮性高血壓 心肌梗塞後 冠動脈疾病 充血性心衰竭 糖尿病	thiazide類利尿劑 乙型交感神經阻斷劑 血管收縮素轉化酶抑制劑	• 有效降低血壓，減少中風、冠心病、心血管疾病、心衰竭及死亡率 • 治療目標是將血壓控制在140/90mmHg以下。嚴重收縮性高血壓患者的收縮壓以160mmHg作為過渡目標 • 建議以利尿劑及乙型交感神經阻斷劑作第一線治療藥品
心臟衰竭	血管收縮素轉化酶抑制劑 spironolactone: 12.5～25.0mg/day	• 降低死亡率、住院率及缺血事件的發生 • spironolactone可降低嚴重心臟衰竭患者的發病率及死亡率
高膽固醇血症	statins，以建議劑量的一半作為起始劑量，再逐漸增加劑量至所欲達到之低密度脂蛋白膽固醇濃度目標值 肝功能不全患者，治療前後或提高劑量後六週及十二週，均應檢查肝功能，且之後仍應定期監測肝功能，每半年檢查一次	• 對50～80歲沒有冠動脈疾病但是血漿LDL＞130mg/dl、HDL＜50mg/dl者有益，因為高膽固醇血症會增加老人罹患冠動脈疾病的危險 • 有活動性肝病者禁用 • 應監測患者是否出現肌肉疼痛、壓痛或肌肉無力等症狀
慢性非瓣膜心房顫動	以warfarin治療並將INR控制在2.0～3.0	• 給予口服抗凝血劑主要是預防中風事件發生 • 小心監測INR，降低出血的危險

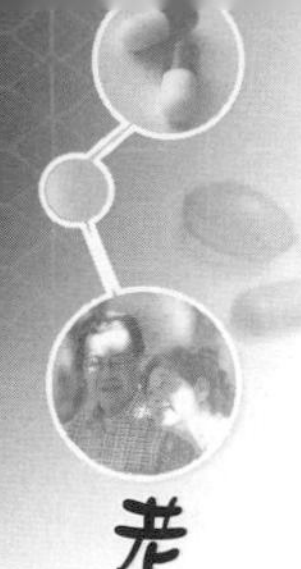

低藥品的首渡效應（first-pass effect），除了增加藥品生體可用率外，也會增加藥品的血中濃度，故某些藥品如propranolol及morphine等，在老人使用時，需注意藥品劑量的調整。而葡萄柚汁會抑制肝臟酵素cytochrome P450的作用，進而降低首度效應的代謝作用，增加藥品的藥理作用，所以服藥期間應建議病人不要喝葡萄柚汁。

至於經由皮膚、舌下或肛門吸收之藥品的影響程度，因無足夠的研究證據顯示會有影響，故並無法確實瞭解老化對此類用法之藥品的影響。

(二)藥品分布方面

藥品經吸收後分布到身體各處，會受到該藥品所分布的容積影響，而容積又和藥品與血漿蛋白的結合性質、水溶性或脂溶性及組織的結合能力有關。若藥品與血漿蛋白結合較為牢固時，藥品就較不易為組織所吸收，所分布的容積較小。

而白蛋白（albumin）與血漿α1酸性醣蛋白（α1-acid glycoprotein, AAG）是體內兩個重要的藥品結合蛋白，年齡的增加及生理狀況的改變會影響其血中濃度。

酸性類藥品（如warfarin、naposin、phenytoin、tobutamide等）主要與白蛋白結合，老人血漿白蛋白濃度減少，故未結合游離藥品（free fraction）的濃度增加，增強藥品的療效及其副作用。而鹼性類藥品（如propranolol、lidocaine、imipramine、quinidine）則與AAG結合，AAG的濃度會隨著年齡、生理狀況的改變，如發炎、外傷或癌症等而增加，增加鹼性類藥品的蛋白結合率，減少游離藥品的濃度，可能降低其療效。

此外，老人的瘦肉質量（lean body mass）及全身水分（total body water）減少，脂肪組織相對的增加。分布於瘦肉組織或身體水分之親水性藥品（如酒精、digoxin、抗生素等），就會因其分布容積的減少，使得藥品在血漿中的濃度增加。而親脂性藥品（如diazepam、chlorpromazine）在身體的分布體積相對增加，可能導致藥品的半衰期延長，最大作用延遲出現或者在持續使用後出現藥品的蓄積情形。

(三)藥品代謝方面

肝臟是體內最主要的藥品代謝器官。老化使得肝臟血流量及肝臟體積減少，影響平滑網狀細胞內膜（smooth endoplasmic reticulum）代謝酵素的量及活性，使得許多藥品半衰期延長，如digoxin、penicillin、diazepam等，使用於老人時需降低用量。

(四)藥品排除方面

藥品的排除主要是經由肝臟及腎臟，少數則由其他器官如腸胃道、肺臟、腦部或皮膚排除。老化對於肝臟及腎臟藥品排除的影響分述如下：

◆肝臟排除方面

由於老人肝臟質量、肝血流量、藥品轉化酵素的活性及可誘導性（inducibility）均會降低，進而降低經由肝臟代謝之藥品的排除，可能會因此而增高藥品在體內的濃度。雖然某些快速轉化、高肝臟萃取率（hepatic-extraction ratio）的藥品，其轉化率可能因老化而趨緩，但因藥品的肝臟轉化率主由遺傳基因決定，個體間差異極大，所以老人之藥品肝臟清除率不一定會因為老化而呈明顯衰退。不過一般而言，若藥品是經由肝臟排泄者，用量宜減少，只是目前尚無很好的公式來計算該減少多少。

◆腎臟排除方面

由於腎臟體積、腎血流量、腎絲球過濾速率及腎小管的分泌功能，可能因老化而減少，再加上老人常患有高血壓、動脈硬化及糖尿病等，使得腎臟排除能力更形降低；若該藥品是完全需仰賴腎臟排除，就更容易因腎臟功能的衰退，使藥品的清除率降低，延長藥品在血漿中的半衰期，增加藥品的血中濃度，而提高其危險性；常見易受影響的藥品有allopurinol、aminoglycosides、cephalosporin、digoxin及chlorpropamide等。

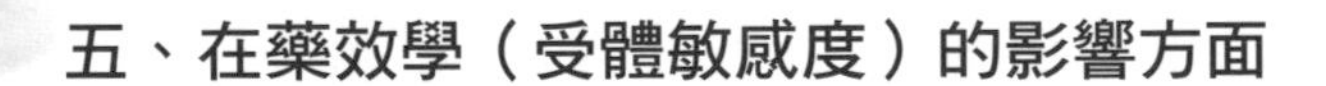

五、在藥效學（受體敏感度）的影響方面

藥效學的改變，代表藥品在組織器官或接受器上的敏感度發生變化，包括接受體（receptor）在數量上的增減及親和力上大小改變，以致於藥品的副作用在年輕人不會出現或者症狀輕微，但在老人卻非常明顯或嚴重。

接受器親和力的改變導致對某些藥品反應減少或過度（敏感度變小或變大）的情形，如β-receptors儘管其數量未因老化而減少，但對於β-adrenergic agonists及antagonists的敏感度卻有降低的情形；又如腦部的老化隨著年齡的增加而漸增，中樞神經系統合成dopamine的量減少，相對增加dopamine-blocker藥品的敏感度，如使用metoclopramide的老人易出現錐體外症候群（extrapyramidal symptoms, EPS）即是這個緣故。

在社區或門診的臨床服務方面，可發現的老年病患常見用藥現象及問題有：

1.同時使用多種藥品，不僅中西藥合併使用，而且交叉使用多種來源（醫師或藥房）的藥品。

2.常依個人想法或感受自行調整藥品。

3.易受家人、鄰居或朋友的影響而停藥或調藥。

4.認為西藥較「冷」，副作用較多，而中藥較「溫和」，較少副作用。

5.家中的剩藥過多且常與家人或鄰居分享自己的藥品。

6.因看不懂藥袋上的用藥指示而服錯藥品。

7.易有藥品副作用發生而不自覺或不會表達。

8.認為打點滴或打針的效果比口服藥品好，因此就醫時經常會要求打一針。

9.感覺所服用的藥品不錯時，不同意醫師改藥或停藥。

10.誤以為服用任何藥品一定要添加胃藥。

11.感冒時吃感冒藥，就將慢性病用藥停用。

12.常會打聽或自費購買所謂的「高貴」進口藥品。

13.常打聽或嘗試可根治慢性疾病之各種祕方。

14.添加多種的維生素製劑或健康食品。

15.無理學檢查或實驗室檢查來追蹤評估藥品療效。

六、老人應避免或謹慎使用之藥品

老人安全的用藥原則如下（**圖4-1**）：

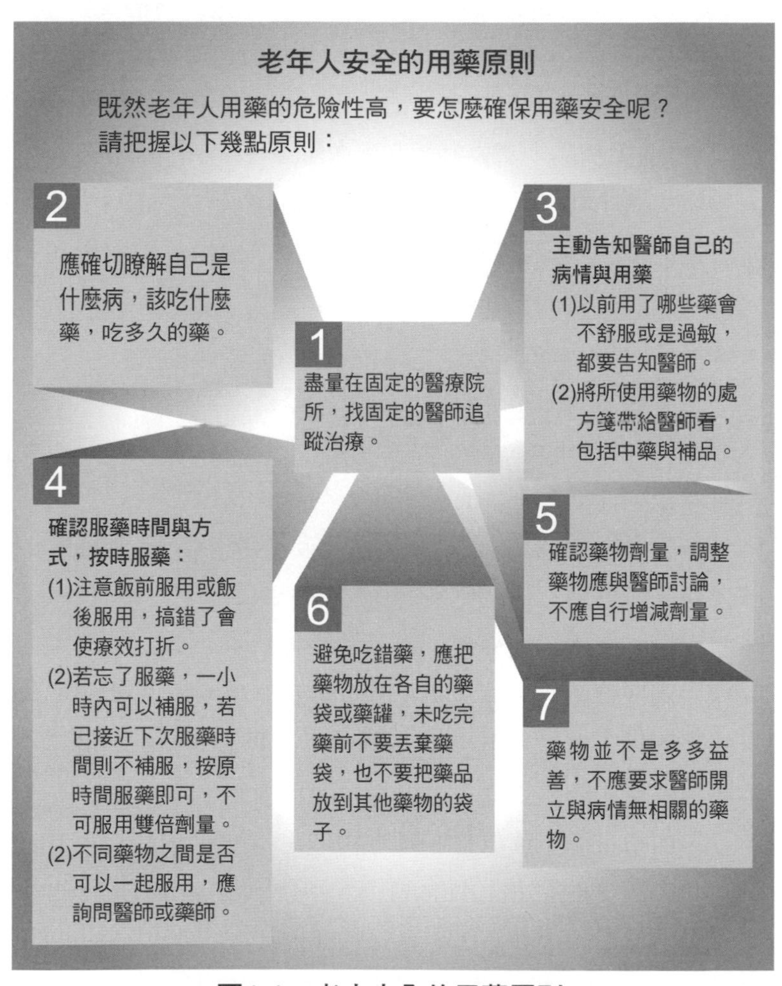

圖4-1　老人安全的用藥原則

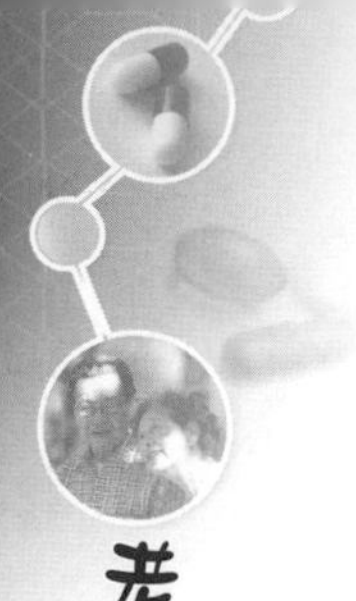

1.持續使用安眠藥引導入睡超過三十天，可能引起潛在藥品治療問題。

2.不宜同時使用兩種或更多種安眠藥，或使用超過建議劑量。

3.不宜同時使用兩種或更多抗精神病藥（antipsychotics），或使用超過該藥每日最高劑量。

4.使用任何抗精神病用藥，須先經醫師評估後方得使用，另應建議醫師每六個月評估其使用成效。

5.抗焦慮藥（anxiolytic drugs）之劑量不得超過每日最高劑量。

6.抗憂鬱藥（antidepressants）之劑量不得超過每日最高劑量。

7.服用抗癲癇藥品仍然控制不佳時，可能引起潛在治療問題。

8.服用甲狀腺藥品，需要定期監測甲狀腺功能。

9.服用降血壓藥品，需要每週測量血壓。

10.服用抗凝血劑，至少每月檢測一次凝血功能（INR/ PT ratio）。

11.服用心臟病用藥，最初一個月內需每天測量脈搏次數並記錄，之後改為每週測量並記錄脈搏次數一次，或記錄脈搏持續低於60或高於100之狀況。

12.使用胰島素或口服降血糖藥，至少每三十天檢測一次血糖。

13.服用鐵劑、folic acid或維生素B_{12}，在開始治療第一個月要做血紅素及紅血球檢查（hemoglobin、hematocrit）。

14.治療慢性尿道感染，開始治療三十天內至少作一次尿液分析。

15.不可同時使用三種或更多的止痛藥。

16.不可同時使用三種瀉劑。

17.服用利尿劑開始治療三十天內需檢測血清鉀離子濃度。

18.同時服用某些利尿劑與強心劑，需在開始強心劑治療三十天內檢測血清鉀離子濃度，之後每六個月檢測一次。

19.使用Digoxin強心藥需有下列其中一項之診斷：心衰竭（CHF）、心房顫動（atrial fibrillation）、心房撲動（atrial flutter）、陣發性上心室心搏過速（paroxysmal supraventricular tachycardia）。

20.使用抗精神病藥治療，若沒有錐體外症候群（EPS），不可使用抗膽鹼藥（anticholinergics）。

21.抗生素／類固醇眼用製劑不可持續使用超過十四天。

22.病歷紀錄上必須註明會引起過敏的藥品或食物。

23.不宜使用不得磨粉而磨粉的藥品，以免影響療效或導致不良反應。不宜磨粉藥品之劑型及原因如下：

(1)長效劑型：劑型破壞後會導致藥品於短時間內大量被吸收而造成毒性；之後又因血中濃度提前降低而達不到療效。

(2)腸溶劑型：

- 避免藥品直接刺激胃部而設計的腸溶劑型，破壞之後會造成胃部不適。
- 避免藥品被胃酸破壞的腸溶劑型，破壞之後會導致藥品生體可用率降低，而達不到預期的療效。

(3)舌下錠：這種劑型是為使藥品在舌下吸收，而快速達到療效而設計，破壞之後會使效價降低。

24.其他不宜磨粉的藥品類型還有黏膜刺激劑、黏膜麻醉劑、氣味不佳、牙齒著色、有導致食道潰瘍的危險性、致畸胎性、細胞毒性、磨粉後會變質的藥品等。

七、Warfarin在老人的交互作用

老人有比較多的機率發生動脈及靜脈血栓，血栓疾病是造成已開發國家年齡在50歲以上人口住院、行動不便及死亡的最常見原因。口服抗凝血藥品最常用來治療靜脈血栓（高齡是產生術後血栓發生的危險因子之一）和心因性血栓（導因於心肌梗塞、風濕性心瓣膜疾病、人工瓣膜或非瓣膜性心房顫動），隨著年齡的增加，發生血栓的機會也增加。

目前並沒有證據證明在病情穩定的老人使用口服抗凝血劑，其治療效果會降低，也只有少數證據會增加藥品不良反應的機率。臨床上關於warfarin較重要之藥品交互作用如**表4-5**。

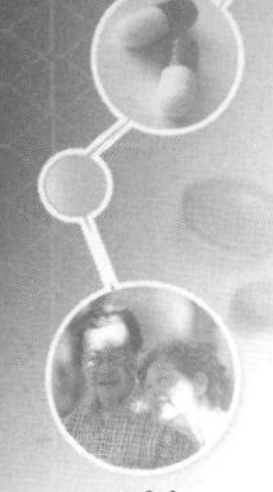

表4-5　臨床上關於warfarin 較重要之藥品交互作用

交互作用藥品	併用造成warfarin之反應	可能機轉
cholestyramine colestipol	降低抗凝血效果	減少warfarin之吸收及增加warfarin之排除
barbiturates carbamazepine phenytoin rifampin	降低抗凝血效果	誘導warfarin代謝
amiodarone azapropazone chloramphenicol cimetidine ciprofloxacin clarithromycin dextropropoxyphene erythromycin fluconazole itraconazole ketoconazole mefenamic acid metronidazole miconazole phenylbutazone sulfinpyrazone sulphonamides	增加抗凝血效果	抑制warfarin代謝
bezafibrate clofibrate danazol thyroxine gemfibrozil phenytoin salicylates/Aspirin® stanozolol tamoxifen	增加抗凝血效果	藥效學上具有抗凝血作用
NSAIDs	增加出血危險	增加抗凝血作用
oral contraceptives vitamin K	降低抗凝血效果	藥效學上具拮抗作用

第 3 節　抗膽鹼藥使用於老人

抗膽鹼藥品因為與其他藥品常見副作用相似（如嗜睡、視力模糊、散瞳、尿液滯留、口乾、便祕、意識混淆、認知改變），使得抗膽鹼藥所造成的副作用常會被忽略。老人常用藥品中具抗膽鹼作用與副作用的藥品如**表4-6**，常見抗膽鹼副作用如**表4-7**，不適當的老人抗膽鹼藥品用藥可能產生的影響與建議如**表4-8**。

表4-6　老人常用藥品中具抗膽鹼作用與副作用的藥品

抗膽鹼藥（anticholinergic drugs）	
止吐抗暈藥（antiemetics/anti-vertigo）	hyoscine, dimenhydrinate, trimethobenzamide, promethazine, prochlorperazine
抗巴金森氏症（antiparkinson）	benztropine, biperiden, procyclidine, trihexyphenidyl, ethopropazine
解（腸胃）痙攣藥（antipasmodics, gastrointestinal）	belladonna alkaloids, clidinium bromide, dicycloverine, hyoscyamine, methscopolamine bromide, propantheline
解（泌尿生殖器）痙攣藥（antipasmodics (gemitourinaryl)）	oxybutynin, flavaxate, dicyclomine
抗偏頭痛藥（anti-migraine drug）	belladonna alkaloids
氣管擴張劑（bronchodilators）	atropine solution, ipratropium
麻醉前用藥（pre-anaesthetics）	hyocine, atropine
散瞳劑（mydriatics/cycloplegics）	atropine solution, cyclopentolate, homatropine, tropicamide
具抗膽鹼副作用藥品（drugs with anticholinergic side-effect）	
抗心律不整藥（antiarrhythmics）	disopyramide, procainamide, quinidine
止瀉藥（antidiarrhoeals）	diphenoxylate/atropine, tincture of belladonna
抗組織胺（antihistamines）	diphenhydramine, chlorphenamine, clemastine, dexchlorpheniramine, hydroxine, mepyramine (pyrilamine), promethazine

（續）表4-6　老人常用藥品中具抗膽鹼作用與副作用的藥品

具抗膽鹼副作用藥品（drugs with anticholinergic side-effect）	
骨骼肌鬆弛劑（skeletal muscle relaxants）	cyclobenzaprine, orphenadrine, oxybutynin, methocarbamol
抗潰瘍用藥（anti-ulcer drug）	propantheline
抗憂鬱藥（antidepressants）	amitriptyline, imipramine, doxepin, trimipramine, nortripyline, protriptyline, amoxapine, maprotiline, clomipramine
抗精神病用藥（antipsychotics）	chlorpromazine, thrioridazine, clozapine, fluphenazine, prochlorperazine, thiothixene
其他（miscellaneous）	glutethimide, pethidine
草藥（herbal medicines）	henbane, deadly nightshade

表4-7　常見抗膽鹼副作用

輕微（mild）	中度（moderate）	嚴重（severe）
口乾（最常見）	口乾導致的說話障礙及食慾減低	咀嚼吞嚥困難、言語及味覺喪失、黏膜受損
輕微散瞳作用	視覺紊亂無法調節	易造成跌倒及意外發生
	頭昏眼花	使急性隅角閉鎖性青光眼（acute angle closure glaucoma）惡化
	食道炎	便祕
	降低胃分泌及排空速度（張力缺乏）	干擾藥品吸收
	蠕動減少、便祕	麻痺性腸阻塞
排尿困難	心率增加	尿滯留、泌尿道感染（尤其是有泌尿道感染病史的病人）
		傳導異常、上心室心搏過速的心律不整（SPVT）
		誘發心絞痛、心衰竭
排汗量減少		體溫調節失調導致體溫過高（熱休克）
嗜睡、疲倦	興奮、靜坐不能	顯著的靜坐不能、方向感喪失、焦慮不安
輕微健忘	混亂	幻覺、譫妄
注意力不集中	記憶力減退	運動失調、肌肉顫搐、反射亢進、癲癇、認知障礙惡化（失憶症病人）

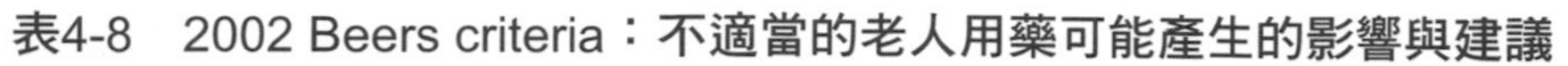
表4-8　2002 Beers criteria：不適當的老人用藥可能產生的影響與建議

		疾病／症狀	藥品	影響與建議	嚴重度
一		過敏	抗膽鹼／抗組織胺藥品 chlorpheniramine（Clor-Trimeton®） diphenhydramine（Benadryl®） hydroxyzine（Vistaril®與Atarax®） cyprohoptadinc（Periactin®） promethazine（Phenergan®） tripelennamine, dexchlorpheni-ramine（Polaramine®）	許多醫師處方／非醫師處方的抗組織胺同時具有強抗膽鹼活性。應優先選用不具抗膽鹼性質的抗組織胺藥。	高
			其中diphenhydramine（Benad-ryl®）	可能會造成鎮靜與精神混亂。不應作為安眠藥使用，當用於治療老人急性過敏反應時，應使用最小劑量較好。	高
二	(一)	泌尿系統疾病（如膀胱躁動症與攝護腺肥大）	肌肉鬆弛劑和抗痙攣劑 methocarbamol, chlorzoxazone, oxybutynin (Ditropan®) （不包括Ditropan XL®）	老人對於大部分的肌肉鬆弛劑和抗痙攣劑耐受性不佳，因為容易有抗膽鹼副作用（如鎮靜、尿滯留）。此外，在老人能耐受的劑量下，其療效仍被質疑。	高
	(二)	腸胃痙攣	肌肉鬆弛劑和抗痙攣劑 belladonna alkaloids (Donna-tal®), clidinium bromide, dicy-clomine (Bentyl®), hyoscyamine (Levsin®與Levsinex®), methscopolamine bromide, propantheline (Pro-Banthine®), clidinium-chlordiazepoxide (Librax®)	解痙攣藥由於有強抗膽鹼副作用及其療效仍被質疑，所以一般不建議用於老人（尤其不建議長期使用）。	高
	(三)	骨骼肌痙攣	肌肉鬆弛劑orphenadrine (Norflex®)	肌肉鬆弛劑中最易引起抗膽鹼及鎮靜副作用。	高
三		巴金森氏症及藥品引起的類巴金森氏症狀	benztropine、diphenhydramine (Benadryl®)、trihexyphenidyl (Artane®)或benzodiazepines	抗多巴胺與抗膽鹼所造成的副作用。	高

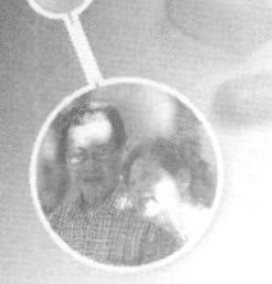

（續）表4-8　2002 Beers criteria：不適當的老人用藥可能產生的影響與建議

	疾病／症狀	藥品	影響與建議	嚴重度
四	憂鬱症	1.其中以含有amitriptyline成分的藥 eg. Amitriptyline (Elavil®), chlordiazepoxide-amitriptyline (Limbitrol®), perphenazine-amitriptyline (Triavil®) 2.doxepin (Sinequan®)	因為具有強抗膽鹼與鎮靜副作用，不建議作為老人抗憂鬱。	高
五	心律不整	含disopyramide成分的藥品（eg. Norpace®與Norpace CR®）	所有抗心律不整藥品中，以此成分最可能會產生減低心收縮力的副作用（negative inotropic effect），導致老年病人心臟衰竭。此外，此藥抗膽鹼副作用也較大，所以老年病人宜選用其他的抗心律不整藥品。	高

隨著年齡的老化，膽鹼生成的量明顯減少，導致膽鹼受體敏感度的增加與膽鹼神經元的破壞，藥品排出的速率減緩等因素，都使老人對抗膽鹼的副作用較敏感。此外，因為多重疾病與用藥的現象，使老人的治療與用藥需要格外的注意。

一、老人過敏

Beers criteria指出治療老人過敏反應，應優先選用不具抗膽鹼性質的抗組織胺藥品，如loratadine（Finska®）、cetirizine（Cerin®）、fexofenadine（Allegra®）及azelastine（Astelin®）。其中以易通過血腦障壁的抗組織胺diphenhydramine，最易造成鎮靜與精神混亂，不應作為安眠藥使用。當用於治療老人急性過敏反應時，應使用最小劑量較好。

二、痙攣性疾病

抗痙攣性藥品如methocarbamol、chlorzoxazone、oxybutynin等，被廣泛的運用在泌尿系統疾病（如膀胱躁動症與攝護腺肥大）、腸胃痙攣、骨骼肌痙攣等疾病中。

膀胱過動症，常運用口服抗膽鹼藥品，如propantheline、oxybutynin、flavoxate、tolterodine等，來阻斷膀胱逼尿肌上乙醯膽鹼接受器，減少逼尿肌的收縮張力而鬆弛，並增加膀胱容量減少排尿。其中以propantheline效果最好，但也最易造成老人精神紊亂，其他速效型抗膽鹼藥品則亦造成中度至重度口乾、鎮靜，使老人對於大部分的肌肉鬆弛劑和抗痙攣劑耐受性（tolerance）不佳。

此外，在老人能耐受的劑量下，其療效仍備受質疑。所以一般不建議用於老人（尤其不建議長期使用）。在Beers criteria的老人不適用藥中，oxybutynin被視為「任何診斷皆不適用」，卻忽略了抗膽鹼藥品在膀胱過動症的治療價值。尤其是Beers criteria只建議oxybutynin長效劑型用於老人，但根據研究，無法證實oxybutynin長效劑型比短效劑型對老人的療效與生活品質有顯著差異。此外，短效型因為作用快，可以用於預期會有尿失禁的場合，或可以考慮使用對M_3受體選擇性較高的藥品（如trospium），來減低傳統抗膽鹼藥品可能造成的副作用。

此外，必須注意骨骼肌痙攣常用藥中以orphenadrine（Norflex®）最易引起抗膽鹼及鎮靜副作用。

三、巴金森氏症及藥品引起的類巴金森氏症狀（錐體外症候群）

神經退化性疾病——巴金森氏症與藥品引起的錐體外症候群，所造成的肢體調節異常，一般以重建及恢復多巴胺神經活性，恢復basal ganglia的膽鹼與多巴胺神經調控機轉的平衡，以及研究中的glutamate拮抗劑為治療的方向。早期症狀可單純以抗膽鹼藥品控制，也可以併

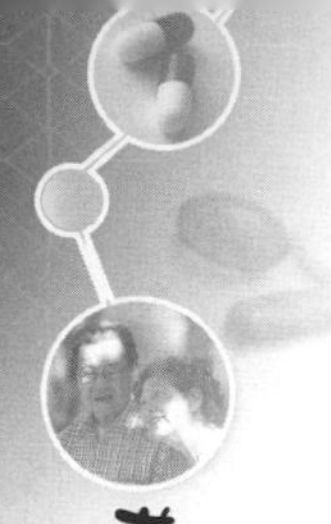

用levodopa或glutamate拮抗劑。

常使用的抗膽鹼藥品如benztropine、diphenhydramine（Benadryl®）、trihexyphenidyl（Artane®）來控制錐體外症候群，甚至可以協助鑑別診斷藥品（如典型抗精神病藥品）引起的錐體外症候群（**表4-9**）。如diphenhydramine（Benadryl®）以靜脈或肌肉注射25～50mg，必要時可將劑量提升至100mg/ dose，注射後數分鐘內即可顯著改善，可藉以排除誤認為精神病症狀的可能性。然而，使用抗膽鹼藥品可能會產生的副作用仍應列入治療的考量中。

四、憂鬱症

三環抗憂鬱劑（tricyclic antidepressants, TCAs）由於副作用的關係，已漸漸被選擇性血清素回收抑制劑（SSRI）取代。許多研究都指出老人應避免使用三環抗憂鬱劑，因為在一般治療濃度下其抗膽鹼副作用大，其中又以三級胺結構的三環抗憂鬱劑，如amitriptyline（Elavil®、Endep®）、imipramine（Tofranil®）、doxepin（Sinequan®）較易通過血腦屏蔽，較常產生中樞副作用。近一步的研究已證實，三級胺類中以amitriptyline較易代謝成羥基代謝物（hydroxy metabolites），所以最容易通過血腦屏蔽，產生的藥效與副作用也較其他藥品強。此外三環抗憂鬱劑中又以amitriptyline、doxepin抗組織胺受體（H_1）的作用最強，最容易造成鎮靜的副作用。

表4-9　藥品導致的錐體外症候群

靜坐困難（akathisia）	主觀感覺：不安定、躁動。 客觀感覺：踱步、坐時晃動。如果受限制或無法行動是痛苦的。
運動困難	反常不隨意的顫動影響臉與嘴區域、舌頭、手足，引起咀嚼與說話困難。

五、心律不整

抗心律不整藥品中，class 1a的disopyramide在老人體內排除速率較慢，半衰期也較長；也最可能會產生減低心收縮力的副作用（negative inotropic effect），以致老年病人心臟衰竭。此外，此藥抗膽鹼副作用也較大，所以disopyramide並不建議用於老年心律不整治療。

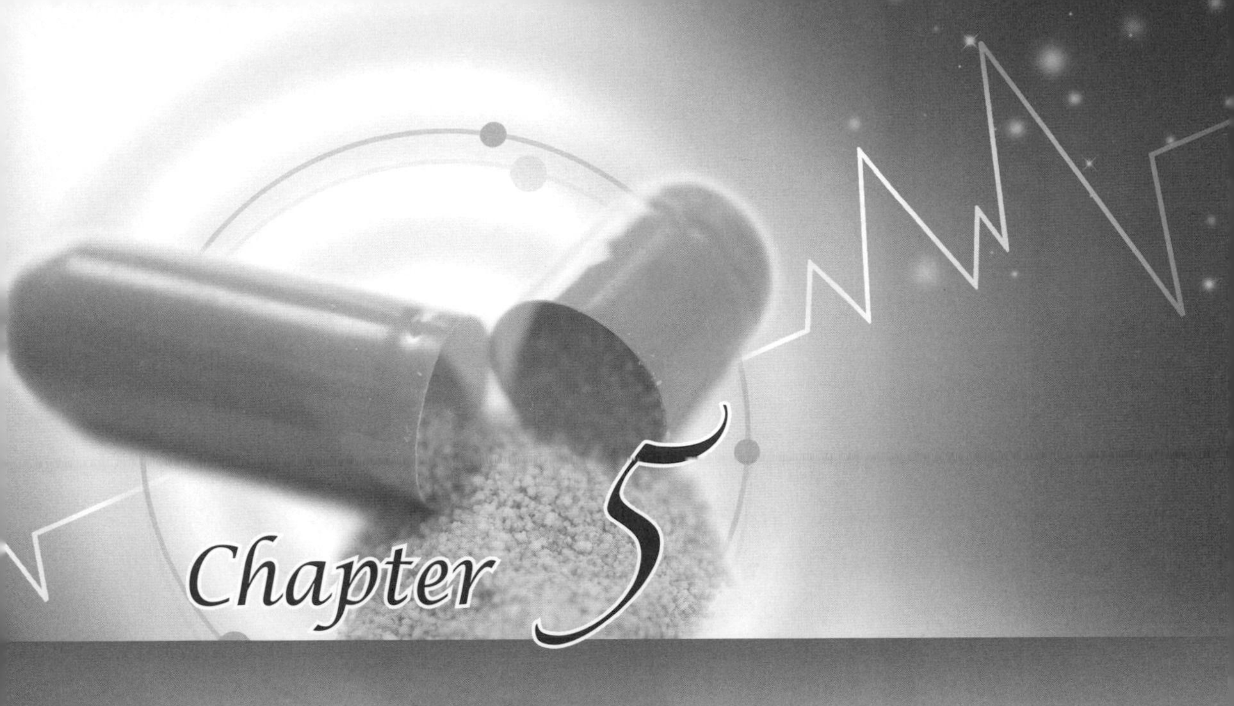

老人常見疾病與用藥原則(一)

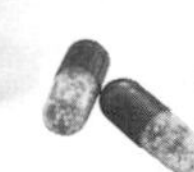

第 1 節　老人的心血管系統疾病用藥

一、高血壓及其用藥

(一)高血壓

高血壓（hypertension）為常見疾病，相關之血管疾病（含腦中風、心血管疾病、糖尿病及腎臟病等）為全球致死率及罹病率最高的疾病；血管疾病為可預防及治療的疾病，可惜目前全球高血壓的自知率、治療率及控制率至今皆不太理想。

血壓是血流衝擊血管壁引起的一種壓力，心臟收縮時，所測得血管壁所承受的壓力稱為收縮壓，心臟舒張時，所測得血管壁所承受的壓力稱為舒張壓。高血壓是血壓超過正常範圍，也就是收縮壓超過140mmHg，或舒張壓超過90mmHg。

正常血壓的範圍是收縮壓在130mmHg以下，舒張壓在85mmHg以下。收縮壓在130～139mmHg，舒張壓在85～89mmHg之間者稱為正常但偏高之血壓。高於90%的病患是原發性（本態性）高血壓，影響其血壓調控機轉的原因不明，可能與遺傳很有關係。

高血壓是國人常見的疾病之一，也是引發腦中風的主要因素，由於高血壓會促使血管病變，減少血流量，導致腦細胞缺氧，而有頭暈、頭痛等症狀產生，如果放任而不去管它，最後就可能造成中風及腦出血死亡。此外，高血壓也會使心臟必須用更大力把血液打到全身，造成心臟缺氧，引發心絞痛、心肌梗塞等，最後演變成心臟衰竭。至於腎臟也會因為缺血壞死，身體裡的代謝廢物無法排除體外，造成尿毒症。

單純由高血壓本身所導致的死亡率不高，但其所造成的腦中風、心臟病則是分居臺灣地區十大死因第二、三名，對於國人健康影響甚鉅，不可不注意。

根據流行病學研究，鈉的攝取量與高血壓罹患率成正比，也就是說鈉量攝取過多時，高血壓的罹患率相對地提高。而肥胖也是造成高血壓的因素之一，因此鈉量的限制及理想體重的維持是預防高血壓的重點。

美國National Health and Nutrition Examination Survey（NHANES）的報告中發現67%超過60歲的老人有高血壓的問題。目前在臺灣也約有65%的老人有高血壓相關之疾病狀況，而且長久以來高血壓和其他高血壓相關疾病狀況也名列臺灣十大死因其中之四大項，而高血壓最後導致失能而需長期照護之情況更是令人怵目驚心。

根據研究顯示，當年齡介於40～69歲，而血壓值介於115/75～185/115mmHg間，如果收縮壓每上升20mmHg或舒張壓每上升10mmHg，發生心血管疾病的機會就會增加兩倍，而致死性腦中風則超過兩倍。研究也發現，如果將血壓控制在130/85mmHg以下，則可使腦中風發生率降低35～40%，心肌梗塞發生率降低20～25%，心臟衰竭發生率降低50%以上。

高血壓可能形成的原因如**表5-1**所示。

(二)高血壓防治

儘量減少精神壓力，有充分睡眠，適當運動，限制菸酒，養成良好的生活習慣，對治療高血壓有一定的裨益。調整生活型態與降血壓的關係如**表5-2**所示。

治療高血壓的目的，是經由將患者的血壓持續性地維持在目標值

表5-1　高血壓可能形成的原因

疾病	藥品相關所引起	
慢性腎疾病 呼吸暫停性睡眠 腎血管疾病 親鉻細胞瘤 主動脈狹窄 甲狀腺或副甲狀腺疾病 Cushing's syndrome	不適當的藥品劑量	不適當的合併藥品治療
	NSAIDs 甘草、可嚼食之菸草類 cocaine, amphetamine, cyclosporin, tacrolimus	中藥或保健食品含麻黃、苦橙 sympathomimetics adrenal steroids erythropoietin

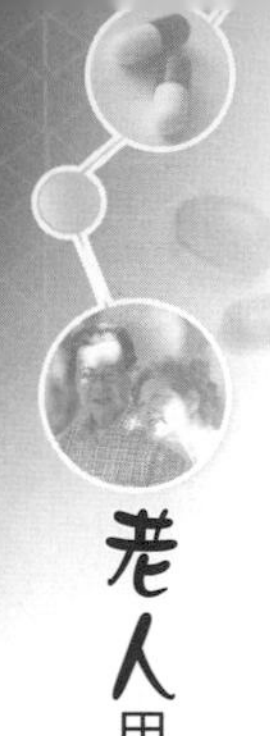

之內，以求降低患者日後心血管疾病及腎臟疾病的罹病率及死亡率。臨床上在評估治療的起始及療效方面，主要還是以觀察收縮壓的變化為主。高血壓分類如**表5-3**所示。

(三)抗高血壓的藥品

◆第一線降壓藥

利尿劑、腎上腺素性乙型（β-受體）阻斷劑、鈣離子拮抗劑、血管收縮素轉化酶抑制劑、血管收縮素受體阻斷劑。

表5-2　調整生活型態與降血壓的關係

生活型態改善	建議	收縮壓降低範圍
減重	維持正常體重（BMI 18.5～24.9 kg/m^2）	5～20mmHg/10kg
DASH*飲食計畫	飲食富含蔬果及低脂食品，減少高油脂及甜食的攝取	8～14mmHg
降低鈉攝取量	每天少於2.4g鈉或是6g食鹽	2～8mmHg
運動	每天至少三十分鐘的有氧運動	4～9mmHg
限制酒精攝取	男性每日小於2份，女性或體重較輕者小於1份酒精量 1份=30ml酒精約為720ml啤酒或90ml威士忌	2～4mmHg

*DASH (dietary approaches to stop hypertension)

表5-3　高血壓分類

血壓分類	收縮壓mmHg	舒張壓mmHg
理想血壓	<120	<80
正常血壓	<130	<85
正常偏高型血壓	130～139	85～89
高血壓		
第一期（輕度）	140～159	90～99
第二期（中度）	160～179	100～109
第三期（重度）	≧180	≧110
單獨收縮性高血壓（ISH）	≧140	<90

資料來源：WHO/ISH (1999)與JNC VI (1997)報告

◆第二線降壓藥

血管擴張劑、中樞交感神經抑制劑、鉀離子通道阻斷劑、選擇性腎上腺素性甲型。

輕度到中度高血壓以單一藥品來控制（一種利尿劑或β-受體阻斷劑）；若失敗，結合兩種（例如：利尿劑＋β-受體阻斷劑；利尿劑＋ACE抑制劑）；需要的話，可再加上第三種藥品，如α-受體阻斷劑、血管擴張劑。

各種不同高血壓併發症的建議使用藥品（**表5-4**），分述如下：

1.利尿劑：使周邊血管阻力降低。

2.中樞交感神經抑制劑：如methyldopa、clonidine。

3.腎上腺素性乙型阻斷劑：首先減少心輸出量而產生降血壓的效果。如果繼續服用，心輸出量會回復正常，但周邊血管阻力會降低而使血壓下降。如propranolol、timolol、pindolol。

4.血管收縮素轉化酶（angiotensin converting enzyme, ACE）抑制劑：血管收縮素轉化酶抑制劑（ACEIs）抑制血管收縮素轉化酶，使第一血管收縮素（angiotensin I）不能轉換成第二血管收縮素（angiotensin II），後者是很強的血管收縮物質，並且會刺激腎上腺皮質分泌aldosterone，引起鈉和水分滯留。此外ACEIs還能降低患者的周邊血管阻力、肺部血管阻力與前負

表5-4 各種不同高血壓併發症的建議使用藥品

併發症	建議使用藥品					
	利尿劑	乙型交感神經阻斷劑	ACE抑制劑	血管收縮素受體阻斷劑	鈣離子拮抗劑	醛類脂醇拮抗劑
心臟衰竭	*	*	*	*		*
心肌梗塞後		*	*			*
高冠心症風險	*	*	*		*	
糖尿病	*	*	*	*	*	
慢性腎臟疾病			*	*		
防止再次中風	*		*			

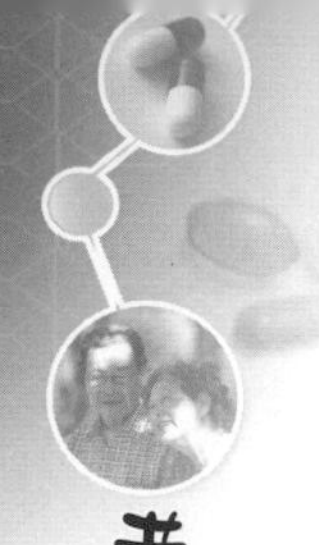

荷（preload），並改善心輸出量和運動耐受力。這類藥品有captopril、enalapril、lisinopril、benazepril。

5.血管收縮素受體阻斷劑：losartan並非抑制血管收縮素轉化酶，而是直接阻斷第二血管收縮素（angiotensin II）受體，抑制第二血管收縮素與其受體的結合，故有血管擴張降壓作用。另有candesartan、irbesarian、telmisartan。

6.鈣離子拮抗劑：鈣離子拮抗劑阻止鈣離子向細胞內移動而抑制了心肌與血管平滑肌的收縮，也抑制了心肌的自主性與傳導速度。臨床的作用有舒張冠狀動脈和周邊動脈及小動脈，減弱心肌收縮力及延緩房室竇傳導。鈣離子拮抗劑並不會改變血中鈣離子濃度。這類藥品有nifedipine、diltiazem、amlodipine。

7.血管擴張劑：直接作用在血管平滑肌上，使血管擴張，而降低血壓。但會造成心臟的反射性刺激，因而增加心收縮力、心跳速率及耗氧量。也會增加腎素的濃度，引起鈉水滯留。可藉著與β阻斷劑（平衡反射性心跳加速）及利尿劑（降低鈉滯留）之併用，來改善這些不良作用。如minoxidil、sodium nitroprusside、diazoxide、cinnarizine。

8.選擇性腎上腺素性甲型（α_1）阻斷劑：都可同時擴張動脈與靜脈，減輕心臟的前負載與後負載，增加心輸出與改善肺部充血。長期使用會產生對藥效的耐受性，如doxazosin、prazosin、terazosin。

(四)老年高血壓治療

老年高血壓的病患可以使用thiazide類的利尿劑來當作治療的起始藥品。

在糖尿病的病患使用thiazide利尿劑也是安全的。當使用thiazide類的藥品仍無法達到理想的血壓控制時，可以考慮加上ACEI/ARB類的藥品或dihydropyridine類的鈣離子阻斷劑來取代或直接加上原使用藥品。

至於β-blocker，目前證據顯示並不合適當作一開始的選擇藥品。

研究指出和利尿劑比起來，使用β-blocker當作60歲以上老人的第一線用藥，並沒有減少心臟方面的疾病和總死亡率，而且和其他的降壓藥品比起來可能有更高的中風危險，其中以atenolol的使用更要小心。因此除非在一些疾病，像是有心肌梗塞或是心臟衰竭病史，使用β-blocker有益處之外，不然可以考慮用其他藥品來當起始治療藥品。

使用藥品治療前有幾點必須注意：

1.老人因動脈硬化，故頸動脈竇之壓力感受器（baroreceptor）反應較差，所以老人常有姿態性低血壓症狀。根據統計有近20%的老人有姿態性低血壓，其中有孤立性收縮性高血壓的老人會發生姿態性低血壓的機會更高，加上有報告指出老人發生姿態性低血壓和四年死亡率的增加有關，因此使用藥品前必須小心謹慎評估這個問題。

2.老人常有多種疾病，身體代謝功能變慢且對藥品的不良反應較多，因此在開始使用藥品治療時，可考慮將藥品的起始劑量減為年輕人的一半，以降低藥品副作用的發生。

3.由於老人的壓力感受器和交感神經反應較緩慢，因此降低血壓的過程需減緩，以免缺血性的症狀發生，特別是腦部。

治療老人高血壓要因人而異，特別是他們常合併其他的慢性疾病，因此要根據不同病人的狀況選擇合適的高血壓藥品。如無特殊考量，可以使用具有安全性、保護性，而且更具成本效益的利尿劑當作起始治療藥品。使用降壓藥品時要小心減量，降壓速度不可太快，並要小心姿態性低血壓的症狀徵候產生。根據新版高血壓指引（JNC 7），血壓的控制目標可訂在<140/90mmHg，如果有糖尿病或腎臟病可考慮將血壓控制目標訂在<130/80mmHg。

高血壓治療失敗的常見原因如**表5-5**所示，抗高血壓藥品與其他藥品間之交互作用如**表5-6**所示。

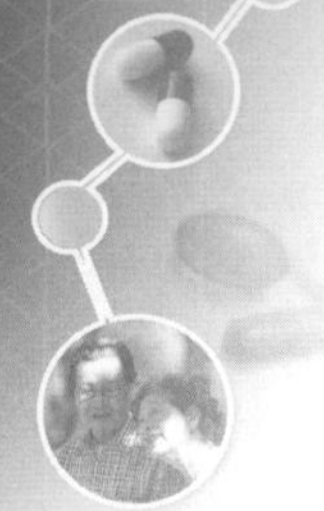

表5-5　高血壓治療失敗的常見原因

一、病人不依規定治療
二、與藥品有關的原因 1.劑量太低 2.不恰當地併用藥品（例如併用兩種同類藥品） 3.藥品本身的效用太短 4.因其他藥品的影響 (1)抗交感神經作用的藥品 (2)抗憂鬱的藥品 (3)腎上腺皮質類固醇 (4)非類固醇抗發炎藥品（NSAIDs） (5)鼻黏膜消腫藥品 (6)口服避孕藥 (7)其他：如古柯鹼、紅血球生成素、環孢靈素及可嚼的菸草等
三、續發性高血壓 1.腎臟功能不全 2.腎臟血管性高血壓 3.嗜鉻細胞瘤 4.原發性醛類脂醇症
四、體液過量 1.使用的利尿劑不夠 2.鈉鹽攝取過量 3.因血壓降低造成體液留滯 4.進行中的腎臟損害
五、其他相關的狀況 1.過於肥胖 2.每一天飲酒超過30cc.酒精含量

二、心衰竭及其用藥

(一)充血性心衰竭

充血性心衰竭（congestive heart failure, CHF）是一種病理生理狀態，因為心臟幫浦搏出血液的速度無法達到身體進行代謝的需求量，導致病患容易疲倦、呼吸短促、漸漸活動力受限。

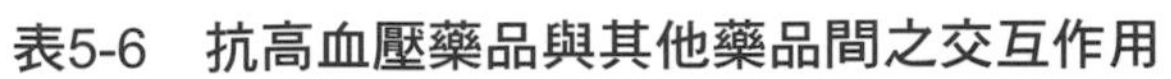

表5-6　抗高血壓藥品與其他藥品間之交互作用

藥品種類	可能減低降壓效果的情況	可能增加降壓效果的情況	對其他藥品之影響
利尿劑	1.cholestyramine與colestipol會減低利尿劑的吸收 2.NSAIDs（包括Aspirin®及其他）可拮抗其利尿效果	對腎功能不全之病人將thiazides類利尿劑與furosemide合併使用，可產生很強的利尿效果	1.aldosterone拮抗劑類的利尿劑可增加近端腎小管對鉀鹽之再吸收，而增高血中鉀鹽濃度 2.利尿劑可能使得糖尿病與高血脂症更不易控制
乙型交感神經阻斷劑	1.NSAIDs會減低β-阻斷劑的效果 2.rifampin、phenobarbital及吸菸會提升肝臟中酵素的作用，進而降低經肝臟代謝之藥品濃度	1.cimetidine因可抑制肝臟酵素的作用而使得經肝臟代謝之乙型交感神經阻斷劑濃度升高 2.quinidine可能增加發生低血壓之危險性	1.若diltiazem或verapamil與乙型交感神經阻斷劑合併使用，對衰竭之心肌產生不利的影響 2.使用乙型交感神經阻斷劑與reserpine可能造成明顯的心搏徐緩與昏厥 3.對糖尿病病人則可能加重發生低血糖的危險性，並可能發生反彈性高血壓 4.使脂肪代謝異常更不易控制 5.乙型交感神經阻斷劑會減少肝廓清率，因此會增加經肝臟代謝之藥品濃度，例如theophylline、lidocaine及chlorpromazine等 6.與市面上一些感冒（含有phenylpropanolamine、ephedrine、pseudoephed-rine）及epine-phrine併用會使血壓上升（因α receptor之作用）
α-阻斷劑		與其他抗高血壓藥品（特別是利尿劑）合用會加重姿態性低血壓之危險	
ACE抑制劑	1.NSAIDs（包括Aspirin®及其他）會減低其降壓效果 2.制酸劑會減低ACE抑制劑之生物可利用率	利尿劑會加重ACE抑制劑發生低血壓之危險（體液不足）	1.與留鉀利尿劑、鉀鹽製劑或NSAIDs併用會造成高血鉀症 2.會增加血中鉀離子濃度

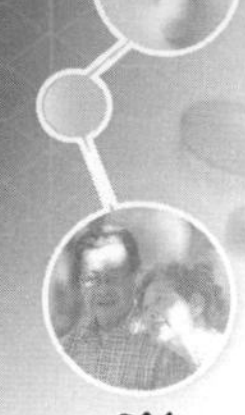

（續）表5-6　抗高血壓藥品與其他藥品間之交互作用

藥品種類	可能減低降壓效果的情況	可能增加降壓效果的情況	對其他藥品之影響
血管張力素受體阻斷劑	NSAIDs（包括Aspirin®及其他）會減低其降壓效果	利尿劑會加重其發生低血壓之危險（體液不足）	1.與留鉀利尿劑、鉀鹽製劑或NSAIDs併用會造成高血鉀症 2.會增加血中鉀離子濃度
鈣離子通道阻斷劑	下列這些組合中，藥品之血漿濃度與降壓效果均會降低：rifampin與verapamil，carbamazepine與diltiazem與verapamil，phenobarbital或phenytoin與verapamil	cimetidine會抑制肝臟代謝作用可提升所有鈣離子通道阻斷劑的效果	1.verapamil會增加digoxin及carbamazepine之血中濃度與毒性，diltiazem可能也會 2.verapamil會增加血中prazosin及theophylline濃度 3.cyclosporine在用鈣離子通道阻斷劑時宜減量
交感抑制劑	1.關於guanethidine與ephedrine及amphetamine可以取代其在神經末梢儲存泡內的作用；三環抗憂鬱藥品會抑制其進入儲存泡內。古柯鹼會抑制神經末梢對其主動運輸作用，因此這些都可能降低這兩類藥品的降壓效果 2.如果同時使用phenothiazine或擬交感作用藥品，則可能造成高血壓 3.monoamine oxidaseinhibitors（MAO抑制劑）；會使得因食用含有tyramine的食物而分解出來的norepinephrine無法代謝，造成高血壓，若與reserpine和guanethidine合用也會造成高血壓 4.三環抗憂鬱藥品可能會降低clonidine及guanabenz的效果		1.乙型交感神經阻斷劑會加重clonidine之戒斷（停藥）症狀 2.methyldopa會增加血中鉀離子濃度

要改善充血性心衰竭病患的臨床症狀，必須提高心輸出量或是減輕心臟工作的負擔。對於CHF病患應建議其臥床休息，儘量不做超過體能負荷的活動，平時可使用彈性襪，幫助下肢血液回流，減輕水腫症狀。因CHF會引起體內代償性的鈉、水滯留，所以必須限制病人飲食中對鈉的攝取，避免食用含鹽分過多的食物，烹調時減低食鹽用量。

充血性心臟衰竭是一種常見而且成為公眾健康之重要問題。隨著年齡之老化和治療急性心肌梗塞技術的進步，心臟衰竭之發生率愈來愈增加。心臟衰竭的預後很差，五年的死亡率有50%。對於充血性心臟病治療之兩大目標為：症狀之改善和延長壽命，但大多治療只能達成其中之一個目標。

(二)強心劑

強心劑的分類如下：

◆毛地黃強心劑

強心配糖體（digitalis glycosides）主要由毛地黃、海蔥、夾竹桃、毒毛旋花或蟾蜍等抽取，紫花毛地黃之葉經乾燥研磨成粉末，至今仍在使用。

毛地黃類強心配糖體，如digoxin（長葉毛地黃苷）、digitoxin（毛地黃毒苷）都是臨床常用的藥品，臨床用於心房顫動、心房撲動與陣發性上心室心搏過速等心律不整的問題。

digoxin副作用的發生十分常見，因為治療血中濃度狹窄，中毒反應也時常發生。使用本類藥品的病患本身心臟功能即有問題，也可能同時服用利尿劑而有低血鉀，所以一般發生的副作用中，最重要的是心臟方面的毒性，過量的digoxin會引起與其使用適應症相似的心律不整，使得中毒與疾病的變化難以分辨。digoxin與藥品交互作用如**表5-7**。

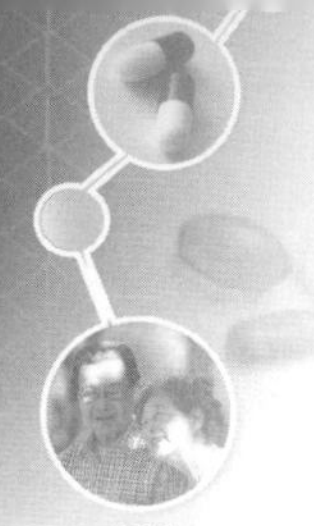

表5-7　digoxin與藥品交互作用

藥品	交互作用
quinidine	與digoxin競爭結合位置，並降低其腎清除率，提高digoxin濃度
quinine, verapamil, propafenone, diltiazem, amiodarone, nifedipine, spironolactone, amiloride, triamterene	降低digoxin腎臟或非腎臟的清除率，都會使digoxin血中濃度提高
diuretics, amphotericin B	發生低血鉀，增加digoxin毒性
β-agonists, succinylcholine	提高發生心律不整的機會
antibiotics	殺死腸道菌叢，減少digoxin在腸道代謝，增加生體可用率
phenylbutazone, phenobarbital, phenytoin, rifampin	誘導肝臟代謝酵素增加，促進digoxin代謝

◆腎上腺素性作用劑

主要的用藥為dopamine與dobutamine。

◆磷酸二酯酶抑制劑

本類藥品如amrinone、milrinone與enoximone等，多半短期使用在對於digitalis、diuretic或vasodilator無效的病患。其作用機轉與前幾類都不相同，amrinone使用後可增加心肌收縮力，減少全身血管阻力，造成心跳少許增快，血壓上升也不明顯，且與digoxin併用有加成效果。milrinone的作用與amrinone相似，但藥效較強，副作用較少。

三、心律不整及其用藥

(一)心律不整

正常人心跳的律動，是由右心房的竇房結（SA node）來負責節律，傳導經由房室結（AV node）、希氏束（His bundle），把電刺激經由心房傳到心室，最後引發心臟肌肉一致性收縮，以維持正常的血壓，供給身體所需之血液。當心臟電氣傳導系統出現問題，會引起各種不正常或不規則的心跳出現，而引起心悸、心律不整等問題。

心律不整可分為快速心律、慢性心律及不規則早期收縮三大類。心律不整的症狀，病人可以是全無症狀，或是感覺心悸、心跳加快，或是感覺不規則的心跳、心悸。正常人是不應感覺心臟之跳動，心臟跳動之感覺，稱為心悸；嚴重之心律不整時，可引發病人休克、暈厥昏倒，甚至猝死。心律不整的診斷，最簡單例行檢查即是心電圖檢查。

心律不整病患的心電圖與正常人不同，觀察P、Q、R、S、T波的變化可以區分不同的心律不整症狀，一般心律不整的心電圖有P-R波段延長、QRS波變寬及Q-T波段延長的現象。

心律不整的症狀：心悸、胸悶、胸痛、呼吸短促、頭暈，嚴重時全身無力、倦怠、心臟衰竭、呼吸困難、低血壓、昏厥、意識改變。

心房顫動是老人相當重要之心律不整，依統計年齡60歲以上，每增長10歲，心房顫動的發生就增加一倍，美國人口中65歲以上，約有兩百萬人有這種心律不整，老人可以因心房顫動表現出心絞痛、心衰竭、前暈厥（presyncope），甚至因產生血栓引發中風。Framingham Heart Study針對心房顫動產生中風或死亡，提出五項相關的危險因子包括：年紀、性別、血壓、糖尿病、之前是否有中風，每個項目以計分方式，來預估五年內因心房顫動產生中風或死亡之風險。

大多數老人有心房顫動常合併有心臟血管疾病，高血壓和冠心病是最常見之相關疾病，其他相關疾病包括二尖瓣膜疾病、心肌病變及心房中隔缺損。

另外，非心因性疾病（noncardiac disorder）而和老人之心房顫動有關的，包括肺部疾病、酗酒（alcoholism）、甲狀腺機能亢進（hyperthyroidism）或手術後。

隨年紀增加，竇房結的心節律細胞數目減少，取而代之是纖維及脂肪組織，但休息狀態下之心跳不隨著年紀增加而減少，且年紀增加對運動及壓力的反應較遲鈍，主要是因交感神經及副交感神經活性降低，所以一天內之心跳變異性就不如年紀輕來得明顯，目前的認定若

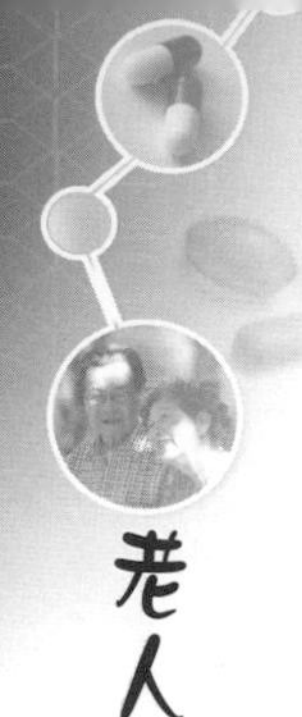

竇性心跳每分鐘小於四十下或心跳停止超過三秒鐘就應該考慮為竇房結疾病。老人的房室傳導問題，隨著年紀增加，第一度房室傳導阻斷隨之增加，但一般第一度房室傳導阻斷對於健康老人不影響其預後及發生心臟疾病。

(二)抗心律不整藥品

一般而言，抗心律不整藥品（antiarrhythmic agents）本身也可能誘發新的心律不整，因此依照抗心律不整藥品之類型，及病患合併之心臟病，選擇最適當之抗心律不整藥品，同時考慮藥品之副作用。

抗心律不整藥品主要有如下四大類：

1.鈉離子通道阻斷劑：lidocaine（Xylocaine®）抑制鈉離子流入心臟組織而降低作用電位（action potential）升高速度。同時也會降低蒲金氏纖維（Purkinje fibers）的有效不反應期，在治療濃度下會降低心肌自發性，而心肌興奮性與細胞膜反應稍降低或不改變。lidocaine提高心室纖維顫動的閥值，對自主神經的作用極微。用於急性心室性心律不整與致命性心律不整，特別是急性心肌梗塞引起的心室性心律不整。procainamide抑制心肌興奮並減慢心房、心室的傳導速率。除非有心肌損傷，否則一般不會影響心臟收縮力與心輸出量。其他如disopyramide、flecainide、mexiletine、quinidine、tocainide、porpafenone。

2.延長動作電位期及不反應期之藥品：amiodarone延長心房及心室動作電位間期；降低竇房結速率及房室傳導；延長心房、房室結及心室的不反應期。

3.腎上腺素性乙型交感神經抑制劑：如propranolol、atenolol、acebutolol、metoprolol、esmolol。

4.鈣離子拮抗劑：如verapamil。

四、高血脂及其用藥

(一)高血脂

高血脂（hyperlipidemia）與冠狀動脈心臟疾病及血管粥狀硬化（atherosclerosis）之形成有密切關係。血脂中脂質之成分主要為三酸甘油脂（triglyceride, TG）及膽固醇（cholesterol），而血脂之來源可經由內生性及外生性途徑。

控制體內血脂過高之方法，首先可從飲食方面來著手，攝取低油脂及低膽固醇食物。另一方面可用藥品來抑制血脂之合成和促進血脂之代謝作用，以加速油脂及膽固醇排出體外。美國心臟學會建議的四項飲食指標如**表5-8**所示，代謝性症候群危險因子與評估標準如**表5-9**所示。

(二)抗高血脂藥品

脂蛋白依組成及密度之不同可分為乳糜微粒（chylomicron）、VLDL、LDL、HDL四類。所以降血脂藥品之目標是：減少油脂及膽固醇之製造、加速油脂及膽固醇之排除、加速血中脂蛋白之分解、抑制脂蛋白之合成。

降血脂藥品主要可分為四大類：(1)膽固醇排除促進劑；(2)膽固醇生成抑制劑；(3)低密度脂蛋白降低劑；(4)其他降血脂藥品。

表5-8　美國心臟學會建議的四項飲食指標

整體健康飲食型態	飲食多樣化，著重攝取水果、蔬菜、豆類、穀類、低脂或脫脂奶類、魚類、家禽、瘦肉
健康體重	飲食攝取與熱量消耗達到平衡、必要時減去多餘體重
控制血脂質	1.限制高飽和脂肪和高膽固醇的食物 2.利用蔬菜、魚類、豆類、堅果的不飽和脂肪替代飽和脂肪
達到或維持正常血壓	1.限制鈉鹽和酒精 2.維持理想體重；增加蔬菜、水果、低脂或脫脂奶類攝取

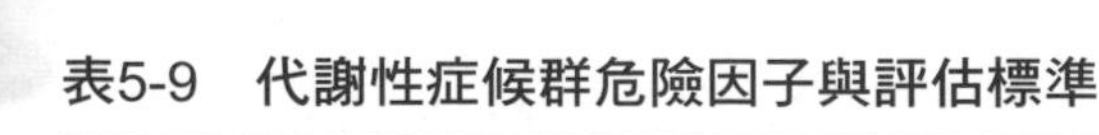

表5-9　代謝性症候群危險因子與評估標準

危險因子	評估標準
腹圍肥胖＊	男性＞102cm 女性＞88cm
三酸甘油脂	≧150mg/dl
高密度脂蛋白	男性＜40mg/dl 女性＜50mg/dl
血壓	≧130/≧85mmHg
空腹血糖	≧110mg/dl

＊代謝性症候群和一般所指的胰島素阻抗性代謝疾病有密切相關性，尤其是過多的體脂肪，特別是中央型肥胖及少運動的生活型態，是造成胰島素阻抗性發生的主因。

◆膽固醇排除促進劑

膽汁中的膽酸可促進油脂食物及膽固醇的吸收，如口服難吸收的樹脂類藥品，會與膽酸結合而排出體外，藉此抑制食物膽固醇及脂肪的吸收，同時加速體內膽固醇分解為膽酸而排除，結果血中膽固醇及低密度脂蛋白可因而降低，有造成降血脂的藥效。

這類藥品有colestipol，與cholestyramine相似為高分子聚合體，具有陽離子交換樹脂作用。cholestyramine為陰離子交換樹脂，能與膽酸結合而增加膽酸的排泄，所以可降低體內膽固醇之濃度，並且代償性地增加LDL受體之數目。

◆膽固醇生成抑制劑

體內膽固醇之形成於肝臟，靠HMG CoA還原酶的催化而成。如能抑制HMG CoA還原酶時，則降低膽固醇的生成。

這類藥品有lovastatin，由天然真菌分離之降血脂成分，於體內代謝而具HMG CoA還原酶抑制的效能。其他如pravastatin、simvastatin、fluvastatin、atorvastatin、rosuvastatin。

◆低密度脂蛋白降低劑

這類藥品有gemfibrozil，為clofibrate類似物。dextrothyroxine為

甲狀腺激素，由於促進肝中膽固醇的分解成為膽酸，故有降低血中膽固醇及低密度脂蛋白之效。probucol可增加周邊組織apoprotein E（ApoE）之合成，以促進膽固醇和LDL從周邊移向肝臟，而增加膽固醇在肝臟之代謝及排泄。clofibrate為fibric acid衍生物，增強組織脂蛋白脂解酶（lipoprotein lipase）之活性，促進乳糜微粒及VLDL中的三酸甘油脂之水解，降低肝臟合成VLDL。亦增加HDL之合成及LDL受體之活性。nicotinic acid菸鹼酸，能抑制VLDL之釋放，另藉由刺激周邊組織之lipoprotein lipase，而產生脂肪分解作用，降低血中及肝臟脂肪酸之濃度。亦可降低HDL之代謝作用，增加血中HDL的濃度。其他如alufibrate、fenofibrate、bezafibrate、niceritrol。

◆其他降血脂藥品

這類藥品有sitosterol（β-sitosterol；麥胚脂醇），取自麥胚，為植物性之類固醇，可抑制腸道對膽固醇之吸收。orlistat（Xenical®）為腸胃道之脂肪酶（lipase）抑制劑，可阻止脂質的消化分解而減少食物中油脂的吸收。最近上市的新藥作為減肥劑。

五、冠狀動脈疾病及其用藥

(一)心絞痛

心絞痛（angina pectoria）是因心肌缺血或缺氧所引起之前胸陣發性疼痛，因而得名，常發生於冠狀動脈硬化狹窄之病人，故又稱狹心症。

冠狀血管擴張能有效的解除心絞痛，所以抗心絞痛藥又稱冠狀血管擴張藥（coronary vasodilators）。主要是因為供給心肌的血管冠狀動脈發生了粥狀硬化的現象，也就是脂肪附著在血管壁上，使得管腔變小，以至於血流不足以供給心肌所需，最後導致心肌缺氧的現象。

心絞痛的症狀是一開始會呈現胸口絞痛及灼熱感，且持續擴散至口、頸、手臂。少部分呈現胃部不適、嘔吐、盜汗、呼吸困難，甚至

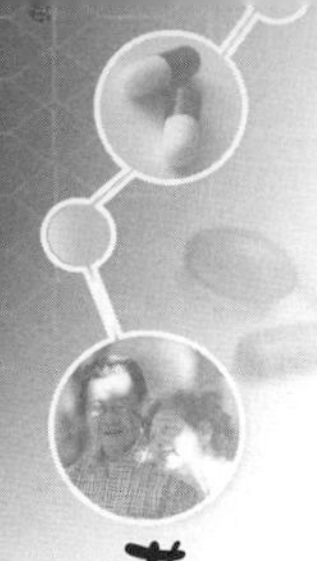

感到頭昏眼花。

(二)治療心絞痛的藥品

治療心絞痛的藥品有以下三類：

◆腎上腺素性乙型阻斷劑

腎上腺素性乙型阻斷劑和鈣離子通道阻斷劑併用時，可能會使腎上腺素性乙型阻斷劑的副作用出現的機率增加。腎上腺素性乙型阻斷劑可能會使血糖值下降，並且掩蓋住一些低血糖時的症狀，因此，要留意病人是否是糖尿病患者且正在服用降血糖藥品。

這類藥品有propranolol阻斷β_1受體可降低心肌收縮力及速率，減少心臟工作量及耗氧量，常與硝酸鹽類併用，抗心絞痛效果良好且可減少硝酸鹽的副作用，如抑制NTG造成之反射性心跳過速。有氣喘、眼內壓增加、糖尿病患者則用選擇性β_1受體阻斷劑atenolol、metoprolol，或具ISA之β受體阻斷劑pindolol。

◆鈣離子拮抗劑

這類藥品有nifedipine、nicardipine、felodipine、amlodipine。

◆硝酸鹽類

長效的硝酸鹽類（long-acting nitrates），可以在每天使用時，以預防和治療心絞痛。目前，長效的硝酸鹽類有錠劑、經由皮膚吸收的貼片，或藥膏等劑型。其他的nitrates類藥品，被稱為速效的硝酸鹽類（fast-acting nitrates）的，可以用來舒解急性心絞痛發作時所致的疼痛。目前，速效的硝酸鹽類有舌下錠劑或噴霧劑等劑型。

這類藥品有nitroglycerin（glyceryl trinitrate, NTG；三硝基甘油）、amyl nitrite、isosorbide dinitrate。

硝酸鹽類鬆弛血管平滑肌，如冠狀血管及周邊血管（包含動脈及靜脈），與下列因素有關：

1.擴張冠狀動脈血管，血流增加，使血液分布至缺血區域的心

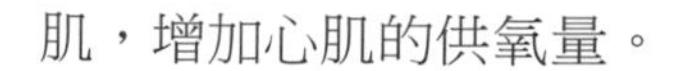

肌，增加心肌的供氧量。

2.周邊血管擴張，減少靜脈回流到心臟的血量，舒緩心室舒張容積及壓力，減輕心臟前負荷。

3.擴張小動脈，使全身血壓降底，減少心臟收縮時的阻力，故降低心臟後負荷。

心絞痛與心肌梗塞的比較如**表5-10**所示。

表5-10　心絞痛與心肌梗塞的比較

	穩定型心絞痛	不穩定型心絞痛	心肌梗塞
痛的位置	胸骨下方或左前胸廓	如穩定型（但痛的程度增加）	胸廓中心劍突下、上腹部
痛的傳導	左上臂、頸、下巴以下、腹部以上	相同	相同
痛的性質	痛的感覺因人而不同，如鈍、悶、燒灼、窒息、針刺、刀割	鈍或重擊感，合併壓迫或擠壓感	如不穩定型，但更嚴重
痛的時間	小於二十分鐘	小於二十分鐘（比穩定型長）	二十分鐘以上
其他症狀	通常無	呼吸困難、心律不整	蒼白、冒冷汗、嘔吐、噁心、呼吸困難、心律不整
加重因素	從事費力活動（如運動、大餐後）、疲勞、情緒壓力、冷天	休息狀態亦可發生	通常無
緩解因素	休息或舌下含片	舌下含片不易止痛	舌下含片無效

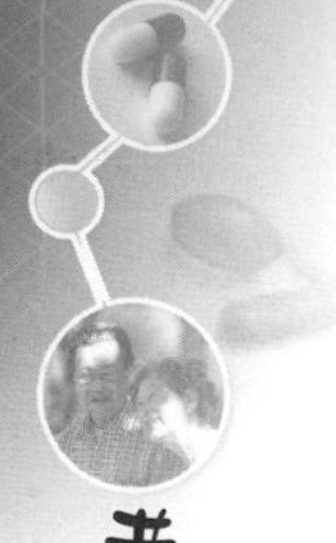

第2節　老人的呼吸系統疾病用藥

一、氣喘及其用藥

(一)氣喘

氣喘（asthma）是常見的呼吸道疾病之一，其症狀包括呼吸道平滑肌收縮、腺體黏液分泌過量、發炎反應等。形成氣喘病因可包含基因異常、過敏原暴露、吸菸、感染和空氣汙染等。

氣喘屬於第一型即發性過敏疾病（anaphylaxis），病人血清中IgE抗體結合到肥大細胞（mast cell）或嗜鹼性細胞（basophil）的細胞膜上，若再度受到過敏原感染時，外來抗原（過敏原）與IgE結合引起免疫反應，且鈣離子湧入（Ca^{2+} influx）肥大細胞內而促使其釋放媒介物（mediators）而引起氣喘症狀。

引起氣喘的媒介物包括組織胺（histamine）、無防禦性休克反應之慢速反應性物質（slow reacting substance of anaphylaxis, SRS-A；即白三烯素；leucotrienes，尤其指LTC_4、LTD_4）、血小板凝集因子（platelet-aggregation factor, PAF）及慢動素（bradykinin）、前列腺素（prostaglandins）和神經激胺（serotonin; 5-HT）等。這些媒介物作用於支氣管平滑肌，造成支氣管收縮、痙攣、支氣管黏膜浮腫、血管及淋巴的腫大、濃稠液的封塞等。

(二)抗氣喘藥

臨床上治療氣喘的方法主要是抑制媒介物釋放和促進支氣管擴張。

1. 媒介物釋放阻斷劑：cromolyn sodium防止肥大細胞（mast cells）因抗原抗體相互作用所引起的Ca^{2+} influx，進一步抑制histamine和leukotrienes釋放。ketotifen為組織胺釋出的抑制劑。

2.甲基黃呤類：包括theophylline及其鹽類與衍生物，能鬆弛支氣管和肺血管的平滑肌、刺激中樞神經、引起利尿作用、增加胃酸分泌及抑制子宮收縮，對心臟收縮力與心跳速度亦有些微增強作用。theophylline（茶鹼）抑制磷酸二酯酶（phosphodiesterase, PDE）的活性，而提高細胞內cAMP的量，進而使支氣管擴張。theophylline 也有呼吸刺激作用。

3.擬交感神經作用劑：主要功能是舒張呼吸道平滑、增強呼吸道纖毛清潔運動以促進黏液排除，且可抑制肥大細胞收縮物質的釋放。擬交感神經作用劑主要包括腎上腺素（epinephrine）、麻黃素（ephedrine）、isoproterenol和β_2-selective agonists（metaproterenol, albuterol）。

4.蕈毒鹼拮抗劑：競爭性抑制蕈毒鹼受體（muscarinic receptor），臨床使用於支氣管擴張劑，治療氣喘，如ipratropium bromide、tiotropium bromide。

5.類固醇：皮質類固醇是作用最強的抗氣喘病藥品。也是最後一線用藥，對於支氣管擴張反應不佳的慢性呼吸道阻塞症患者有療效，如beclomethasone、triamcinolone、prednisolone，抑制PLA_2的活性，而阻斷PGs、LTs的合成。臨床使用於治療氣喘及抗發炎藥。

6.其他：fenspiride支氣管擴張及抗炎作用。zafirlukast、montelukast屬白三烯素拮抗劑。

二、慢性阻塞性肺炎及其用藥

(一)慢性阻塞性肺炎

依世界衛生組織之估算，2000年全球死於慢性阻塞性肺病（chronic obstructive pulmonary disease, COPD）之人數，約為274萬人；在1990年分析全球人類主要疾病中，COPD占主要疾病的第十二

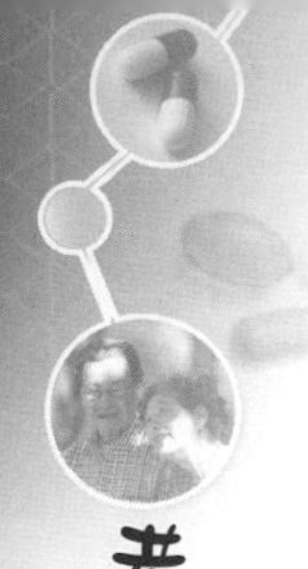

位，但是到達2020年時，預估COPD將會提升為全球第五位的疾病，其成長之快速，十分值得警惕。

我國慢阻肺病死亡率的增加速度，從1981～2002年的二十一年間，COPD的死亡率，由每十萬人口7.12人增加到15.49人，增加率為2.17倍，平均每年增加的百分率為10.36%。

傳統的慢性阻塞性肺疾病定義，涵蓋肺氣腫和慢性支氣管炎兩種疾病。由於這兩種病況都是以阻塞性通氣障礙為主要表現，經常合併存在，臨床病程也有共通性。氣喘和慢性阻塞性肺病之區別如**表5-11**所示。

表5-11　氣喘和慢性阻塞性肺病之區別

特徵		氣喘	慢性阻塞性肺病
病史	短暫的哮鳴	常見	少見，惡化時可能發生
	夜間呼吸困難或咳嗽	常見	不常見
	咳嗽伴隨痰液	占40%以上，常發生在抽菸者	慢性支氣管炎的特徵
	其他過敏症狀（鼻炎、結膜炎）	經常	不常見
	抽菸史	較少	絕大部分
	過去氣喘史	常見	不常見
	家族過敏史	經常	較少
理學檢查	哮鳴	常見	常發生在用力吐氣或咳嗽時
實驗室檢查	肺功能	與慢性阻塞性肺病相似	與氣喘相似
	胸部X光	通常正常，可能會過度膨脹	血管分布↓（肺氣腫）標記↑（慢性支氣管）
	嗜伊紅性白血球	常見	少見
	皮膚測試陽性	常見	少見
	血清IgE總量	通常上升	較少上升
對治療的反應	FEV_1對支氣管擴張劑的反應	FEV_1上升伴隨症狀緩解	FEV_1幾乎沒變化，症狀緩解度差

(二)慢性阻塞性肺病治療藥品

◆支氣管擴張劑

主要的治療藥品，包括乙二型交感神經刺激劑β_2-stimulants（如salbutamol、berotec），副交感神經拮抗劑（如atrovent）和茶鹼類（如aminophylline、phyllocontine、theolan、uniphylline）等。此類藥品有各種口服、皮下注射、靜脈注射，以及吸入型的劑型。最常推薦給藥方式是吸入劑型，因為對局部呼吸道有最直接的作用，而且對全身性作用的影響最小。

支氣管擴張劑的吸入劑使用方法務必要正確，才能達到最佳的效果。這些藥品之分類如下：

1.短效的支氣管擴張劑：此類藥品可以單獨或是合併治療使用，它們獨特的優點是快速的達到作用時間，改善肺部功能與疾病症狀。合併使用短效的乙二型交感神經刺激劑及副交感神經拮抗劑可以達到更好的支氣管擴張作用，並改善肺功能的效果。

2.長效支氣管擴張劑：長效支氣管擴張劑可以改善症狀，增加運動肺活量，以及呼吸困難的感覺。不論是長效的乙二型交感神經刺激劑或是副交感拮抗劑，對嚴重度較高的病患有更好的選擇，而推薦使用長效副交感拮抗劑的主要原因為一天使用一次，比一天使用兩次的長效乙二型交感刺激劑，病人較可接受。

◆theophyllines

theophyllines經口服後，對一些穩定型的病人能產生支氣管擴張作用的效益。雖然它的藥理機轉仍存有爭議，但氣管擴張的作用無庸置疑。臨床研究分析裡證實此類藥品與安慰劑相較之下，可以改善FEV_1和FVC。亦有研究指出可以降低呼吸困難，增加空氣轉換，肺功能及呼吸肌肉功能。在劑型的應用上，長效緩釋劑型可選用於晚上服用，來降低夜間發生的呼吸功能減退及白天呼吸不良等症狀。

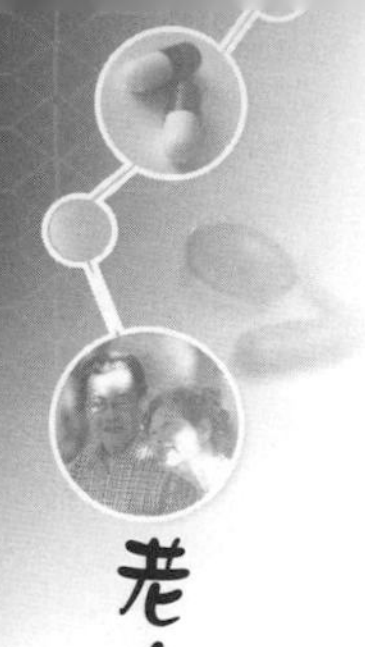

theophylline由肝臟代謝，因此任何對肝功能的影響，都可能會改變theophylline的血中濃度。另外，有很多藥品會跟theophylline產生藥品相互作用，需要特別注意，一般COPD病人建議治療的血中濃度是8～12mcg/ml。

◆類固醇類（corticosteroids）

1.吸入型類固醇類：吸入型類固醇已證實對治療是有好處的，相較於口服使用可以大大的減少副作用的產生，因此吸入型類固醇通常建議提早加入療程於有發炎的症狀，或是有氣喘性產生的COPD。

2.類固醇類合併支氣管擴張劑：對穩定型COPD患者合併類固醇治療的方式為一個長效的支氣管擴張劑，加上一個吸入型的類固醇藥品，經研究數據指出，長效的乙二型交感刺激劑合併吸入型的類固醇比起安慰劑、單獨使用乙二型交感刺激劑或吸入型類固醇，更可以促進成效。

◆祛痰劑（mucoactive agents）

產生黏稠的、黏固性強的分泌物，可能是COPD病人主要的問題，但祛痰劑不建議規律用於穩定型病人的持續照護，口服祛痰劑（如guaifenesin、iodides）僅提供些微的好處。acetylcysteine可用於化解慢性支氣管炎的分泌物，但並沒有助於氣道減少痰量且顯著的誘導支氣管收縮的效果。

◆抗生素

除非出現其他疾病如支氣管擴張或免疫缺失，慢性抗生素治療是無益的。但抗生素對急性感染惡化的COPD患者曾顯示有好處。膿痰液的革蘭氏檢查或許可幫忙是否需要使用抗生素，但痰液培養不符經濟效益，除非伴隨肺炎。

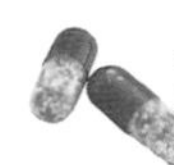

第3節　老人的消化系統疾病用藥

一、便祕及其用藥

(一)便祕

便祕（constipation）係由於大腸蠕動無力或糞便變硬，以致排便頻率減少而有排便困難。為利用其增加腸道蠕動的特性，以加速腸道內容物的排泄。瀉劑通常被應用於食物或藥品中毒時、軟化糞便以降腹壓、腸道手術或檢驗前之預備。與便祕有關的情況如**表5-12**所示。

長期使用可能造成對藥品的依賴性。使用瀉劑前，要先考慮生活習慣是否有影響腸道功能的情形，包括疾病及用藥。

(二)老人便祕

便祕是老人很常見的健康問題，男性有四分之一，女性有三分之一有便祕，在住院的老人和護理之家的住民更多達75%以上，便祕不僅會嚴重影響生活品質，也是身體不適的常見起因。便祕並不是老化的正常生理現象，但老人卻因多種疾病與多重用藥的關係而容易發生便祕。

臨床上，便祕是老人尋求家庭醫師協助的常見原因，因此瀉劑在老人的處方中相當普遍，但浮濫或過度使用的情形也很常見。

便祕並沒有單一或公認的定義，流行病學的研究將每週解便次數小於三次者定義為便祕，實際上，許多病患儘管排便頻率正常仍有便祕困擾。便祕依病理機轉可分為三類，「正常傳輸型」常見於功能性便祕，此外還有「排便障礙型」、「慢傳輸型」或混合型。

老人便祕需作周全性的評估，病史詢問應包括飲食與生活習慣、病歷回顧、排便日誌與完整的用藥記錄，身體理學檢查則以腹部和會陰部為重點，另外還須評估其活動力、認知功能、情緒狀態等可能與便祕相關的因素。

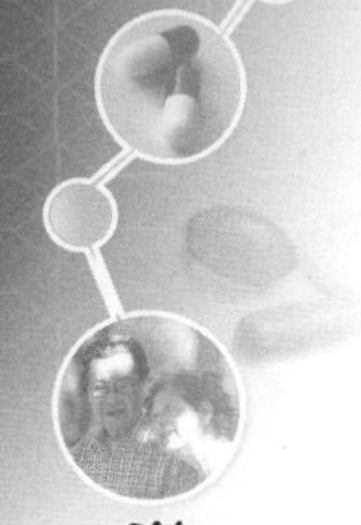

表5-12　與便祕有關的情況

類別		
一、藥品	• 抗鬱劑（SSRIs和TCAs）* • 抗精神藥品 • 抗組織胺 • 抗乙醯膽鹼 • 止吐藥 • 止痙藥 • 止瀉藥 • 抗巴金森氏藥品 • 制酸劑（尤其含鋁或鈣者）舒可來錠（sucralfate）	• 瀉劑濫用 • 鈣離子通道阻斷劑 • 鈣離子補充劑 • 利尿劑（鉀離子流失型） • 鐵劑 • 肌肉鬆弛劑 • 非類固醇類消炎藥 • 鴉片類
二、代謝性	• 尿毒症 • 糖尿病 • 高鈣血症	• 低血鉀症 • 甲狀腺功能低下症
三、機械性	• 肛門狹窄 • 肛門膿瘍 • 肛裂 • 大腸腫瘤	• 痔瘡 • 巨結腸症 • 直腸脫垂
四、神經精神方面	• 自律神經病變 • 腦血管意外 • 失智症 • 憂鬱症	• 多發性硬化症 • 巴金森氏病 • 脊髓損傷或腫瘤
五、生活型態	• 無法行動 • 缺乏運動 • 飲食或水分攝取不足 • 飲酒 • 壓力	• 忽略便意 • 如廁姿勢異常 • 如廁時間不一致或不充分 • 如廁設施不足 • 缺乏隱私
六、其他	• 發燒	• 旅行

*SSRIs：選擇性血清素回收抑制劑；TCAs：三環抗憂鬱劑

自覺便祕的老人中，約半數是因解便頻率太少，20%有解便費力或解便不淨感，另外30%則兩者皆有。便祕會導致腹部不適、食慾減退和噁心，也是身體不適的常見症狀之一，如在大腸癌、肝腦病變或早發性老年癡呆症等皆居重要地位。解便過度用力可能導致痔瘡、肛裂、直腸脫垂、肛門疼痛和出血等，也可能發生昏厥、心肌缺氧或腦血管意外。

老年便祕最主要的問題是大便堵塞，尤其好發在活動力受限或心智功能下降的老人，可能因而導致腸阻塞、大腸潰瘍、小便滯留、泌尿道感染等併發症，也可能因糞便自堵塞處邊緣溢流出來，反而造成失禁或腹瀉的現象。

(三)瀉劑

◆刺激性瀉劑（stimulant laxatives）

作用強烈，使用最多不得超過一週，否則易形成使用習慣性、腹部痙攣及下痢，甚至會有脫水及電解質不平衡，引起低鉀血症而有心律不整毒性。作用在腸黏膜的腺細胞及神經叢，而增加腸道的蠕動。bisacodyl（Dulcolax®）作用於大腸之刺激性瀉劑，促進大腸的運動性，有效地治療弛緩性、痙攣性或飲食性便祕，及清腸作用。腸溶錠要整粒吞服。castor oil（蓖麻油）作用於小腸之刺激性瀉劑。在小腸中被分解成ricinoleic acid，是一種局部刺激劑可增進小腸的蠕動。anthraquinones植物中含有emodin生物鹼者如美鼠李（cascara）、番瀉葉（senna）、蘆薈（aloes）等皆含有此成分。

◆增量瀉劑（bulk laxatives）

此類製劑包括多醣類及纖維素，可增加腸道內容物的體積，刺激腸壁及促進蠕動而引起排便反射。是很安全的緩瀉劑。polycarbophil為親水纖維物質。methylcellulose（甲基纖維素）具親水性且遇水膨脹之性質。plantago seed（車前子）由車前子所提煉的製劑有車前子親水性黏膠體。

◆滲透瀉劑（osmotic laxatives）

為水溶性但不被胃腸吸取之物質，為形成等滲透壓溶液，必須腸道留存多量水分而達到大腸增量，多為無機鹽類，故另稱為鹽類瀉劑。口服1～3小時後就有藥效，主要用於開刀前之清腸或腸道毒物的排除。一些鹽類如硫酸鎂（magnesium sulfate）和合成之雙醣類（lactulose）以提高腸道的滲透壓而保留腸道的水分，進而增加腸道內的容積並促進腸蠕動。lactulose為醣類化合物，腸道分解為酸性物質而促進腸道蠕動。

◆潤滑瀉劑（lubricant laxatives）

又稱糞便軟化劑（stool softener），此類藥品以軟化和潤滑糞便來促進糞便的排出。如礦物油（mineral oil）及液體石蠟（liquid paraffin）。長期使用液體石蠟可能干擾維生素的吸收。dioctyl sodium sulfosuccinate是一種界面活性劑，軟化糞便而使之易排出。

二、腹瀉及其用藥

(一)腹瀉

當腸道的蠕動異常亢進，水分在腸壁吸收減少而過多時，易引起糞便的排出而導致腹瀉。造成腹瀉的原因包括食物中毒、微生物感染、腸道發炎或其他因素。所以止瀉劑只是用於減少排便的次數，並無抗腸道發炎的療效。

病毒感染這是導致腹瀉最普遍的原因。入侵的病毒可能損害小腸內壁的黏膜，擾亂養分及水分的吸收。症狀通常會在一至三天之內改善，腹瀉的情形會逐漸消失。

細菌感染汙染的食物或飲水之中的細菌會形成毒素，導致小腸細胞分泌鹽分與水分，超乎小腸後段及大腸吸收水分的能力，這種腹瀉會持續一至三天。

其他發炎因子寄生蟲或抗生素等藥品反應也可能導致腹瀉，幸好這種狀況並不普遍。一旦寄生蟲消滅或是停止使用抗生素，腹瀉的狀況就會消失。

小腸失調持續或是經常復發的腹瀉可能與小腸失調有關。可能的原因包括腸激躁症候群、潰瘍性結腸炎及克隆氏症等發炎性疾病，或是吸收障礙，例如乳糖不耐症或是乳糜瀉。腫瘤有時也可能導致腹瀉。

(二)抗腹瀉劑

依其作用性質可分為下列數類：

◆**抗蠕動藥品**（antimotility agents）

類鴉片止瀉劑是最有效之抗瀉劑，類鴉片藥品如diphenoxylate和loperamide（Imodium®）、paregoric活化腸道神經叢鴉片（opioid）受體，因此抑制乙醯膽鹼及前列腺素的釋放而降低腸道之蠕動，直接抑制腸壁環狀肌及縱肌運動，使腸道蠕動變慢而影響水分及電解質在腸道的輸送。減少每天排便體積，增加糞便的稠度，減少水分及電解質的流失。由於作用於周邊而非中樞神經，並無止痛作用，也無類似opiates的中樞神經副作用及成癮之虞。

◆**吸附劑**（adsorbents）

本類藥品不易由胃腸所吸收，且為多孔性具高吸附性之物質，可有效地吸附感染之病原毒素而排出體外，達到治療腹瀉下痢的效果，單獨或合併使用，可治療輕度腹瀉。如kaolin（高嶺土）、activated charcoal（活性碳）、kaopectin（kaolin和pectin合劑）是一種吸附劑，也是一種保護劑，可吸附細菌及毒素。

◆**其他**

其他方法包括黏膜保護劑（bismuth）、收斂劑、抑制腸道平滑肌之收縮等：收斂劑類藥品能使腸道表層之蛋白質變性而沉澱，協助腸道表面黏膜的復原，屬於鞣質或金屬鹽類化合物，如bismuth subnitrate或bismuth subsalicylate。

三、肥胖及其用藥

(一)肥胖症

在美國，每年死於肥胖所引起的疾病人口不下三十萬人，因此減重已經不僅僅為了愛美更是為了健康。「萬疾肥為首，百病胖為

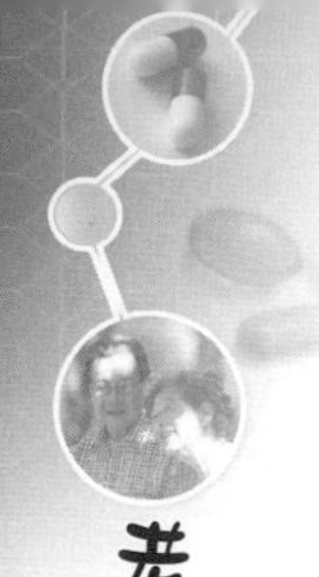

先」，肥胖會導致許多疾病的發生，因此是需要被重視且有待積極解決的問題。

肥胖者因體內脂肪過多，導致脂肪代謝異常而易形成高血脂症。且因膽固醇和三酸甘油脂在血中濃度增加，會造成動脈硬化，使得心臟血管疾病如心絞痛、急性心肌梗塞、猝死及腦血管疾病如中風的發生率增高。此外，冠狀動脈心臟病的死亡率也隨著體重的增加而升高。研究指出男性每增1單位BMI指數其得到冠心病的危險將增加10%。肥胖者常併發的疾病如**表5-13**所示。

肥胖定義為脂肪細胞變大或數目變多而使體脂肪增加。男性體脂肪率大於25%，女性體脂肪率大於30%則稱為肥胖；嚴重肥胖定義為男性體脂肪率大於35%，女性體脂肪率大於40%。

(二)肥胖症治療藥

◆**中樞神經抑制劑（抑制食慾）**

可分為兩種：

表5-13　肥胖者常併發的疾病

併發的疾病	說明
高血脂症	肥胖者血中膽固醇、三酸甘油脂等含量均高於正常值。高膽固醇及高甘油三脂已被學者公認為動脈粥樣硬化性疾病的危險因子。
高血壓	肥胖患者的高血壓發病率大大超過正常體重的人。
糖尿病	60%肥胖患者有糖耐量異常。
心臟血管疾病	體重超過理想體重的10%，心臟血管疾病罹患率增加。
癌症	體重若超過理想體重的30%，攝護腺癌、乳腺癌罹患率增加。
膽囊疾病	膽石症、膽囊炎發病率增加。
骨骼性疾病	肥胖，體重的負荷引起腰椎前彎、腰痛、椎間盤損傷、坐骨神經痛、骨骼老化、骨質疏鬆、變形性膝關節炎等。
月經失調	臨床觀察發現肥胖婦女常伴有月經失調，表現為月經量由多逐漸減少直至閉經。若其發生於青少年女性，同時出現皮膚粗糙、痤瘡、多毛等皮膚問題。
不孕症	肥胖使一些女性激素分泌失去平衡。
呼吸功能不全	肥胖易造成通氣不足症候群。
脂肪肝	肥胖者易發生脂肪肝。

1.刺激norepinephrine的釋放，如phentermine、diethylpropine、PPA等，但此類藥品目前皆屬禁用藥品。

2.抑制norepinephrine及serotonin的再吸收，如sibutramine（諾美婷®），此類藥品目前也屬禁用藥品。

sibutramine在體內具有抑制神經傳導物質，正腎上腺（norephnephine）血清素（serotonin）少量dopamine的再吸收，因此這些神經傳導物質在腦部的濃度大大提高，進而抑制食慾。

◆干擾營養素的吸收（抑制油脂吸收）：脂解酶抑制劑

orlistat（羅氏鮮，Xenical®）是一種脂肪酶抑制劑，抑制脂肪在小腸分解吸收，以達減肥效用，其作用機轉為當人體攝取脂肪類的食物到達小腸時，人體內的lipase將脂肪分成脂肪酸及單酸甘油脂，會與微膠粒結合成乳糜微粒，然後以此一型態進入小腸上皮細胞，再擴散入細胞內，隨著血液循環到肝臟，因Xenical®的結構與三酸甘油脂相似，故可在小腸和三酸甘油脂競爭lipase，干擾lipase消化脂肪，Xenical®可有效干擾lipase分解脂肪，但只能阻止30%的脂肪吸收量，這30%的脂肪會由糞便排除至體外。

◆Rimonabant

是一種cannabinoid-1（CB1）受體拮抗劑，先進國家對於這類CB1受體選擇性拮抗劑的安全與效益的評估標準門檻提高，以及它對中樞神經的不良反應，已相繼宣布終止該類減肥藥品的開發，此藥我國未許可上市。

四、痔瘡及其用藥

(一)痔瘡

痔瘡是一種肛門內黏膜下靜脈叢曲張充血及局部組織的膨大脫出。由於生活上的壓力或工作環境的因素，皆會影響痔瘡的發生，尤

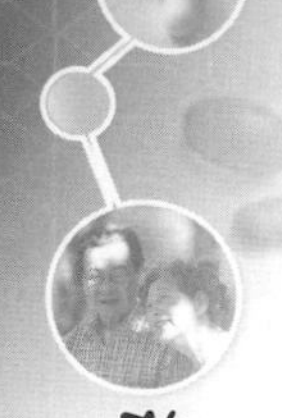

其是20～50歲的人最容易發生。痔瘡已成為現代人最常見之隱疾了。

痔瘡可分為內痔、外痔和混合痔三種，外痔在肛門處可摸到腫塊，故較易察覺，而內痔則要依病患的症狀及檢查來確認診斷，混合痔則是同時合併有內痔及外痔。它們共同的常有症狀包括有：解便疼痛、解便帶血、解便時出現痔瘡脫垂、肛門搔癢感、便祕。

造成痔瘡產生的常見原因有：

長時間採坐姿、站姿的工作者。有長期便祕、腹瀉之排便不順的困擾者。解便時需極用力，而且常時如此的人。

另外，孕婦因懷孕致骨盆腔循環壓力增加、患有慢性咳嗽、攝護腺肥大的病患及長期不當使用肛門軟便劑、灌腸劑者也有可能罹患痔瘡。一般，無症狀的痔瘡不致於造成日常生活不適，可以不必特別治療。

但是，若痔瘡症狀嚴重，如解便不易、肛門疼痛不舒服、解便出血量多或痔瘡脫垂無法復位而產生不適及不便時，則須即刻求治。

(二)痔瘡治療藥

痔瘡的治療方式，對於輕度痔瘡可使用軟便劑、痔瘡外用藥膏或栓劑及其他非手術（如橡皮筋結紮法、冷凍治療法、硬化療法、雷射療法等）的治療方法。

常用的痔瘡外用藥，痔瘡軟膏及栓劑主要是用來緩解痔瘡及肛門周圍的不適感，包括紅、腫、熱、痛、癢及出血。

外用藥常見成分包括：

1.局部麻醉劑：如lidocaine、pistocaine可暫時緩解疼痛、搔癢及刺激感。

2.血管收縮劑：如ephedrine可減輕肛門直腸組織的充血、腫脹。

3.收斂劑：如zinc oxide（氧化鋅）可減少黏膜及其他分泌物產生，緩解肛門刺激感及發炎症狀。

4.類固醇類：如prednisolone可減少發炎、搔癢及腫脹。

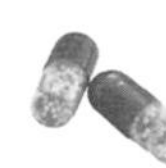

第 4 節　老人的內分泌系統疾病用藥

一、糖尿病及其用藥

糖尿病（diabetes mellitus, DM）顧名思義就是糖的成分出現在尿中，由於尿中有糖便稱之為糖尿病。然而尿糖只是糖尿病的一個症狀，其成因是因為體內胰臟所分泌的胰島素不足，或分泌正常但功能不佳的情況下，使血糖無法被正常利用，所引發的疾病。胰島素分泌異常的症狀如**表5-14**所示。

在正常情況下，胰島素可幫助人體細胞快速由血液中吸收葡萄糖，並儲存於肝臟，以降低血液中的糖分。一般人的空腹血糖為80～110 mg/dl，飯後血糖短暫上升，但很少超過140 mg/dl，如果超過180 mg/dl，很有可能會有一部分葡萄糖出現在尿中。

當人體缺乏胰島素時，在血液中的糖分便不能被細胞充分利用和儲存此時無法被正常利用的糖分，一部分充斥在血液中，另一部分則隨著循環系統到達腎臟，並隨著尿液排出體外，這就是俗稱的糖尿。

糖尿病除了由遺傳造成外，肥胖、飲食不當、缺乏運動及感染、妊娠、壓力等因素都是誘因。

典型症狀是「三多一少」，意思是指吃多、尿多、喝多、體重減少。

長期血糖控制不當，容易引起許多併發症，在國人十大死因當

表5-14　胰島素分泌異常的症狀

	分泌過多或作用太強	分泌不足
血糖	血糖過低	血糖升高
血糖值	低於50～70mg/dl	大於180mg/dl
症狀	焦慮、冒冷汗、蒼白、反射性心搏速率增快、顫抖、衰弱，大腦缺乏葡萄糖能源造成昏迷現象甚至死亡	高血糖、代謝性酸中毒〔（酮酸中毒（ketoacidosis）〕，即嗜睡、呼吸有水果氣味、排尿增加、口渴、多尿等

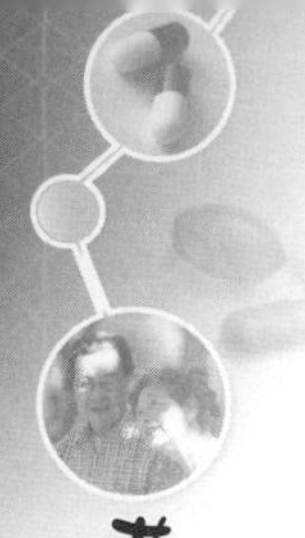

中，有半數死因與糖尿病有關。糖尿病易引發下列四種急性併發症：

1.當血糖過高時，易導致急性酮酸中毒、高血糖滲透壓非酮性昏迷；前者常發生在胰島素依賴型糖尿病患者，而後者則常發生在非胰島素依賴型患者。

2.藥品調節不當使血糖過低時，會出現心跳加速、頭暈、盜汗、全身無力、發抖等急性低血糖現象，也會導致昏迷。

3.不知罹患糖尿病而受傷、感染、開刀時，均會使病患急性昏迷，搶救不當可能導致死亡。

4.糖尿病患的抵抗力會降低，以致易受細菌感染，而引發尿道炎、腎盂炎、肺炎、肺結核、菌血症等急性併發症。

慢性糖尿病併發症，對人體健康也有很大的危害。常見的慢性併發症有兩大類（**表5-15**），一類是非糖尿病特異性病變，也就是一般人也可能罹患的疾病，如心血管疾病、腦中風、白內障、關節炎等，另一類是糖尿病必經的特殊病變，如視網膜病變（失明）、腎臟病變（尿毒症）、心血管病變（中風、心絞痛、壞疽）、末梢神經病變、皮膚病變。

二、容易得糖尿病的族群

1.近親有人得糖尿病：糖尿病人的家屬罹患機會比常人高出5倍以上。

表5-15　糖尿病的種類

種類	胰島素依賴型（第I型）	非胰島素依賴型（第II型）
舊稱	幼年型	成年型
發病	年輕時發病，有一半在青春期形成	40歲以後逐漸發病
原因	胰島細胞破壞無法分泌胰島素	胰島素分泌不足，導致無法利用血中的葡萄糖。胰島素數量比正常人少或過度肥胖
症狀	劇渴、多尿、昏睡、體重減輕	三多（多喝、多尿、多吃）

2.40歲以上的中、老年人：40歲以後，100人中有5～12人會出現糖尿病，所以人到中年以後應特別留意。臺灣地區的糖尿病患者，特別是中老年病人，在最近幾年有增加的趨勢。主要原因可能是經濟發展導致飲食習慣的改變，大家吃得多，運動少和體重增加的緣故。

3.體型肥胖的人：根據一項美國的調查，成年人糖尿病的初發病例中約有80%是肥胖的人。

4.誘發糖尿病的因素：

(1)運動不足：少運動不勞動者比多運動有勞動者的患病率高。

(2)營養失調。

(3)身心過勞，刺激過多。

(4)飲酒過量：誘發胰臟炎、肝硬化，增加糖尿病的發生率。

(5)病毒感染：少數兒童感染腮腺炎、柯克沙基病毒、水痘等和病患自體免疫疾病時，出現胰島素依賴型糖尿病。

6.藥品：服用腎上腺類固醇、利尿劑、避孕藥等有時會誘發糖尿病。

三、糖尿病的治療

(一)胰島素

胰島素可維持體內葡萄糖代謝，由胰臟β-蘭氏小島細胞分泌，含A、B鏈，不同種動物的B鏈某特定部位的胺基酸序列有差異。人類胰島素比豬胰島素作用較快，作用期較短。皮下注射時，二者生體可用率相同。

臨床上使用之胰島素來源，有由豬牛之胰臟萃取的豬胰島素（procine insulin）、牛胰島素（bovine insulin），現在已可以基因工程製造人類胰島素（human insulin）。人類胰島素抗原性較小，為對胰島素過敏及產生抗藥性患者的首選製劑。

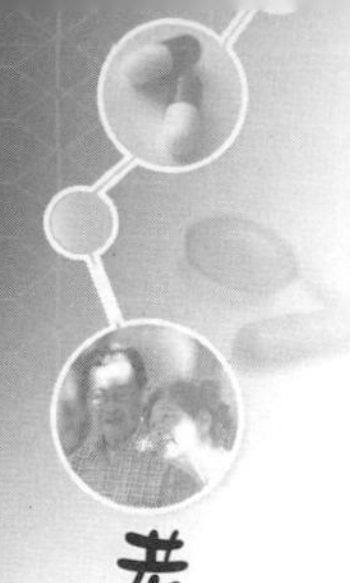

胰島素為蛋白質，口服無效，須以皮下注射給藥。胰島素製劑之種類依其劑型添加物注射途徑之差異而有不同。

(二)口服降血糖劑

藉增加細胞內cAMP濃度而刺激蘭氏小島的β細胞釋出胰島素使血糖降低，故只對能夠自行合成胰島素的患者才有療效。

◆磺醯脲降血糖劑（sulfonylureas）

sulfonylureas是sulfonamides的衍生物，但不具抗菌作用，包括第一代藥品如acetohexamide、chlorpropamide、tolazamide與tolbutamide及第二代藥品如glyburide（glibenclamide）及glipizide。它們可用來輔助飲食及運動治療非胰島素依賴型糖尿病（第II型或成人型糖尿病）。sulfonylurea藥品交互作用如**表5-16**。

1.第一代口服磺醯脲降血糖劑：可刺激胰臟β細胞，分泌胰島素，同時增強胰島素的作用，藉此改善新陳代謝；後者可阻斷小腸吸收葡萄糖，並抑制肝臟製造葡萄糖，幫助肌肉無氧代

表5-16　sulfonylurea（S-U）藥品交互作用

會↑S-U類作用的藥品	原因	會↓S-U類作用的藥品	原因
beta-blockers	副作用為高血糖，不容易察覺低血糖症狀	thiazide diuretics	副作用為高血糖
酒精（acute）	↓肝糖糖質新生作用	酒精（chronic use）	誘導脢的產生
Aspirin®	在高劑量的情形下會增加insulin分泌	類固醇	對抗胰島素代謝葡萄糖的能力→高血糖
fibrates	增加insulin敏感性	口服避孕藥	改變碳水化合物代謝提高血糖
MAOIs	酶的抑制，降血糖藥不易被代謝	rifampin, phenobarbital	酶的誘導，降血糖藥易被代謝
sulfinpyrazone	競爭性蛋白質取代減少S-U的肝臟代謝	phenothiazines, phenytoin	減少胰島素的分泌

謝葡萄糖。tolbutamide、chlorpropamide〔還能增強抗利尿激素（ADH）的作用〕、acetohexamide（還有促進尿酸排泄作用）、tolazamide。

2.第二代口服磺醯脲降血糖劑：降血糖藥效比第一代口服降血糖劑強，且作用期也比較久，如glibenclamide、glipizide、gliclazide、glimepiride、gliquidone。

◆非磺醯脲降血糖劑（biguanides）

此類藥品如metformin，對非胰島素依賴型糖尿病的療效與sulfonylureas相當，作用機轉可能是直接加強肌肉對葡萄糖的利用及減少肝臟的糖質新生作用，間接提高了胰島素的效果。此類藥品不會刺激胰島素釋出，必須存在胰島素才能產生降血糖作用。比sulfonylureas不易引起低血糖症，如metformin、acarbose、nateglinide、repaglinide、pioglitazone。

胰島素藥品動力學特性如**表5-17**所示。

胰島素製劑之種類依其劑型添加物注射途徑之差異而有不同，使用方法如**表5-18**所示。

目前市售胰島素有牛型、豬型及人型，從外觀來分，有清及濁兩種，依作用而分，可分為短、中、長效（**表5-19**）。

(三)胰島素給藥裝置

◆皮下注射孔

皮下注射孔（如Insuflon®）是一種插在皮下、很小的留置導管。使用方法為將針頭與留置導管一起打入皮下，把針頭抽出，留在皮下的留置導管用膠布固定，病人可用胰島素注射針或筆型胰島素針頭，將胰島素注入此皮下留置導管，如此就可免去每針都需扎到皮下的痛苦。但此裝置需三天更換一次，裝置前半小時擦麻醉藥膏就可以達到不痛的效果。

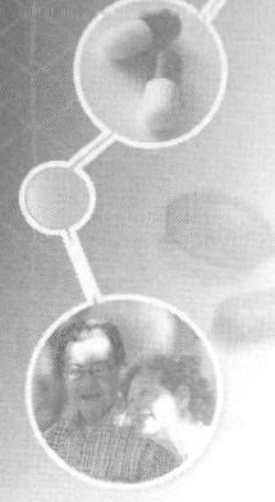

表5-17　胰島素藥品動力學特性

胰島素	起始作用時間	最大藥效出現時間	作用持續時間
速效型胰島素類似物			
NovoRapid®, Penfill® 3 ml, 100 U/ml（諾和瑞筆型胰島素）	10～20分鐘	1～3小時	3～5小時
短效型胰島素注射液			
Insulin Actrapid® HM 100 IU/ml（愛速基因人體胰島素）	30分鐘	1～3小時	約8小時
中效型胰島素懸浮液			
Insulatard® HM 100 IU/ml（因速來達胰島素注射液）	1.5小時	4～12小時	24小時
長效型胰島素			
Levemir® FlexPen® 100 U/ml（瑞和密爾TM、諾易筆TM）	3～4小時	6～8小時	24小時
Lantus® 100 IU/ml solution for injection, 10 ml/vial（蘭德仕）	1.1小時	5小時	24小時
混合型胰島素			
NovoMix® 30 Penfill® 100 U/ml（諾和密斯®30筆型胰島素）	10～20分鐘	1～4小時	24小時

表5-18　胰島素製劑之種類及使用方法

製劑	使用方法	代表藥品
速效製劑	澄清注射液，用於高血糖引起之昏迷緊急狀態，靜脈注射或輸注投藥，皮下注射可以維持6小時	• regular insulin injection
短效製劑	懸液劑，皮下注射後能持續釋出胰島素，可以維持12小時	• prompt insulin zinc • suspension
中效製劑	懸液劑，皮下注射後能持續釋出胰島素，可以維持12～24小時	• insulin zinc suspension（維持18～24小時） • isophane insulin suspension（NPH）（維持18～24小時） • globin zinc insulin suspension（維持12～18小時）
長效製劑	懸液劑，皮下注射後能持續釋出胰島素，可以維持24～36小時	• extended insulin zinc suspension • protamine zinc insulin suspension

表5-19　市售胰島素之效期

種類	外觀	開始時間	持續時間	高峰時間
短效	清	0.5～1	5～7	2～4 (3)
中效	濁	1～1.5	18～24	6～8 (8)
長效	濁	4～6	24～36	18
混合：短＋中	濁	0.5～1	18～24	2～4；6～8

◆胰島素幫浦

胰島素幫浦（insulin pump）是一種可以從皮下持續輸注速效型胰島素的裝置，使用方法是將三天份速效型胰島素（如insulin aspart）總量加上30～40單位後用儲藥針筒抽出來，接好輸液套（含輸液管與軟針）放在幫浦中，利用注射輔助器把輸液套的針打入皮下後拔出硬針，留在皮下的軟針用膠布固定，胰島素就可以藉由軟針注入體內，需每三天換一次管組。輸入基礎速率（通常約0.5單位／小時）可提供持續的胰島素基礎量，運動中或夜間睡眠時可將基礎速率調低。

飯前需計算醣類重量與代謝掉這些醣類所需胰島素劑量，並經由測出來的血糖值算出所需胰島素修正量，來決定總共要打多少單位的胰島素，從幫浦面板操作就可以完成胰島素注射。

和傳統胰島素注射法比較起來，它的好處是減少每天皮下注射次數、改善糖化血色素、投予劑量更準確、進食與運動更有彈性、血糖波動較少。

使用胰島素幫浦的病人能配合每天監測血糖至少四次，還要會醣類計算、醣類對胰島素比值（carbohydrate to insulin ratio）等。

大部分的胰島素幫浦附有計算餐前胰島素劑量的軟體，只要輸入血糖值與食物中醣類的分量，就可以根據預設好的血糖控制目標、胰島素敏感係數（1單位胰島素可降低多少血糖，估算方式為1,500／全日胰島素總劑量）、醣類對胰島素比值（1單位胰島素可代謝掉多少克醣類，估算方式為500／全日胰島素總劑量），算出餐前胰島素的劑量。

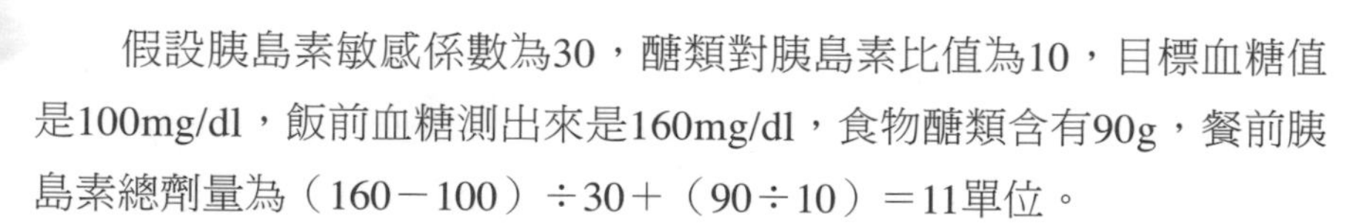

假設胰島素敏感係數為30，醣類對胰島素比值為10，目標血糖值是100mg/dl，飯前血糖測出來是160mg/dl，食物醣類含有90g，餐前胰島素總劑量為（160－100）÷30＋（90÷10）＝11單位。

胰島素注射模式有三種，一般模式是將一次劑量在幾秒鐘內打入；方形波注射模式是在自己設定的時間內（通常是半小時到三小時）將所需的劑量打完，適用在宴會一道道菜慢慢上的情況；雙波注射模式可以自己設定一部分的劑量在幾秒鐘內打入，剩下的在設定的時間內打完，適用在大餐中有吃高脂、高蛋白質等消化較慢的食物。

◆筆型胰島素

筆型胰島素跟傳統的胰島素注射針比較起來，劑量的刻度、刻度間隔與數字都又大又清楚，如果不小心劑量轉過頭還可以轉回來，所以對眼睛不好的病人來說可以看得比較清楚，劑量也比較不會給錯，且攜帶方便。

◆新的胰島素給藥技術

1. 吸入型胰島素：第一個經肺部吸收的乾粉胰島素吸入劑，如Exubera®（rapid-actinginhaled insulin, insulin human [rDNA origin]），可能會影響肺功能。另外超速效胰島素粉末吸入劑Afrezza®（ultra fast-acting inhaled insulin,insulin human [rDNA origin]），使用Afrezza®的病人仍需注射基礎胰島素。
2. 口腔噴劑胰島素：與皮下注射短效型胰島素比較起來，口腔噴劑胰島素吸收快、尖峰作用時間快、作用持續時間短，適合飯後高血糖的情況，雖然噴一下有10單位的胰島素，但真正吸收只有1單位，所以如果要20單位的胰島素就要噴二十下還蠻耗時間的。
3. 高壓槍胰島素：以無針高壓促使胰島素穿過皮膚，好處是不用針頭，操作不當時常會瘀青。

傳統口服降血糖藥之比較，如**表5-20**所示，可依結構式的不同分為五大類。

表5-20　五類降血糖藥的特性比較

	Sulfonylurea（磺醯脲類）	立克糖	糖祿錠	諾和隆錠	愛妥糖錠
造成低血糖	是	否	否	是	否
體重增加	否	否	否	是	是
胃腸道副作用	否	是	是	否	否
乳酸中毒	否	是	否	否	否
服用次數多次	否	是	是	是	否
餐前服用	是	否	是	是	是
肝功能不良者	否	否	肝硬化者禁用	劑量應調整	小心使用
腎功能不良者	否	禁止使用	不建議使用	否	否

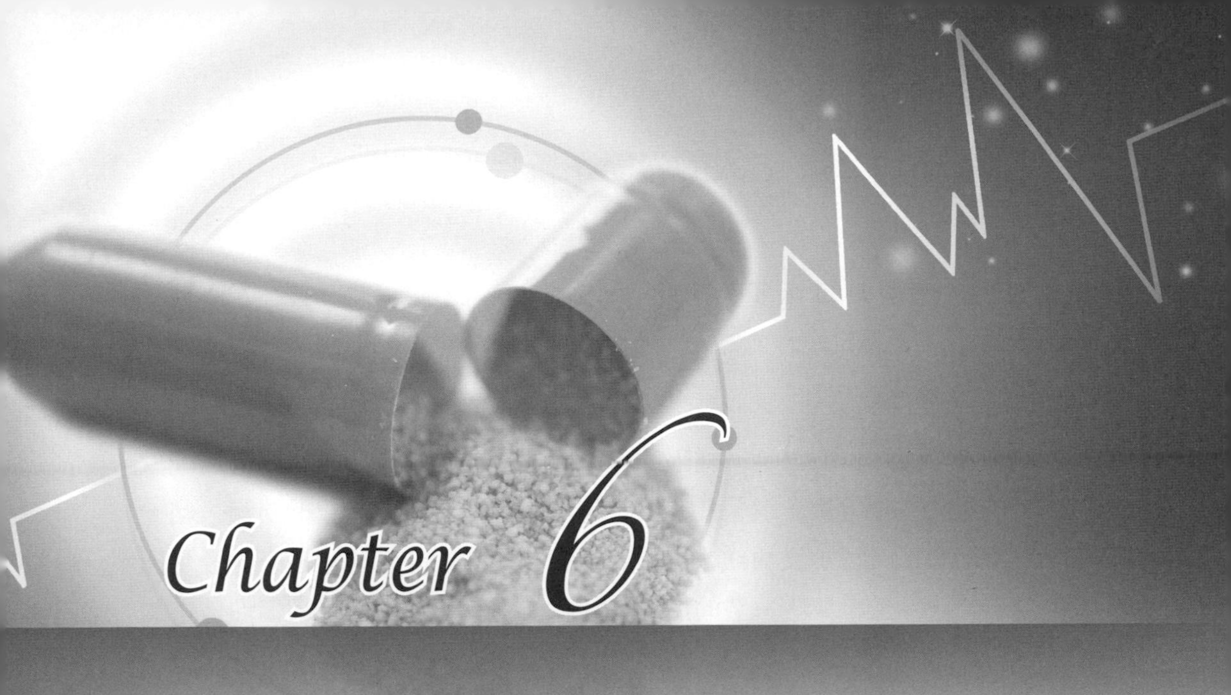

Chapter 6 老人常見疾病與用藥原則(二)

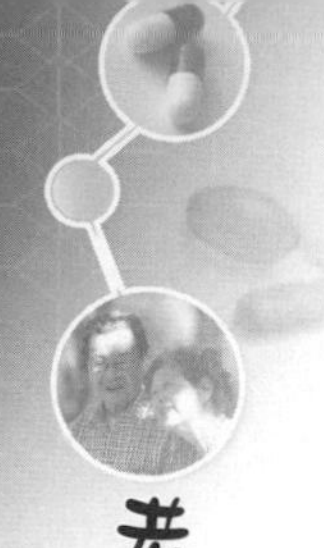

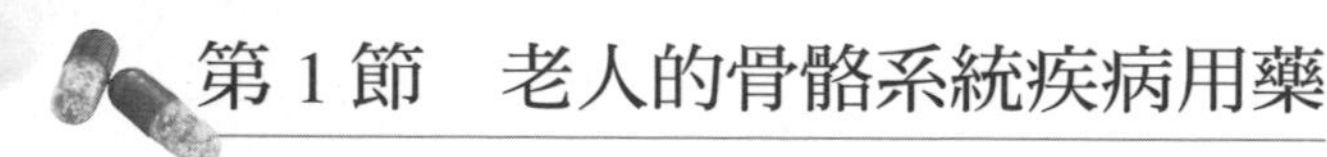

第 1 節　老人的骨骼系統疾病用藥

一、痛風及其用藥

(一)痛風

痛風（goat）是一種因嘌呤（purine，俗稱普林）代謝障礙，體內尿酸生成過多，或尿酸排泄受阻，使尿酸累積而引起的疾病，屬於關節炎的一種，又稱代謝性關節炎。女性一般在50歲之前不會發生痛風，因為雌激素對尿酸的形成有抑制作用。由於尿酸在人體血液中的濃度過高，在軟組織如關節膜或肌腱裡形成針狀結晶，導致身體免疫系統過度反應而造成炎症。

一般發作部位為大姆趾關節、踝關節、膝關節等，長期痛風患者有發作於手指關節，急性痛風發作部位出現紅、腫、熱、劇烈疼痛，一般多在子夜發作，可使人從睡眠中驚醒。痛風初期，發作多見於下肢。

血液尿酸標準值在男性為3.5～8.2mg/dl，女性為3.0～7.0mg/dl。尿酸主要由嘌呤代謝分解而來，而嘌呤的來源又可分為兩部分，一是來自食物，一是來自體內的自行合成，在蛋白質攝取過多時，合成也會增加。痛風患者主要是靠藥品來幫助尿酸的排泄或抑制尿酸的生成，低嘌呤飲食為輔助療法。

(二)痛風治療

◆飲食控制

一般飲食控制在痛風治療中所扮演的角色並不是非常重要，飲食控制大約能使血中尿酸值降低約1～2mg/dl，若要降低血中尿酸值應該服用藥品。

◆藥品治療

無症狀高尿酸血症是不需藥品治療的，若只有血中尿酸值上升而無痛風症狀時，也不需服用藥品，應先找出原因並從改變飲食習慣做起。急性痛風則常使用秋水仙素（colchicine）和非類固醇消炎藥品，必要時才用口服或注射皮質類固醇。慢性痛風時除了使用非類固醇消炎藥品外，常合併使用降尿酸藥品。

◆生活習慣

每天喝3～4公升的水，能幫助尿酸的排泄。避免喝酒，因為酒精在體內代謝後會影響尿酸排泄。

(三)抗痛風藥品

allopurinol為xanthine oxidase，是將hypoxanthine轉變為xanthine再轉變為尿酸的酵素，allopurinol與它的代謝物oxipurinol（alloxanthine）兩者都會抑制xanthine oxidase，而減少體內尿酸的合成。colchicine可抑制白血球移行，減少白血球製造乳酸而使尿酸沉積減少，干擾kinin形成，減少沉積結晶引起的發炎反應，並減少吞噬作用。

probenecid促進尿酸排泄及阻斷腎小管再吸收的藥品，它抑制尿酸鹽自腎小管再吸收，增加尿酸的排泄及降低血中尿酸值。其他的藥品還有sulfinpyrazone、benzbromarone。

◆NSAIDs

indomethacin（Indocid®）是首選用藥，50mg Tid或Qid給予二至三天，症狀有緩解之後，改為25mg Tid或Qid給予，直到症狀解除。其他NSAIDs，如ibuprofen（Motrin®）、naproxen（Seladin®）、sulindac（Clinoril®）、piroxicam（Feldene®）也都可用於急性痛風。這類藥品治療急性痛風的效果很好，幾乎可取代colchicine，而且本類藥品的常見副作用腸胃道刺激與腎毒性，通常不會在短期使用時發生。

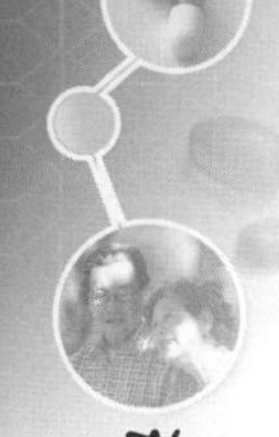

◆Corticosteroids

雖然是目前最有效的抗發炎藥品，但因為使用的劑量不足或太早停藥，常發生痛風「反彈性」（rebound）再度發作，使得皮質類固醇在痛風治療上不受青睞，而實際上，口服皮質類固醇確實可緩解急性痛風，且效果與NSAIDs相當，當病患有氣喘而不能使用NSAIDs時，類固醇提供很好的選擇。起始劑量可由20～50mg/day prednisone，但劑量應在接著十天中漸漸減少，約十來天的療程足以完全解除痛風的症狀。

靜脈或肌肉注射促腎上腺皮質素（adrenocorticotropic hormone, ACTH）也可促進內生性皮質類固醇分泌，達到相同抗發炎的效果。此外也有直接注射到關節內的類固醇劑型，當僅有一或兩個關節受侵犯時可考慮使用。

類固醇製劑的效價及半衰期如**表6-1**所示，類固醇使用的不良作用如**表6-2**所示。

(四)痛風合併症的治療

痛風的病人除了關節的症狀以外，這些病時常合併一些關節以外的症狀，如高血壓、高血脂、腎病變以及因痛風石壓迫造成的一些神經症狀。

◆合併高血壓的治療

對一般單純性高血壓的病人利尿劑是最常使用的藥品，然而利尿劑卻是造成痛風的一個危險因子，thiazide及loop diuretics均可能提高血

表6-1　類固醇製劑的效價及半衰期

藥品		抗發炎效價	相等劑量（mg）	鈉滯留	生物半衰期（hr）
短效	cortisone acetate	1	20	2+	8～12
中效	prednisolone	3～5	5	1+	18～36
長效	dexamethasone	20～30	0.75	0	36～54
	betamethasone	20～30	0.6	0	36～54

表6-2　類固醇使用的不良作用

內分泌	腎上腺皮質機能亢進、無月經、惡化或加重糖尿病
液體和電解質	鈉滯留、水腫、低血鉀、鹼中毒、高血壓
易感染	
骨骼肌肉	骨質疏鬆症、肌病、非敗血性壞死、肌肉消瘦、肌肉痛
胃腸方面	消化道潰瘍、胰臟炎、提高出血的危險、噁心、嘔吐、厭食
眼睛方面	白內障、眼內高壓、凸眼症
中樞神精系統	精神病、抑鬱、良性顱內高壓、失眠
皮膚方面	青春痘、條紋、淤青、皮膚萎縮、多毛、傷口癒合差
hypothalamic-pituitary-adrenal axis suppression	
類固醇禁斷症狀	

中尿酸的濃度，因此利尿劑並不建議使用於痛風的病人合併高血壓，angiotension II receptor antagonist (losartan)不但可以降血壓，並可以降低血中尿酸的濃度，另外鈣離子阻斷劑，amlodipine亦可以增加尿酸的排泄，降低血中尿酸值。

◆合併高血脂的治療

傳統治療高血脂的藥品fenofibrate在一項雙盲隨機的臨床試驗中發現有效的降低血中尿酸的濃度達20%，另外Statin類的atorvastatin也可以有效降低血中尿酸的濃度，simvastatin則沒有此效果。

◆合併腎病變的治療

痛風病人合併慢性腎病變是一個已知的事實，但痛風病人之腎病變基本上可以分成兩種形態：(1)uric acid nephropathy；(2)urate nephropathy。所謂的uric acid nephropathy是因為尿酸的結晶沉澱於腎小管，長期累積的結果造成腎小管的阻塞，最後終導致阻塞性的腎病變，或腎結石的可能；此類疾病的治療基本上就是以(1)allopurinol取代probenecid或benzobromarone類的增加尿酸排泄的藥品；(2)將尿液鹼性化，鹼性的尿液讓尿液的結晶不易形成，例如使用檸檬酸鉀每日口服30～80mEq，使尿液pH值在6.5左右。

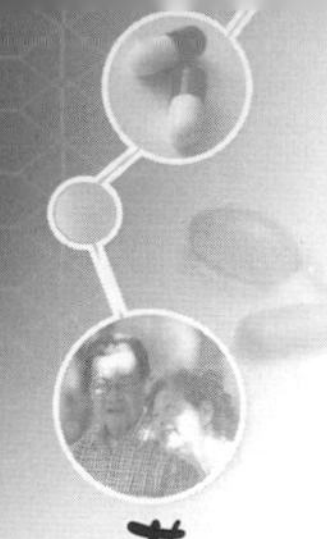

二、骨質疏鬆症及其用藥

(一)骨質疏鬆症

骨頭中的鈣質每天都在以儲存和流失的雙方向進行。一個人在年輕時，每天儲存到骨頭裡的鈣質的量和速度遠大於流失的量及速度。

當鈣質儲存到骨頭的速度和量在30歲之後（一般是說35歲前後）達到最高峰，以後流失的量就變成大於儲存的量，因此骨頭從30歲以後就因為鈣質的減少而開始慢慢變脆弱。

骨質疏鬆症（osteoporosis）是指骨頭的密度減少，但是組成結構並未有明顯的改變，病理上顯示有骨質減少和顯微結構的改變等特徵，此種改變會導致骨質的脆弱和增加髖部、脊椎和腕部等骨折危險性。

停經後的婦女骨質流失會更快且更易發生骨折，在美國21%的停經後婦女有骨質疏鬆症，其中約有16%的病人曾經歷過骨折，好發的骨折部位是髖關節、腕關節及脊椎。許多因素和骨質疏鬆的危險因子有關，如家族史、飲食中鈣攝取不足、抽菸、併用一些藥品特別是醣性皮質類固醇（glucocorticoids）。

(二)治療骨質疏鬆症藥品

鈣加維生素D、動情激素（estrogen）、抑鈣素（calcitonin）及etidronate是可用於治療骨質疏鬆症的藥品，這些藥品都是藉由抑制骨質吸收作用（resorption）來達到治療效果。FDA核准治療骨質疏鬆症之藥品如**表6-3**。

1.雙磷酸鹽類（bisphosphonate）：會與骨中hydroxyapatite結合，抑制蝕骨細胞再吸收，不論是否有骨質疏鬆症，均可明顯增加骨質密度。這類藥品有alendronate（Fosamax®，福善美）、raloxifene及risedronate。

2.選擇性雌性激素調節器（SERMs）：raloxifene，主要經由與雌激素接受體的結合調控，結合後造成一些雌激素途徑的活化或

表6-3　FDA核准治療骨質疏鬆症之藥品

藥品	適應症	備註
estrogen	預防停經後骨質疏鬆症	用於骨折發生率的研究報告是有限的
alendronate	預防及治療停經後、醣性皮質類固醇引起的骨質疏鬆症	顯示有意義的減少脊椎及非脊椎骨折，包括股骨
risedronate	預防及治療停經後、醣性皮質類固醇引起的骨質疏鬆症	顯示有意義的減少脊椎及非脊椎骨折
raloxifene	預防及治療停經後引起的骨質疏鬆症	顯示有意義的減少脊椎骨折，但對非脊椎骨折則無明顯療效
calcitonin	治療停經後引起的骨質疏鬆症	顯示有意義的減少脊椎骨折，但無非脊椎骨方面的研究報告

阻斷。

3.抑鈣素：能抑制蝕骨細胞骨骼再吸收，在腎臟抑鈣素能減少鈣與磷被再吸收。如calcitonin nasal（Miacalcic nasal®，密鈣息）

4.荷爾蒙補充療法（HRT）：荷爾蒙補充療法不只可預防骨質疏鬆症所造成的骨折，並可改善更年期婦女陰道乾燥、顏面潮紅、盜汗等更年期不適合症狀。但患有子宮內膜癌、乳癌、中風、肝功能及凝血功能有問題的婦女並不適合使用荷爾蒙補充療法。荷爾蒙補充療法的用藥有Trisequens®和Activelle®等。

5.鈣質：以鈣離子來源來看，吸收率：乳酸鈣＞葡萄酸鈣＞檸檬酸鈣＞碳酸鈣。常見鈣片的種類與比較如**表6-4**。

6.維生素D：幫助小腸的鈣吸收，但對骨細胞的成熟與機能也有作用。

表6-4　常見鈣片的種類與比較

鹽類	每100毫克中，鈣的含量	效價	溶解
碳酸鈣	40	20mEq	溶
磷酸鈣	39	19.3mEq	溶
檸檬酸鈣	21	10.6mEq	可溶
乳酸鈣	13	6.5mEq	可溶
葡萄酸鈣	9	4.5mEq	可溶

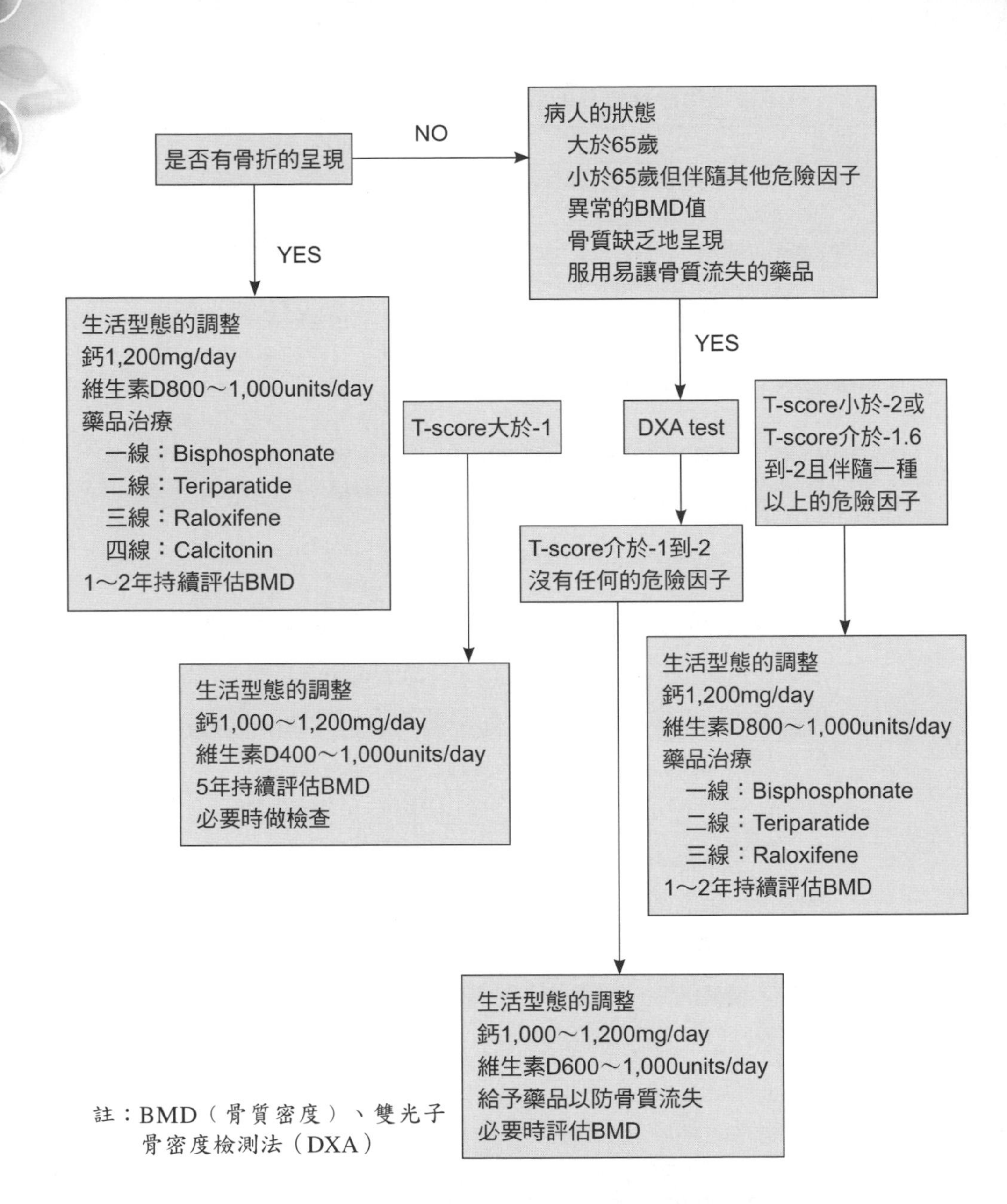

圖6-1　骨質疏鬆的預防與治療流程圖

表6-5　骨質疏鬆的預防與治療藥品

	藥品	劑量	途徑	骨折型態
預防	estrogent/progesterone	每天0.625mg	口服	髖關節、脊椎、非脊椎
預防與治療	alendronate (Fosamax®) ibandronate (Boniva®) risedronate (Actonel®) raloxifene (Evista®) ranelate (Protos®)	每週70mg 每月150mg 每週35mg 每天60mg 每天2g	口服 口服 口服 口服 口服	髖關節、脊椎、非脊椎 脊椎 髖關節、脊椎、非脊椎 脊椎 髖關節、脊椎
治療	ibandronate zoledronic acid (Aclasta®) calcitonin (Miacalcin®) teriparatide (Forteo®)	每天200IU 每天20mcg 每季3mg 每年5mg	靜脈注射 靜脈注射 鼻噴劑 皮下注射	增加骨質密度 髖關節、脊椎、非脊椎 脊椎 脊椎、非脊椎

三、疼痛及其用藥

(一)疼痛

疼痛是一種自覺性的症狀，當組織受傷害時將這類不愉快的感覺訊息傳到視丘，而產生疼痛的感覺。

1986年國際疼痛研究學會將疼痛定義為：一種感覺上與情緒上的不愉快經驗，它可能與現存性與潛在性組織受到傷害有關，這個定義視疼痛為一種主觀、個人獨特的經驗，包含感覺及情緒的要素，它能引導疼痛評估以尋找導致疼痛之可能原因，作為疼痛處理的方向。

疼痛是一種複雜的現象，其有多層面的特質，為個體在生理、心理、認知、精神、社會及心靈交互作用所產生的體驗感受。

疼痛的分類：

1.急性痛：急性創傷後所產生的疼痛，如手術痛。

2.慢性痛：疼痛超過預期復原時間，通常以時間定為三到六個月以上，如慢性癌症疼痛、非癌症頑固性疼痛（下背痛、關節炎）。

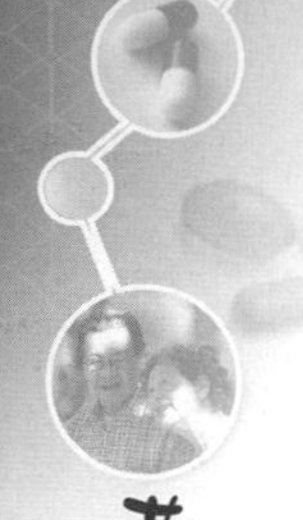

3.軀體性痛（somatic）：由於腫瘤浸潤皮膚、軟組織而造成的，病人會感到持續的刺痛、銳痛或壓痛，有固定疼痛部位，與體神經分布有關，可以用抗腫瘤的治療方法或傳統的止痛藥予以控制。

4.臟器痛（visceral）：由於臟器直接刺激輸入神經而造成的，疼痛部位一般顯較為模糊，若來自中空的器官阻塞，表現為間歇性的鈍痛或絞痛；若來自實質器官的包膜或腸繫膜，則表現為銳痛或脹痛，可以用抗腫瘤的治療方法或傳統的止痛藥品予以控制。

5.神經病變性痛（neuropathic）：由於周邊神經受損或長期受壓迫所造成，常見造成原因：腫瘤浸潤或侵犯神經叢、帶狀疱疹感染、手術傷害神經，病人會覺得尖銳痛、燒灼痛或刺痛，對傳統止痛藥的反應不佳，但部分抗憂鬱劑或抗痙攣藥可能會有幫助。

各種不同之疼痛常與老人為伴。根據國外的統計，八成的老年人口（指年齡65歲或以上者）患有一種或一種以上的慢性疾病。而這些慢性疾病最常見的症狀則為「疼痛」。老人常產生疼痛的原因有：(1)肌肉骨骼疾病（包括關節炎）；(2)頭痛；(3)手術後；(4)末期癌症；(5)帶狀疱疹及其引起之神經痛；(6)三叉神經痛；(7)心因性之疼痛。而肌肉骨骼疾病，如上、下背痛，為老人慢性疼痛的主因。急性疼痛與慢性疼痛的比較如**表6-6**所示。

老人使用止痛藥時一定要特別小心，因其對藥品的清除能力較慢，而且止痛藥對某些藥品的反應較敏感（如嗎啡）。一般臨床上給予老人的止痛藥的藥量應較少些，而每次給予的時間也應較長些。對於老人疼痛的照顧，最重要的是保護老年病患免於藥品濫用，並避免因濫用所產生的不良副作用。

表6-6　急性疼痛與慢性疼痛的比較

比較項目	急性疼痛	慢性疼痛
發生的原因	較為明顯常因組織損傷炎症反應	並非固定單一病因
發生的特性	因組織損傷急劇產生	漸進發生或急劇產生
持續時間	小於六個月（有學者主張小於三或一個月）	持續或間歇反覆出現持續超過六個月
疼痛的部位	局限於組織受傷區	可能局限也可能擴散
疼痛的強度	和組織損傷的程度有關	輕微到嚴重不等
舉例	手術後傷口的疼痛	癌症的疼痛或關節炎的疼痛
行為表現	較明顯如表情扭曲出現保護的行為	較不明顯
伴隨的生理反應	較明顯如心跳加速、呼吸淺快、冒汗、血壓上升、膚色蒼白、肌肉緊繃、瞳孔變大	較不明顯
衍生的心理反應	焦慮、恐懼、害怕	焦慮、憂鬱、沮喪……

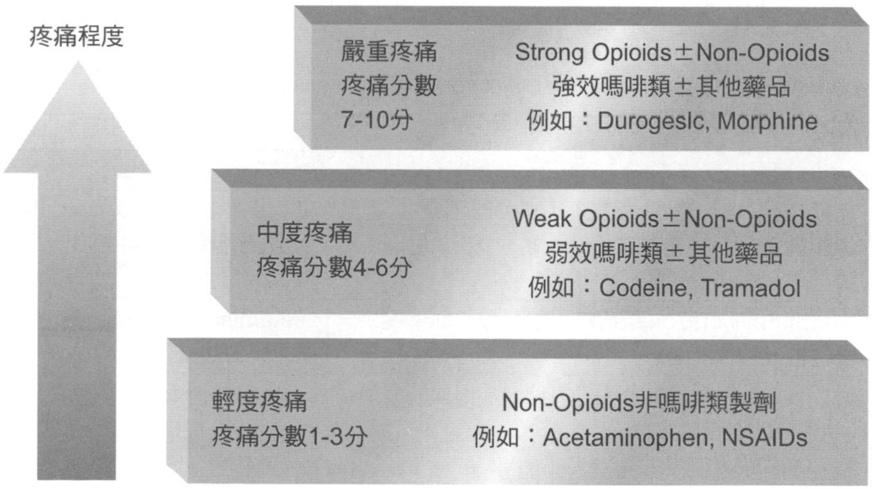

疼痛程度

嚴重疼痛
疼痛分數
7-10分
Strong Opioids±Non-Opioids
強效嗎啡類±其他藥品
例如：Durogeslc, Morphine

中度疼痛
疼痛分數4-6分
Weak Opioids±Non-Opioids
弱效嗎啡類±其他藥品
例如：Codeine, Tramadol

輕度疼痛
疼痛分數1-3分
Non-Opioids非嗎啡類製劑
例如：Acetaminophen, NSAIDs

圖6-2　世界衛生組織三階段止痛

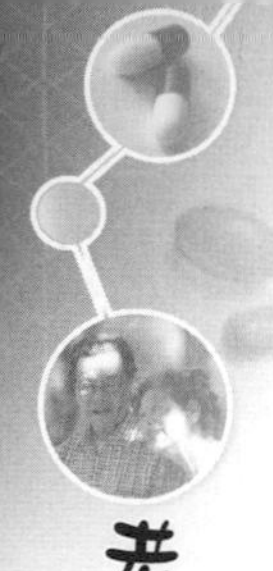

(二)止痛劑

止痛劑（analgesics）大致可分為麻醉性止痛劑和非成癮性止痛劑，其目的是阻斷痛覺傳導路徑，使疼痛的訊息不要傳遞到大腦皮質。

解熱性止痛劑具有止痛、退熱和抗發炎的功能，為非類固醇消炎止痛藥（NSAIDs），其藥理機轉不同於類固醇消炎藥和麻醉性止痛劑。這類藥品的止痛效果較麻醉性止痛劑弱，但不具成癮性且不會產生呼吸抑制作用。

麻醉性鎮痛劑包含鴉片生物鹼及合成類鴉片化合物，鴉片止痛劑（opiate analgesics）解除深度的疼痛，其作用方式則是透過細胞膜受體來執行，以降低大腦皮質對疼痛的感受性。

鴉片係由罌粟植物未成熟果實的分泌乳汁乾燥而成，除了主成分嗎啡外，尚有使平滑肌鬆弛的罌粟鹼（papaverine）。除了作用於脳部及脊椎外，胃腸及泌尿的神經系統中亦有鴉片受體存在，能與內生性腦啡或麻醉性鎮痛劑結合而有鎮痛作用。

老人不適當的止痛療法如**表6-7**所示。

表6-7　老人不適當的止痛療法

藥品選擇情形	危險因素	替代療法
長期使用NSAIDs治療有消化性潰瘍病史者之骨關節炎（osteoarthritis）	可能引起消化性潰瘍復發	非藥品療法或acetaminophen或胃壁保護作用的NSAIDs
使用phenylbutazone治療慢性骨關節炎	可能導致骨髓抑制	acetaminophen或給予間歇劑量的其他類NSAIDs
使用ASA治療已經接受warfarin治療者之疼痛	可能增加出血的危險	acetaminophen
長期使用meperidine或pentazocine治療疼痛	可能引起跌倒、骨折、混亂、依賴性及戒斷症	階段療法，包括非藥品療法，然後acetaminophen，然後codeine、morphine或hydromorphen

（續）表6-7　老人不適當的止痛療法

藥品選擇情形	危險因素	替代療法
長期使用NSAIDs治療有慢性腎衰竭者之骨關節炎	可能引起鈉鹽及水分滯留，而使腎衰竭惡化	非藥品療法，然後acetaminophen
使用NSAIDs治療已經接受warfarin治療者之骨關節炎	可能增加出血的危險	非藥品療法或acetaminophen或改用具胃壁保護作用的NSAIDs
長期使用NSAIDs治療有心衰竭病史者之骨關節炎	可能引起鈉鹽及水分滯留，而使心衰竭惡化	非藥品療法或acetaminophen或密切監測心衰竭
長期使用piroxicam、ketorolac或mefenamic acid治療疼痛	比其他類NSAIDs，有較大的上胃腸道出血危險	非藥品療法或acetaminophen或改用其他NSAIDs或codeine
長期使用NSAIDs於有高血壓病史者	可能引起鈉鹽及水分滯留，而惡化高血壓	非藥品療法、acetaminophen或ASA或密切監測血壓
長期使用indomethacin治療痛風	可能導致胃病（gastropathy）、神經方面副作用及鈉鹽、水分滯留	allopurinol或需要時給予間歇劑量的NSAIDs
長期使用NSAIDs治療骨關節炎	可能導致胃病、出血及鈉鹽、水分滯留	acetaminophen
使用TCA治療有姿態性低血壓病史者之憂鬱症	可能惡化姿態性低血壓並導致跌倒	SSRI注意監測血壓
長期使用triazolam治療失眠	可能引起認知及行為異常	非藥品療法、acetaminophen或ASA或密切監測血壓
使用chorpromazine治療有姿態性低血壓病史者之精神病	可能惡化姿態性低血壓並導致跌倒	High-potency neuroleptic如：haloperidol並注意監測血壓
使用nylidrine niacin或pentoxifylline治療失智症	治療失智症無效並且有中度副作用	停用
使用有活性代謝之TCA治療失智症	可能引起anticholinergic副作用	沒有活性代謝物之TCA或SSRI
使用mythylphenidate治療憂鬱症	可能引發焦慮刺激CNS及癲癇的發作	沒有活性代謝物之SSRI

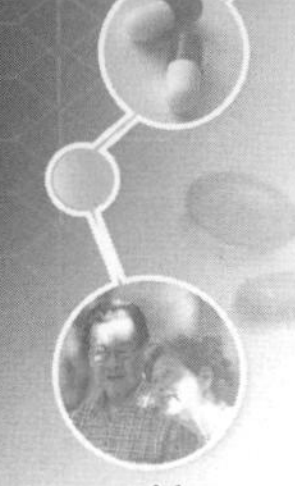

◆salicylate類

acetylsalicylic acid（Aspirin®）用於疼痛、抗炎、發燒、風濕性關節炎、川崎氏症的輸注治療及心肌梗塞的預防。

◆抗發炎劑

如indomethacin、sulindac、ibuprofen、naproxen、fenoprofen、piroxicam、diclofenac、flurbiprofen、ketoprofen。

◆解熱鎮痛劑

acetaminophen（paracetamol, Panadol®, Scanol®）：本類並非屬於前列腺素抑制劑，故無抗炎作用，其作用原理與前述藥品不同，可能阻斷腦視丘的痛覺。凡無法服用阿斯匹靈等水楊酸類製劑者可用本藥。phenylbutazone，類似藥品oxyphenbutazone衛生福利部已公告禁用。

◆COX-2類

celecoxib，選擇性COX-2抑制劑之抗炎藥品；無胃腸潰瘍、出血及腎毒性之副作用。這類的藥品還有etodolac、etoricoxib、meloxicam、nabumetone、rofecoxib。

表6-8　鴉片類口服藥品藥效起始時間表(1)

藥品種類	給藥途徑	起始時間（onset）
cataflam	口服	30min
celebrex (200mg/cap)	口服	45～60min
codeine (15mg/tab)	口服	30～60min
Dacoton® (tab)	口服	30min
Mobic® (15mg/tab)	口服	1.5hr
morphine (10mg/tab)	口服	30min
Panadol® (500mg/tab)	口服	30min
Temgesic sl® (0.2mg/tab)	舌下	10～30min
Ultracet® (tab)	口服	30min

表6-9　鴉片類注射藥品藥效起始時間表(2)

藥品種類	給藥途徑	起始時間（onset）
Bain® (10mg/1ml/amp)	IV or IM	IV: 2～3min IM: ＜15min
codeine (15mg/amp)	IM	10～30min
Tramtor® (100mg/2ml/amp)	IV or IM	30～60min
pethidine (50mg/amp)	IM	10min
morphine (10mg/1ml/amp)	IM	10～30min
Keto® (30mg/1ml/amp)	IV or IM	30～60min

表6-10　morphine和pethidine之比較

	morphine	pethidine
止痛成分	近似	近似
精神作用	鎮靜	興奮
情緒成分	疲乏、嗜眠	高亢、愉悅
類似作用之藥品	鎮定劑	古柯鹼
長期使用之成癮性	低	高
長期醫用的缺點	便祕、鬱悶	毒性代謝產物累積，normeperidine

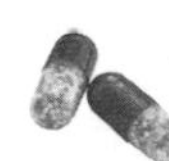

第 2 節　老人的泌尿系統疾病用藥

一、尿失禁及其用藥

(一)尿失禁

正常的排尿機能須具備：

1.正常的大腦控制和神經互相協調。
2.適應性良好及感覺正常的膀胱。
3.有效而且持續的膀胱收縮力。
4.通暢的膀胱頸及尿道。

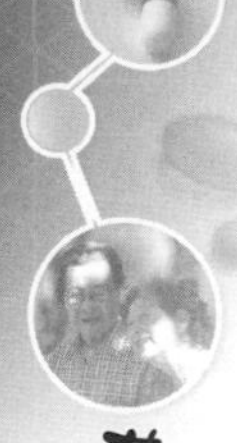

上述任何一個步驟出現問題，就會使得膀胱無法適當的控制排尿，導致小便會不自主的排出體外，產生所謂的尿失禁。泌尿道系統功能異常之臨床表徵如**表6-11**所示。

膀胱是由多層平滑肌所構成的容器，當膀胱功能正常時其對調整張力的「適應性」很好；但膀胱若萎縮後，平滑肌之間的膠質纖維會增生，而使適應性變差。此外，尿液的儲存與排空也須括約肌及大腦來控制，所以發炎、結石、腫瘤及老化、緊張或焦慮不安等情緒變化均會使膀胱的敏感性增加。

尿失禁大致可分為以下四種：

◆急迫性尿失禁

當患者有尿意，但還來不及到廁所，小便就迫不急待的尿出來。好發生在高齡、急性膀胱炎患者，造成患者頻尿（非睡眠時段上廁所時間間隔不到二小時）及失禁的情形。其他神經性原因（如中風、巴金森氏症、脊髓受到壓迫）及逼尿肌不穩定（如攝護腺過度敏感），皆會造成膀胱容易收縮而產生急迫性尿失禁。

表6-11　泌尿道系統功能異常之臨床表徵

	正常狀況	老人	臨床症狀
尿儲存期			
膀胱	穩定、容量大、不隨意收縮	過度敏感、不穩定收縮	頻尿、夜尿、急尿
尿道	閉鎖性好	閉鎖性不良	應力性尿失禁
神經	抑制排尿中樞	抑制力降低	頻尿、急尿失禁
心因性	正常感覺	焦慮、失眠、憂鬱	頻尿、夜尿加重
尿排空期			
膀胱	容量大、收縮力好、持續收縮	容量小、過度敏感、收縮力差、不持續	排尿延遲、尿速緩慢、間歇性排尿
尿道	暢通、彈性好	攝護腺肥大、尿道窄縮、狹窄	排尿困難、尿滯留、尿速緩慢、殘尿多
神經	啟動作用正常	啟動作用不良	排尿延遲、間歇性排尿
心因性	尿道外括約肌正常放鬆	外括約肌放鬆不完全	間歇性排尿、低尿流速

◆應力性尿失禁

當腹部用力時，造成腹壓增高，但若尿道壓力未相對的增加，使尿液會因壓力變化而憋不住的不自主流出（如咳嗽、打噴涕、跑步、提重物）。以女性占大部分，尤其是中年多產的婦女或骨盆腔曾經手術者最常見，停經後婦女也會因女性荷爾蒙的減少，而使尿道黏膜萎縮，容易產生漏尿情形。此外，少數男性則因攝護腺手術（TURP）造成尿道括約肌功能失調所引起。

◆滿溢性尿失禁

當膀胱神經受到傷害或老化變得遲鈍，加上反覆發炎使得膀胱本身失去彈性，收縮力變差，造成膀胱無力，膀胱溢滿了卻無尿意，小便不自知的溢出。常發生在老年性的膀胱肌肉衰弱及神經性病變患者。

◆混合性尿失禁

混合性尿失禁（mixed incontinence）為存在兩種或兩種以上尿失禁類型的症狀，此類型尿失禁並不常見。

(二)治療尿失禁的藥品

抗乙醯膽鹼藥品（anticholinergic agents）可抑制膀胱逼尿肌不自主收縮，穩定膀胱用於治療急迫性尿失禁，但此類藥品常併有口乾、便祕、尿滯留、視力模糊、心跳加速及認知功能損害的副作用。tolterodine作用於膀胱的選擇性為唾液腺的8倍，因此口乾副作用較少。propiverine具calcium antagonist及中度anti-muscarinic作用，療效與oxybutynin相似，但anticholinergic副作用較少。trospium化學結構屬於四級胺類，不易穿過腦血管障壁而產生認知障礙。膀胱中主要存在M_2及M_3兩種receptor，solifenacin及darifenacin是選擇性M_3-receptor agonists，理論上anticholinergic副作用應會較少，但有研究指出solifenacin或darifenacin的anticholinergic副作用相較於tolterodine並無較少。

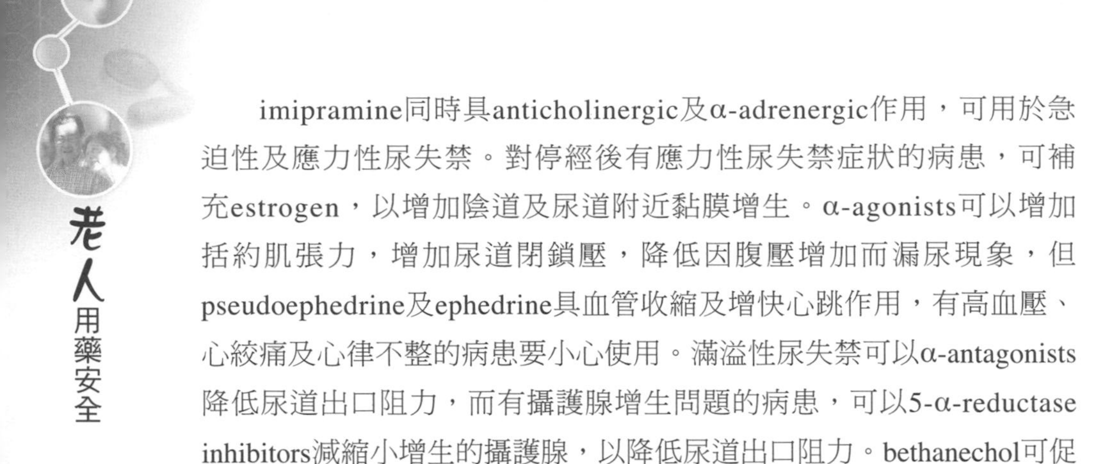

imipramine同時具anticholinergic及α-adrenergic作用，可用於急迫性及應力性尿失禁。對停經後有應力性尿失禁症狀的病患，可補充estrogen，以增加陰道及尿道附近黏膜增生。α-agonists可以增加括約肌張力，增加尿道閉鎖壓，降低因腹壓增加而漏尿現象，但pseudoephedrine及ephedrine具血管收縮及增快心跳作用，有高血壓、心絞痛及心律不整的病患要小心使用。滿溢性尿失禁可以α-antagonists降低尿道出口阻力，而有攝護腺增生問題的病患，可以5-α-reductase inhibitors減縮小增生的攝護腺，以降低尿道出口阻力。bethanechol可促進膀胱收縮，有助於膀胱排空，適用於逼尿肌收縮無力的滿溢性尿失禁。

尿失禁治療藥品與各受體之作用強度如**表6-12**所示，尿失禁之藥品治療如**表6-13**所示，可能引起或惡化尿失禁的藥品如**表6-14**所示。

◆急迫性尿失禁

通常會選擇α-促進劑、補充荷爾蒙、抗膽鹼作用劑、三環抗憂鬱劑或平滑肌鬆弛劑來降低膀胱的收縮。若是因急性發炎引起的尿失禁，通常只需服用抗生素，症狀便可獲得改善；病患若是屬於緊張、焦慮型，則可服用較輕微的鎮靜劑或抗憂慮劑來治療。

◆應力性尿失禁

由於膀胱頸及近端尿道平滑肌上布滿α接受體，所以給予α-促進劑（如phenylpropanolamine、pseudoephedrine）可增加尿道出口的阻力，進而改善尿失禁。此外也可藉由提肛運動來加強尿道肌肉的力量，或

表6-12　尿失禁治療藥品與各受體之作用強度

	抗膽鹼作用	平滑肌鬆弛作用	受體促進作用
oxybutynin	+	+	−
flavoxate	+	+	−
propantheline	+	−	−
imipramine	++	+	+
phenylpropanolamine	+	−	+

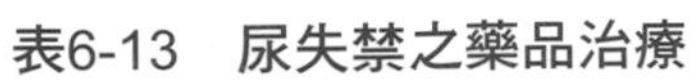

表6-13　尿失禁之藥品治療

分類	藥品	作用機轉	建議劑量	使用禁忌
急迫性尿失禁	flavoxate	平滑肌鬆弛、逼尿肌鬆弛、抗膽鹼作用	100～200mg tid～qid	阻塞性尿路病變、胃腸道出血
	imipramine	抗膽鹼作用、受體促進作用	10～25mg qd～tid	青光眼、過去14天曾服用MAOI者
	terodiline	降低膀胱收縮力、逼尿肌鬆弛、抗膽鹼作用	50mg/day	對terodiline過敏者
	oxybutynin	抗膽鹼作用、平滑肌鬆弛劑	2.5～5mg bid～qid	青光眼、阻塞性尿路病變、重症肌無力、胃腸道阻塞
	propantheline	抗膽鹼作用	7.5～15mg tid～qid	窄角性青光眼、胃腸道或泌尿道阻塞者、潰瘍性結腸炎
	tolterodine	抗膽鹼作用	1～2mg bid	窄角性青光眼、尿滯留
應力性尿失禁	ephedrine	α受體促進作用	25～50mg q6h	心律不整、窄角性青光眼、併用交感神經作用劑
	estrogens	使尿道黏膜增生	口服：0.625～1.25mg/day 外用藥： 0.5～1mg tiw 貼片： 0.05～0.1mg biw	孕婦、乳癌、血栓疾病
	imipramine	α受體促進作用	10～25mg qd～tid	青光眼、過去14天曾服用MAOI者
	phenylpropanolamine	α受體促進作用	75mg bid	對此藥過敏者

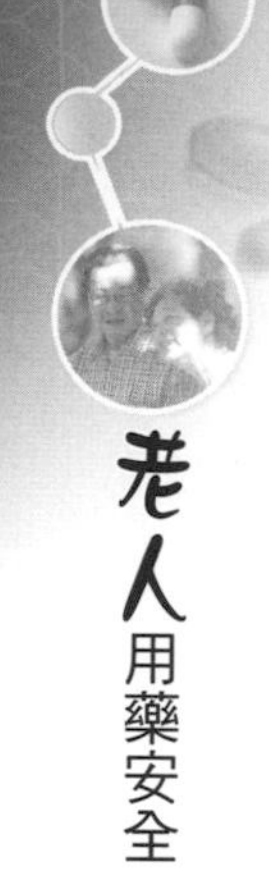

（續）表6-13　尿失禁之藥品治療

分類	藥品	作用機轉	建議劑量	使用禁忌
滿溢性尿失禁	bethanechol	膽鹼作用、刺激膀胱肌肉收縮	10～50mg bid～qid	胃腸道或泌尿道阻塞者、胃潰瘍、巴金森氏症
	terazosin, doxazosin, prazosin, tamsulosin	α_1-拮抗、膀胱頸及近端尿道平滑肌鬆弛作用	1～5mg/day 2～4mg/day 1～2mg tid 0.2mg/day	對此類藥過敏者

表6-14　可能引起或惡化尿失禁的藥品

Drug/ Drug Class	Effects
alcohol	may cause polyuria, sedation, delirium, and immobility
α-agonists	may cause urinary retention
α-blockers	may cause urethral relaxation
ACE inhibitors	associated cough may exacerbating stress incontinence
anticholinergic agents	may cause urinary retention, overflow incontinence, and fecal impaction
antidepressants	may exhibit anticholinergic activity and cause sedation, resulting in immobility
antipsychotics	may exhibit anticholinergic activity and cause sedation, rigidity, and immobility
β-agonists	may cause urinary retention
β-agonists	may cause urinary retention
caffeine	may cause exacerbation or precipitation
calcium channel	
blockers	may cause urinary retention
diuretics	may cause polyuria, frequency, and urgency
narcotic analgesics	may cause urinary retention, fecal impaction, sedation, and delirium
sedatives/hypnot-ics	may cause sedation, delirium, and immobility

補充荷爾蒙製劑來改善泌尿道萎縮現象。若藥品和提肛訓練皆無效時，則須考慮以手術方式將膀胱頸吊高，使膀胱尿道角度恢復正常，使能達到禁尿的目的。

◆滿溢性尿失禁

因攝護腺肥大或尿道狹窄導致膀胱內尿液長期無法排空，引發感染，造成膀胱收縮力變差，加上尿道本身因攝護腺肥大而受到擠壓，則選擇可增強膀胱收縮的藥品（如α-拮抗劑）來治療。再加上訓練膀胱治療，只要治療得當，膀胱功能大多能恢復。

除了老化所導致的泌尿道功能退化外，一些藥品也可能引起泌尿道功能的改變。如鎮靜安眠製劑、麻醉性止痛劑及抗組織藥品常會導致病患之活動力降低及嗜睡、意識較不清楚的副作用，而影響神經控制排尿的能力。抗憂鬱劑（如amitryptyline）、抗巴金森氏症（如trihexyphenidyl）及抗精神病製劑（如thioridazine、haloperidol）因具有抗膽鹼作用，所以對有尿瀦留患者禁忌使用。而利尿劑及酒精會造成多尿、頻尿及急尿，惡化失禁問題；鈣離子阻斷劑及具α促進作用的去鼻充血製劑在男性則易導致尿瀦留；α-阻斷劑則因會造成尿道鬆弛，所以會惡化女性的應力性尿失禁。

二、攝護腺肥大及其用藥

(一)攝護腺肥大

攝護腺又稱為前列腺，是一種男性腺體，它製造精液中的一些與精子混合的液體。攝護腺位在膀胱正下方，它完全包圍住尿道。攝護腺20歲時長到正常大小（約是胡桃的大小），它在45歲左右會再度變大，且在往後的日子會繼續變大。這是細胞增殖所造成。

攝護腺肥大症（benign prostatic hyperplasia, BPH）在上了年紀的男性是非常普遍的。粗略估計，50歲以上的男性，一半有攝護腺肥大的問題。攝護腺肥大症會壓迫尿道，於是造成小便後膀胱仍有殘餘尿

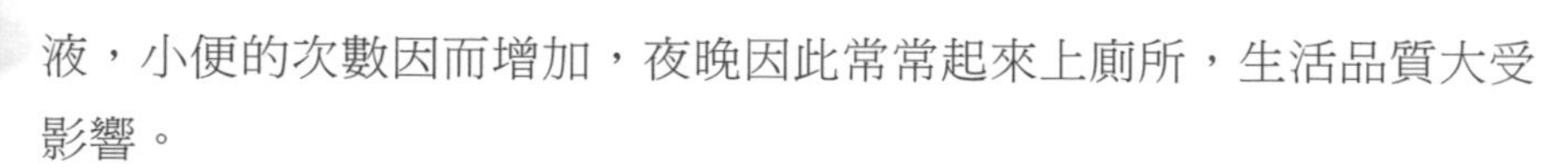

液，小便的次數因而增加，夜晚因此常常起來上廁所，生活品質大受影響。

尿道通過攝護腺，因此攝護腺肥大可能會壓迫到尿道甚至阻塞尿路，在臨床上常見症狀有：

1.解尿時遲緩且力量變小，無法立即解出。
2.頻尿及夜尿（小便次數增加，半夜常常起床解尿）。
3.餘滴（小便解完後還滴滴答答流個不停）。
4.急性閉尿（膀胱脹卻突然解不出尿來）。
5.急性尿滯留。
6.嚴重時可能造成血尿等等。

有時膀胱更因長期脹大，而造成尿失禁。由於膀胱有餘尿，亦容易造成尿路細菌感染。即使沒有感染問題，腎臟可能受到膀胱餘尿倒灌壓力，而變成了水腎，進而影響到腎臟的功能，有時甚至導致尿毒症。

攝護腺肥大的發病原因不明，至目前為止尚無明確的說法。在治療上，雖可以外科手術切除，但手術花費高且後遺症大，所以藥品治療會是優先考慮。

「國際攝護腺症狀評分方式」係由患者根據有關泌尿系統症狀的七個調查問題作出的回答而給予評分。每一個問題患者都有五個答案選擇，以0～5的計分法來計算，總分0～35分（無症狀以至嚴重症狀），如**表6-15**。

(二)治療攝護腺肥大藥品

一般而言，老人血管收縮受α_1-receptor的影響遠比年輕人大，而α_{1a}-antagonists如tamsulosin，因對血壓影響小，故老人比較不會發生低血壓或昏厥（syncope）現象，較不會有造成跌倒受傷，甚至危及生命的副作用。因此tamsulosin較其他α_1-antagonists藥品更適合老人。治療攝護腺肥大藥品之比較如**表6-16**所示。

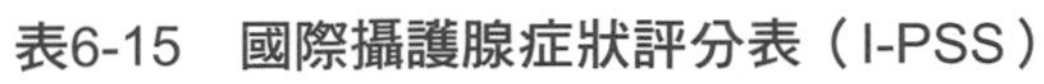
表6-15　國際攝護腺症狀評分表（I-PSS）

在過去一個月中	沒有此情況	少有此情況	偶爾有此情況	約半數有此情況	時常有此情況	差不多經常如此
1.膀胱不能完全排盡尿液 每當您小便完的時候，您感覺到膀胱裡的尿液並未完全排盡的次數是	0	1	2	3	4	5
2.排尿的次數 每當您小便完的兩小時內，您又頻頻想小便的次數是	0	1	2	3	4	5
3.間歇尿症狀 當您在小便的時候，您發現您的小便斷斷續續的次數是	0	1	2	3	4	5
4.尿急的症狀 您覺得無法憋尿的次數是	0	1	2	3	4	5
5.排尿無力的症狀 您覺得排尿無力尿流甚弱的次數是	0	1	2	3	4	5
6.逼尿的症狀 您覺得在開始排尿時必須用力逼尿才能排出的次數是	0	1	2	3	4	5
7.夜尿症 由您開始上床直至早上睡醒時您為了小便要起床的次數是	0	1	2	3	4	5

當I-PSS分數總和高過15分，就屬中等程度以上的嚴重性。

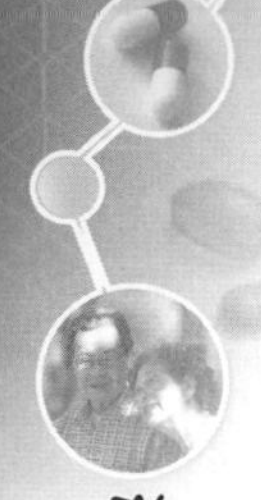

表6-16　治療攝護腺肥大藥品之比較

	alfuzosin XL	terazosin	doxazosin XL	tamsulosin
生體可用率	49%	90%	62～69%	100%
血漿蛋白結合率	82～90%	90～94%	98～99%	99%
半衰期（小時）	10	12	22	9～15
Vd（L/kg）	2.5～3.2	25～30	1～3.4	0.2
排泄途徑（尿）	24～30%	60%	9%	76%（＜10%為原形藥品）
排泄途徑（糞便）	69%	40%	63～65%	21%
長效劑型	不可咬碎，不可剝半（緩釋劑型）	可咬碎，可剝半	不可咬碎，不可剝半（緩釋劑型）	不可咬碎，不可打開膠囊（緩釋劑型）
肝功能異常患者	應調量	嚴重者應調量	嚴重者應調量	嚴重者應調量
腎衰竭患者	不需調量	不需調量	不需調量	Ccr＞10ml/min不必調量

alfuzosin、terazosin、doxazosin與tamsulosin在治療攝護腺肥大所引起的泌尿道阻塞方面，改善症狀及尿流的效果相當接近，皆可達30～40%之多。

◆非選擇性甲型交感神經阻斷劑（α-blocker）

如terazosin、phenoxybenzamine、doxazosin，放鬆前列腺及膀胱頸平滑肌等作用，改善攝護腺肥大症狀。

◆選擇性甲型交感神經阻斷劑

alfuzosin、tamsulosin，放鬆前列腺及膀胱頸平滑肌等作用，改善攝護腺肥大症狀。具備選擇性的α_{1a}阻斷特性（α_{1a}-blocker），對前列腺平滑肌有較強的作用，而降低其他血管平滑肌的不良反應，故副作用較非選擇性α-阻斷劑相對減低。

人體泌尿道中膀胱頸和尿道屬於交感神經所支配的平滑肌，因此甲型交感神經阻斷劑能使人體之血管因平滑肌放鬆而血管擴張使血壓下降，同理亦可使膀胱頸、攝護腺、尿道放鬆而改善排尿之困難。甲型交感神經阻斷劑不會影響血糖、血脂、尿酸與電解質，另可放鬆膀胱出口處肌肉，使小便順暢，尤其適用於有攝護腺肥大的病人。

◆5α還原酵素抑制劑（5α-reductase inhibitor）

如finasteride、dutasteride，由於男性體內男性荷爾蒙長期的作用，使得攝護腺增生，是造成攝護腺肥大的原因。這類藥品作用在阻斷攝護腺細胞內dihydrotestosterone（DHT）的產生而抑制雄性素的合成，臨床上有使攝護腺縮小的療效。性慾下降及陰莖勃起障礙的症狀，不過大多在停藥之後可以完全復原。

三、性功能障礙及其用藥

(一)性功能障礙

40歲以上的男性有17.7%患有勃起功能障礙（erectile dysfunction, ED），若再依不同的年齡群來分組則發現40～49歲組有8.2%，50～59歲組有17.9%，60～69歲組有27.2%，70歲以上有34.4%患有勃起功能障礙，可見勃起功能障礙的發生率是隨著年齡的增加而升高。除了年齡因素以外，勃起功能障礙的發生率和一些慢性疾病也有著很密切的關係，其中糖尿病有36.1%，高血壓有28.3%，心血管疾病有23.3%，攝護腺肥大有22.0%，憂鬱症有25.8%患有勃起功能障礙。

勃起功能障礙，俗稱陽萎。勃起功能障礙的診斷主要是靠病患的主訴，因此如果病患不能獲得陰莖十分的勃起，同時不能獲得滿足的性生活時，即以勃起障礙來判斷而加以治療。

陰莖海綿體（corpora cavernosa）可視為一種血管組織，因此治療勃起障礙的藥品許多具有抑制交感神經或是刺激副交感神經的藥理作用，另外就是具有前列腺素的活性。使用時多半合併兩種以上藥品，但是大部分的成分在臨床上不常用，而且大都缺乏有系統的臨床試驗。

通常勃起障礙分為心因性的勃起障礙及器質性的勃起障礙兩種。如果是心因性，可能是由於生活壓力引起；而器質性的勃起障礙主要

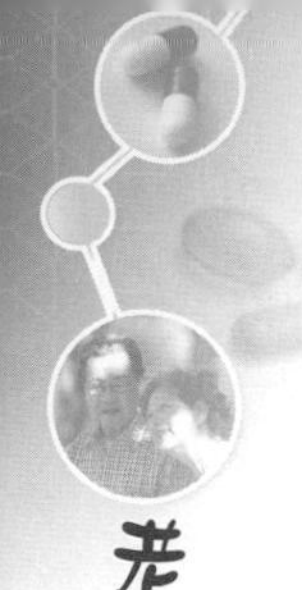

是血管和末梢神經的病變所引起，如高血壓和糖尿病都是。勃起功能障礙致病因子如**表6-17**所示。

(二)治療勃起障礙藥品

勃起功能障礙的治療藥品共有三種：sildenafil、vardenafil、tadalafil。這三種都是屬於第五亞型磷酸雙酯酶（phosphodiesterase 5, PDE-5）抑制劑。

PDE-5抑制劑的作用機轉：當陰莖勃起的時候，在陰莖海綿體內會釋放一氧化氮（NO），然後NO會活化鳥嘌呤核苷酸環化酶（guanylate cyclase, GC），受激化的GC則促使三磷酸鳥苷酸（guanosine triphosphate, GTP）轉變成環磷酸鳥苷酸（cyclic guanosine monophosphate, cGMP），GC的酶轉變為cGMP，使得cGMP含量上升，造成陰莖海綿體內的平滑肌舒張，使血液容易流入而引起陰莖勃起。但PDE-5這種酶會分解cGMP造成勃起消失，此時若使用PDE-5抑制劑，將有效地抑制PDE-5，使得cGMP的含量維持一定的水平，繼續保持陰莖勃起。

PDE-5抑制劑有降壓作用，不能併用狹心症的治療藥品硝基甘油錠（nitroglycerine）舌下錠，如果合併使用收縮壓會降得很低，低到20

表6-17　勃起功能障礙致病因子

分類	致病因子
年齡	勃起功能障礙發生率隨著年齡增加而升高
精神疾病	憂鬱、焦慮、壓力
神經病變	腦部疾病、脊髓神經損傷、周邊神經損傷、生殖或泌尿系統受損
荷爾蒙障礙	腎上腺皮質機能亢進、泌乳激素亢進、甲狀腺亢進或低下、性腺低下、愛迪生氏症
血管方面	動脈粥樣硬化、缺血性心臟疾病、周邊靜脈疾病、血管機能不全（如瓣膜閉鎖不全）
藥品	降壓藥、抗憂鬱劑、雌激素、抗雄性激素、digoxin
生活習慣	酗酒、抽菸、濫用大麻或尼古丁
其他	糖尿病、腎衰竭、高血脂症、高血壓、慢性阻塞性肺疾病

～30mg，因此心臟功能較差的人可能會發生致命的危險。

四、腎臟病及其用藥

(一)腎臟病

腎臟最主要的功能就是「做尿」，可是要做出一個「好尿」並不是一件簡單的事。腎臟雖然只是製造「尿」一個產品，但其製造過程卻是極其複雜，稍一不慎沒有辦法做出「好尿」時，就會產生許多問題。

所謂「好尿」代表的是尿中含有身體內過多且需要排泄的物質，這些物質主要有水分、新陳代謝後的廢物及過多的電解質等，這些尿中物質的含量時多時少，完全依據當時身體內過多的程度而由腎臟決定排出量，因此腎臟的主要功能與其說是「排泄」，還不如說是「調節」來得恰當。一個好的腎臟可以經由製造一個無論在「質與量」上均極適當的「好尿」，而來調節身體內水分、電解質及新陳代謝的正常狀態。

腎臟還有其他重要的分泌功能，包括分泌腎素、紅血球生成素及活性維生素D等，這些也都與生命有密切相關。

末期腎臟病（end-stage renal disease, ESRD）為慢性腎臟病（chronic kidney disease, CKD）最嚴重的疾病狀態，患者必須接受腎臟替代療法（透析或腎移植）。全球末期腎臟病的人口每年以7%的速度擴張，2010年的ESRD人口估計將超過200萬人。

根據衛生福利部2007年之統計資料顯示，臺灣每十萬人口因腎臟相關疾病死亡的人數為22.2人，死亡率約3.7%，與2006年的20.6人，約3.5%相比，有增加的情形。而另一個腎臟病人不少的證據是近年來洗腎人口的持續增加，因為基本上一個腎臟病人只要診斷確定，假以時日就有變成另一個洗腎人口的可能性。

腎臟病的種類繁多，較常見的有免疫傷害引起的腎絲球腎炎及細菌感染有關的腎盂腎炎等，另外糖尿病、高血壓及全身性紅斑性狼瘡

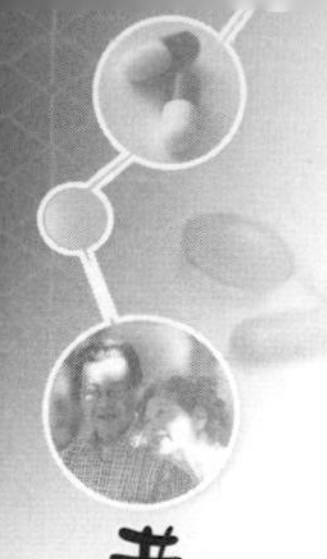

等病人也常併發腎臟病變。

(二)影響腎功能的危險因子

慢性腎功能障礙（統稱慢性腎衰竭）是所有腎臟病的共同結果，這是一種所謂的「進行性」疾病，也就是說一旦診斷確定以後，這個病只會惡化而不可能會痊癒，而在這個漫長的病程當中，確實有些外來的因素可能雪上加霜，進一步的使腎功能發生暫時性或永久性的傷害，這些外來的因素一般稱為危險因子。

影響腎功能的危險因子中，藥品占有極重要角色，其中較主要的是一些止痛劑及抗生素，其他藥品如利尿劑使用不當的話，也可能因體液的流失而加速腎功能惡化。另外尿路感染也會影響腎功能，由於尿路感染經常沒有明顯症狀，因此有時不易被察覺。

另一個影響腎功能的重要危險因子是高血壓，腎臟病人常併發高血壓，而高血壓本身又可惡化腎功能，兩者之間成為一個惡性循環現象，因此高血壓的控制對腎臟病人而言極為重要。

飲食對腎功能的影響主要在鹽分及蛋白質的攝取上，基本上少吃肉是正確的，但少吃並不等於不能吃，部分病人視肉類如毒品，長期下來自然發生營養不良現象。

當腎臟病人合併有高血壓或水腫時，鹽分固然是要減少攝取量，但一個輕度或中度腎臟病人若沒有合併高血壓或水腫時，鹽分吃的太少反而可能加速腎功能惡化，因此腎臟病人之飲食需遵從醫師及營養師之指示。

腎臟病之所以可怕就是在於此病在早期沒有明顯症狀，眾所周知的水腫雖是腎臟病常見的症狀之一，但當一個腎臟病人出現水腫時，通常疾病本身已經進行了一段時期。

腎臟病人也可能出現一些如食慾不振、倦怠失眠、頭暈目眩等症狀，由於這些症狀並不是腎臟病人特有的症狀，因此也不易診斷，所以「早期診斷及早治療」在腎臟病人身上並不容易。

要早期診斷腎臟病最重要的是尿液檢查，這是最簡單、方便、經濟且有效的方法來發現腎臟病，可以檢出病人有血尿或尿蛋白的現象，至於抽血檢查血液中代表腎功能的肌酸及尿素氮濃度是否升高等，雖然也可以知道腎臟有毛病，但血液檢查不如尿液檢查來得敏感。

腎臟的疾病包羅萬象，國人常見的慢性腎臟病和造成尿毒症的病因包括以下五大類：

1.腎小球病變（如各種原發性和繼發性腎小球腎炎）。
2.糖尿病腎病。
3.血管性腎病（如高血壓性腎動脈硬化症）。
4.腎小管間質性腎病（含括腎小管間質性腎炎、尿路結石、腎髓質鈣化、輸尿管或尿道狹窄）。
5.先天性腎臟病（如具遺傳傾向的多囊性腎臟病）。

腎臟病的惡化進展通常相當緩慢，在早期病人不一定有任何不適，但等到有症狀時又已經太晚。因此，最好能夠定期接受基本的腎臟健康檢查，才能及早瞭解腎臟的健康狀況。

由於腎臟病早期沒有症狀，所以必須依靠尿液檢查（蛋白尿、顯微鏡下血尿或糖尿）、血液檢驗（血中尿素氮升高、血中肌酸酐升高或肌酸酐擴清率降低）和超音波掃描（如多囊性腎臟、腎髓質鈣化、腎盂水腫）。腎臟病嚴重度的臨床分期如**表6-18**所示。

是否出現「泡水高貧倦」（代表「泡」沫尿、「水」腫、「高」

表6-18　腎臟病嚴重度的臨床分期

嚴重度	腎絲球過濾率（GFR）	臨床表現（症狀）
1	≧90	無
2	60～89	通常無
3	30～59	血中肌酸酐濃度上升，臨床有時無特殊症狀
4	15～29	初期尿毒症狀
5	≦15	尿毒症狀明顯或需要透析治療

＊依據2003年美國腎臟基金會的建議

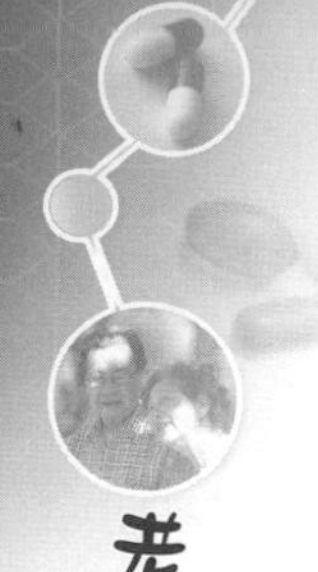

血壓、「貧」血、「倦」怠）等症狀，泡沫尿代表可能有蛋白尿，水腫表示體液過多，高血壓代表腎功能可能不正常，貧血和倦怠反映腎衰竭嚴重。

其他可能與腎臟病有關的症狀還包括腰酸背痛、肉眼可見之血尿。前者嚴格來說應該是指腰側疼痛，可能是腎臟腫瘤、多囊性腎臟、腎泌尿道感染、腎泌尿道結石、尿路阻塞等問題；後者則可能是腎泌尿道結石、腎臟感染、膀胱發炎或受傷、腎小球腎炎等病變。

有些腎臟病是屬於功能性的障礙，如腎小管酸血症、腎源性尿崩症、低血鉀症、低血磷症、低血鎂症等，這些疾病並不會導致尿毒症，卻會引起肌無力、多尿症（每日尿量超過3,000毫升）、抽筋等特殊的症狀。會引起尿毒症的慢性腎臟病常發生在中老年人，而功能性疾病比較常見於年輕人和小朋友。

針對洗腎的六大高危險群——糖尿病、高血壓、老人（＞65歲）、蛋白尿、有腎臟病家族史、長期服用藥品者，應該「每三個月檢查尿液、血壓及血肌酐酸等三項」，簡稱為「護腎檢查三三制」，可以提早發現問題。腎臟病患者的飲食建議如**表6-19**所示。

表6-19　腎臟病患者的飲食建議

營養成分	臨床分期	
	1～4期（未洗腎患者）	第5期（或洗腎患者）
蛋白質	1公克／公斤／天	0.8公克／公斤／天
鈉	1～3公克／天	2～4公克／天
鉀	1.6～2.8公克／天	2～3公克／天
鈣	1～1.5公克／天	1.4～1.6公克／天
磷	＜10毫克／公斤／天	＜17毫克／公斤／天
維生素	1.適量B_6、B_9、B_{12}及C 2.勿隨意大量補充脂溶性維生素（A、D、E、K）等	

＊依據2003年美國腎臟基金會的建議

(三)腎功能檢測

◆血尿素氮（BUN）

血尿素氮的形成主要是來自蛋白質代謝的最終產物。其排泄也是經腎臟由尿液排於體外。因此血中尿素氮的濃度，可以用來做評估腎功能的指標。正常的血尿素氮的範圍為10～20mg%，如果超過20mg%則稱為有高氮質血症。但是因為血尿素氮容易因缺乏水分、吃大量蛋白質食物、上消化道出血、嚴重肝病、感染、使用類固醇藥品，及腎的血流量不足等影響，而暫時性上升。因此如果只有血尿素氮濃度升高，而血肌酸酐濃度正常，腎機能是正常的。

所以血尿素氮雖然可作為判斷腎功能的指標，但不如血肌酸酐及肌酸酐清除率來得準確。

◆血肌酸酐（creatinine, Cr）

血中的肌酸酐主要是來自於身體肌肉活動的代謝產物，而每天的產量全部都經腎臟由尿液排泄。因此，腎功能一有問題，無法完全排出每日所產生肌酸酐，即會造成血中肌酸酐濃度上升的現象。上升越高，腎功能越不好。

由於肌酸酐是肌肉代謝的廢物，因此血中肌酸酐的濃度與每個人的肌肉總量或體重多少有關，與飲食或水分攝取無關。雖與血中尿素氮（BUN）合稱為尿毒，但肌酸酐的濃度高低，較血中尿素氮更能準確的顯示腎功能的好壞。

血中肌酸酐濃度正常時，並不一定代表腎功能一定正常，最好能夠再檢查所謂「肌酸酐清除率」較為準確。也由於腎臟有相當大的代償功能之故，一般人血肌酸酐濃度雖然只從1.4mg%上升到1.5mg%而已，事實上，整個腎功能可能已經喪失了50%以上。

◆肌酸酐清除率（creatinine clearance, Clcr）

是目前在臨床上使用廣泛，較準確的腎機能評估方法。正常人的肌酸酐清除率約為每分鐘80～120ml，平均約為每分鐘100ml。如果算

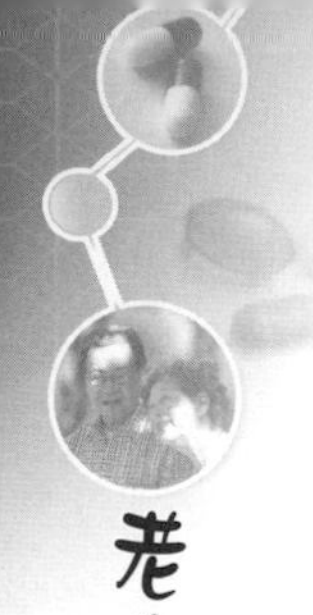

出來清除率只有每分鐘50～70ml，即表示腎機能有輕度損傷。如果只有每分鐘30～50ml，則代表腎機能中度損傷。如肌酸酐清除率小於每分鐘30ml，表示腎機能重度損傷。此時尿毒症的症狀會逐漸出現。到了清除率小於每分鐘10ml以下時，則病患應準備開始洗腎透析治療。

肌酸酐清除率的計算方法相當簡單。只要收集整天24小時的尿液，檢驗其尿中及血中肌酸酐濃度即可計算。

$$\text{肌酸酐清除率}=\frac{\text{尿中肌酸酐濃度（mg\%）}\times 24\text{小時尿液總量（ml）}}{\text{血中肌酸酐濃度（mg\%）}\times 1{,}440\text{（分鐘）}}$$

◆**尿液比重及滲透壓**

此兩項指標反映腎臟對尿液的濃縮能力。測定全天中各次尿液比重均無法達到1.018以上，或各次尿液比重差距不到0.008以上時，即表示濃縮功能已經受損。

如果收集24小時尿液，檢測其滲透壓與同時之血液滲透壓比值，此值應大於1.0。否則即表示腎濃縮能力失常。或在禁水12小時後，測其尿及血滲透壓比值，正常比值應該大於3以上，否則也是腎濃縮能力受損。濃縮能力異常，經常出現在止痛劑腎病變的病人。

慢性腎病的定義標準有兩項，第一項為腎臟受損超過三個月，包括結構和功能上的異常。此異常可以是病理的異常或是血液、尿液或影像學異常；第二項是腎絲球濾過率＜$60ml/min/1.73m^2$超過三個月，不管有無合併腎臟受損。慢性腎臟病依據腎絲球濾過率可分為五期，藉由此分期，可以瞭解腎臟功能的情況並且針對該分期而做預防或治療。

(四)慢性腎臟病治療對策

慢性腎臟病治療對策如下（**表6-20**）：

1.需嚴格控制血壓至130/85mmHg以下（若蛋白尿＞1g／日，則血壓須控制至125/75mmHg以下），使用血管張力素轉換酶抑制劑（ACEI）或血管張力素第一型受器抑制劑（ARB）為治療的第

表6-20　慢性腎臟病之治療策略

危險因子	介入方式	治療目標
高血壓	ACEIs或ARBs單一藥品用最大劑量治療尚無法達到治療目標時，可考慮併用	蛋白尿＜0.5g/d GFR下降速率＜2ml/min/y
高血壓與蛋白尿	視狀況增加其他降血壓藥	蛋白尿＜1g/d時，BP需＜130/80mmHg 蛋白尿＞1g/d時，BP需＜125/75mmHg
糖尿病	需嚴密控制血糖	HbA1c＜6.5%
高蛋白飲食	限制蛋白質的攝取	0.6～0.8 g/kg/d
高血脂	治療高血脂	LDL＜100mg/dl
抽菸	戒菸	戒除
貧血	矯治貧血	血色素治療目標10.0～13.0g/dl 運鐵蛋白飽合度＞20%，血清儲血蛋白200～500ng/ml
肥胖	控制體重	控制至理想體重
腎毒性藥	止痛藥等藥品小心使用	

一線用藥。

2.降低蛋白尿：ACEI與ARB都有很好的治療效果。

3.低蛋白質飲食：每天每公斤體重攝取0.6～0.75公克的高生理價質蛋白質（如動物性蛋白質、蛋、乳等）。

4.若有高血壓、心臟衰竭或嚴重水腫，則必須攝取低鹽飲食（每天3公克食鹽），但若無這些情形，則鹽分的攝取量就必須依據病人每天尿液的鹽分排泄量來決定。

5.避免下列可能惡化腎功能的因素：如濫用藥品（類固醇、感冒藥水、止痛劑、X光顯影劑、抗生素、不明來歷的藥品等）、脫水、心臟衰竭、低血壓或休克、泌尿道阻塞、感染、電解質不平衡等。

6.若有少尿（尿液每天少於500毫升）及嚴重腎衰竭，則必須攝取低鉀飲食。

7.治療原發性疾病：例如糖尿病及免疫性腎小球腎炎等。

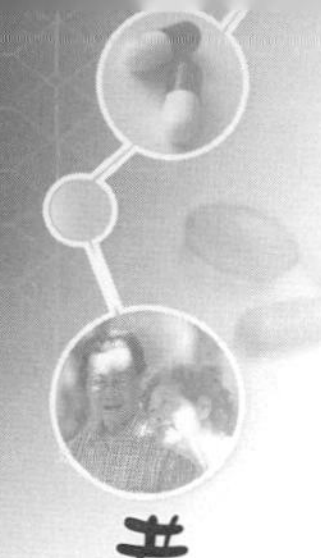

五、夜尿症及其用藥

(一)夜尿症

夜尿是造成老人睡眠中斷的最主要原因，也是令老人最困擾的排尿問題。夜尿的症狀會影響睡眠品質，更進一步影響生活的品質，若是一個晚上需要起床小便超過兩次，常在白天會打瞌睡，注意力不集中，認知及情緒都會受到影響；在半夜因尿意感起床，常造成老人在半睡半醒去廁所時發生跌倒的意外事件；尤其在冬天的晚上，起身上廁所時突發腦中風，心肌梗塞的意外，也時有所聞。

65歲以上的老人，大約有70%有夜尿的症狀，80歲以上的老人，一個晚上至少須起身如廁三次以上的情況更高達八成以上。

造成夜尿的原因很多，主要可以分為多尿症、夜間多尿症、膀胱儲存功能障礙、睡眠問題這幾項因素。

一個正常人在一天24小時裡面，大部分的尿液排泄是在非睡眠狀態下進行。平常大約每四小時排尿一次，每次排尿量約350～500毫升，當然水喝多了尿也會排得多。但是到了夜晚我們身體裡面，分泌「抗利尿荷爾蒙」會增加，使得在睡眠的時候，尿液濃縮排尿量減少。因此，除非睡前喝了大量的水分，否則在夜晚八個小時的睡眠時間裡，正常人是不會起來小便的，要等到清晨尿漲了，才起來將夜裡的尿量排出。夜間排尿的量通常也是小於500毫升，那是正常在夜間抗利尿荷爾蒙作用，所產生的尿液濃縮，是一種生理現象，也是讓我們可以有足夠的睡眠的生理變化。

夜尿症的原因很多，除了跟身體的荷爾蒙分泌之外，與新陳代謝疾病、情緒因素，或是膀胱以及尿道的生理病理學變化都有關係。有些人在睡眠剛開始的時候，便會頻頻起來排尿，明明尿沒有很多，卻會讓他覺得非常漲，這主要是來自於情緒的因素。尤其是焦慮不安，使得大腦對於膀胱裡面有尿液的感覺特別敏感，因此他必須把尿液排空，才能夠安心的入睡。

當睡眠時候，排尿的總量大於全天排尿總量的三分之一，或是大於900毫升以上，便稱為「夜尿多尿症」。這種多尿症可能是來自於睡前服用利尿劑，使得夜間尿量增加，或是病人有一些新陳代謝的疾病，如糖尿病、腎臟病、尿酸過高、高脂血症等等。這些新陳代謝的疾病，使得血清中的滲透壓增加，因此水分會大量的由組織液流到血管內，增加腎臟的血流，而促成尿液製造的增加，產生多尿症。年過65歲的老人，有部分可能是來自於身體機能的退化，因此抗利尿荷爾蒙的產生便會發生問題，因此在夜間會有多尿症。

由於夜間尿量的增加，使得膀胱無法負荷過多的尿液，因此當夜間排尿的量超過膀胱能夠負荷的容量時，病人便會起來排尿。當然，這個時候也要看病人膀胱容量是否正常，因為正常的人最大的膀胱容量可能到達500毫升以上，除非夜間尿液排泄超過500毫升，否則並不需要起來排尿。

在冬天需要常常起來排尿的老人，更有較高的機會會產生急性心肌梗塞或是腦中風。因此夜尿症雖然不是一個直接會危害健康的問題，但它卻會間接危害老人的安全，也是產生夜間意外的主要原因。

對於有夜尿症的老人，只要仔細的進行診斷，記錄其夜間排尿量，並且檢查其膀胱與尿道的功能是否有不正常的地方，便可以抓住正確的診斷，而給予正確的治療。如病人有膀胱出口阻塞，我們便可以使用藥品來減少尿道的阻力，使得排尿變為順暢，膀胱的容量也會逐漸的增加，縱使夜間尿多也可以減少夜尿症的次數。

如果是膀胱過動症的老人，可以給予抗膽鹼藥品來降低膀胱的活性以及敏感度，同樣可以使得夜尿症得到改善。對於有抗利尿荷爾蒙分泌較少的老人，我們也可以在夜晚睡眠前，給予適量的抗利尿荷爾蒙，來補充其血清中抗利尿荷爾蒙的濃度，使夜間尿液得到濃縮，而減少尿液的製造。

不過這種抗利尿荷爾蒙的使用必須特別小心，因為水分積在身體裡面沒有排出，對於一些老人而言，是有點危險的。如有鬱血性心臟病的老人，可能因為身體水分的增加而產生呼吸困難或是心臟負荷的增加水分增加。同時也會減少血清裡面的鉀離子與鈉離子。有些病人

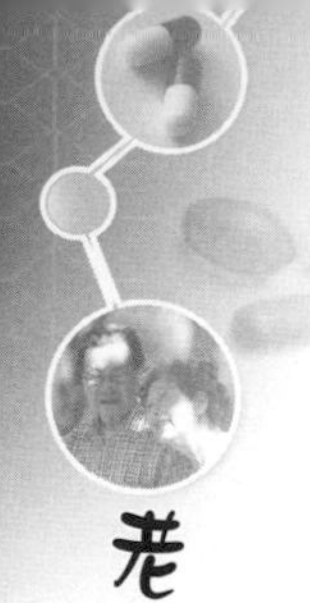

特別敏感，可能在服用一、二天後便會產生低鈉血症，因此造成全身虛弱、頭痛等症狀。因此在使用這些藥品的時候，可能需要經過幾天的測試，並且檢查服用後之血清電解質濃度。

如果病人能夠適應這種藥品，便可以給予適當的抗利尿荷爾蒙服用，如果病人無法適應抗利尿荷爾蒙的副作用，也可以考慮在下午的時候給予利尿劑。先將身體裡面的水分脫出，使得病人在夜晚睡覺的時候，水分必須要留在體內，而減少尿液的製造，這也是一種很好的治療方法。

大部分的老人有夜尿症，常常是合併膀胱出口阻塞、膀胱過動症，以及抗利尿荷爾蒙不足。可以根據病人的病理生理學給予合併的用藥。不過要注意的是，合併用藥對於老人可能產生副作用也較大，因此適當的調整藥品，並且根據老人最需要給予的藥品來做治療，才能夠讓他減少夜尿的次數，又能夠有良好的生活品質。

對老人來說，夜尿頻繁更容易導致摔倒和骨折，這可能與死亡率提高有關。

(二)夜尿的治療

◆多尿症

24小時的尿液若是每一公斤體重超過40毫升（以70公斤病人為例，70×40＝2,800毫升），則是多尿症。水分或是酒精攝取過多、糖尿病、尿崩症皆會發生多尿症，治療則是根據診斷，限制液體攝取的量或是藥品治療。

◆夜間多尿症

夜間尿量若是超過整天尿量的30%以上則是夜間多尿症。原因包括：抗利尿激素分泌不足、心臟衰竭、腎臟功能衰竭、睡眠呼吸中斷症候群等所造成，因此需合併治療這些內科疾病，其他一些治療的方法則包括減少夜間水分的攝取，選擇適宜時間服用利尿劑，合併腿部抬高，穿著彈性襪，以及抗利尿荷爾蒙激素的補充，都可以幫忙改善這類病人夜尿的症狀。

◆膀胱儲存功能障礙

原因包括功能性膀胱容量減少，夜間膀胱容量減少、膀胱過動症、膀胱出口阻塞、攝護腺肥大、老化。治療也是必須根據診斷，前列腺藥品可以幫忙減少攝護腺肥大造成的夜尿次數，抗膽鹼激素藥品可以減輕夜間逼尿肌反射過強所造成的夜尿。

如果因睡眠問題，如失眠而造成夜尿，則可以使用一些鎮靜、安眠的藥品，或是尋求睡眠問題專家的協助。

因此，改善老人夜尿症不僅可以提升老人睡眠及生活品質，也有助於預防老人意外事故。

如果是因夜間逼尿機能反射過強所造成的夜尿，通常可以使用抗膽鹼激性劑（anticholinergic therapy），如propantheline、oxybutynin及scoplamine。這些藥品可以改善夜尿次數，但卻無法使夜尿完全消失；而如果因夜尿導致的失眠，可以使用benzodiazepine類藥品加以改善。

尿失禁藥品比較表如**表6-21**所示。

表6-21　尿失禁藥品比較表

藥品	tolterodine 2mg	oxybutynin 5mg	flavoxate 200mg	propiverine 15mg
作用機轉	anticholinergic & used as antispasmodic	anticholinergic & used as antispasmodic	antiphosphodiesterase calcium blocking	anticholinergic calcium blocking
適應症	過動性膀胱（逼尿肌過度興奮、排尿頻繁及緊迫、尿失禁或尿急）	遺尿、尿失禁、神經性膀胱	膀胱功能異常	尿失禁、不穩定性膀胱狀態之尿急及頻尿
食物之影響	無影響	增加血中濃度	—	無影響
劑量	1～2mg bid	5mg bid～qid 老年人： 2.5～5mg tid max: 30mg/d	200～400mg TID	15mg BID～TID
副作用	口乾、視覺模糊、心悸、便祕、暈眩	口乾、視覺模糊、心悸、便祕、暈眩	想睡覺、高劑量下有便祕	想睡覺、便祕、口乾、視覺模糊

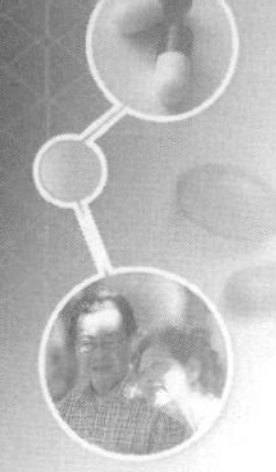

(三)夜尿症治療藥品分類

1.抗膽素藥品（anticholinergic agent）。
2.多重作用藥品。
3.三環抗憂鬱藥品。

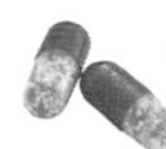

第3節　老人的神經系統疾病用藥

一、失眠及其用藥

(一)失眠

失眠（insomnia）係指無法入睡或入睡不久又清醒，無法完成自然睡眠，許多人偶爾有失眠，可能由於暫時性焦慮或疾病帶來的不適，精神上引起之焦慮及憂鬱亦可形成長期的失眠，一旦常有失眠的發生，有倦怠、嗜睡、血壓增高等症狀而嚴重影響正常作息。

失眠乃主觀感覺睡眠品質不好或睡不夠，進而影響白天之功能。失眠可能是入睡困難（超過三十分鐘才能入睡），或睡眠維持有困難（淺眠、易醒、早醒），而導致白天容易疲倦及注意力不集中，至無法從事複雜的工作，失眠也容易發生車禍、憂鬱、酒精濫用及增加死亡率。65歲以上老人一半以上有睡眠問題，失眠雖然很普遍，但只有5%成年患者求醫。易造成失眠的藥品如**表6-22**所示。

老人因為身體老化，而且伴隨著許多疾病，因此若有睡眠的相關問題，須先確認彼此的相關性。失眠常發生在老人身上，若是因為本身疾病所造成，則須先對疾病做處理。由於老人的生理機能會隨著老化而衰退，因此大多數藥品的劑量會比成人低一些。

(二)睡眠相關之肢體抽動疾病

由於腿不寧症候群（restless legs syndrome, RLS；患者入睡前後

表6-22　易造成失眠的藥品

anticholinergic agents β-adrenergic agonists β-adrenergic antagonists caffeine clonidine contraceptives (oral) corticosteroids daunorubicin dextroamphetamine ephedra (ma huang) ginseng interferon-α levodopa leuprolide	medroxyprogesterone methyldopa methylphenidate monoamine oxidase inhibitors nicotine phenylephrine phenytoin pseudoephedrine quinidine SSRIs St.John's wort theophylline thyroid preparations

感覺腳抖動、有蟲感或針刺感而無法入眠）和間歇性下肢運動障礙的發病是瞭解甚少的，所以主要的治療是控制症狀。一般來說，治療這兩種疾病的方法有相當多的重複性。含咖啡因的食物和飲料會加重症狀，應減少或排除。藥品治療也會加重症狀（如metoclopramide、抗組織胺、phenytoin、SSRIs），如果可以應避免。若鐵蛋白低於50μg/l可給予鐵離子補充劑。

這兩種疾病都用benzodiazepines治療，clonazepam在睡前給予0.5～1.0mg是最常使用足以減輕症狀且最能忍受的劑量。儘管間歇性下肢運動活性持續存在，這個治療也能使病人在睡眠中不會走動。

此外，用藥的利益仍要考慮風險的存在，包括（老人）潛在的白天鎮靜、跌倒、慌亂以及日益惡化和睡眠有關的呼吸系統疾病。增加多巴胺活性的藥品（dopaminergic agents），廣泛用於治療這些運動障礙。

通常用比巴金森氏症低的劑量來控制症狀。在睡前給予levodopa/carbidopa起始劑量100mg/25mg，並視需要時增加。症狀反彈惡化可能出現在藥品濃度下降時，在半夜重複給藥可能是必要的，因此緩釋劑

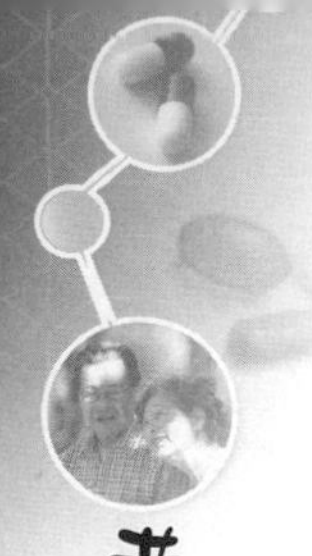

型可能會更切合實際。

特別注意的是這些藥品常發生增強的情況，即RLS的症狀在早上或下午的前幾個小時有增加的傾向，而非在夜晚。老人因dopaminergic agents容易白天嗜睡，副作用可能會妨礙或限制他們的使用，耐受性發生時需增加劑量。

用藥可能需要暫停數個月，其後重新給藥治療通常是有效的。老年患者，特別是那些有巴金森氏症或老年癡呆症的病人，有可能在多巴胺高劑量治療時有夜間幻覺或睡眠攻擊。

(三)治療失眠之原則

先正確評估失眠原因。一般而言，短暫失眠在急性壓力解除後即消失，良好睡眠衛生最重要，不得已可服用二至三天短效安眠。短期（short-term）失眠應鼓勵良好睡眠習慣，可以看情形給予七至十天之安眠藥；慢性失眠需先排除可能之精神科問題，若認知或行為治療無效，對大部分病人而言，可以間斷給予小於三週之安眠藥，以防耐藥性或依賴發生。

◆鎮靜安眠劑服藥須知

1.勿自行減藥、加藥或停藥。

2.勿自行合用其他鎮靜劑或喝酒，因會加強其副作用。

3.使用安眠藥後，通常一段時間後就可改善失眠的症狀，但若自行忽然停藥時，較容易發生緊張、著急、嘴乾、盜汗、發抖、震顫、噁心、失眠等戒斷情形。

4.服藥後於夜晚勿驟然起床，以免未完全清醒而跌倒。

5.應注意有無下列任何情況：腎臟或肝臟疾病、呼吸困難、肌肉疼痛（如重症肌無力）。

6.家人應協助老人或衰弱病患服用安眠藥。

7.服用安眠藥6小時內，不可操作危險器械、開車或過馬路。睡醒後應檢查身體的行動反應，不可冒然開車（服用benzodiazepine

發生開車意外較一般狀況高5～10倍）。

8.服用安眠藥後，易忽略火警、疼痛、排尿、小孩哭鬧和電話鈴聲。

9.triazolam、zolpidem、zaleplon會導致夢遊健忘。

10.應提醒病人，安眠藥最好在特定時間服用（如睡前半小時或一小時半）。

11.留意飲食習慣，下午四點以後不要飲用含咖啡因的飲料，睡前不要攝取過多的流質或飲料，也要避免太餓、辛辣食物及抽菸、酒精。少許的碳水化合物及高含量色氨酸食品可幫助入眠。

12.用藥原則為遵醫囑服藥，不自行調整用量。安眠藥應空腹服用，並飲足量的水可提高吸收，作用加快。

13.床邊放置的安眠藥數量不要多於一日量。若已連續服藥數日，則不可驟然停藥。

◆鎮靜安眠劑之分類

鎮靜安眠劑可分為以下幾類：

1.苯二氮平類藥品（benzodiazepines）。

2.巴比妥類藥品（barbiturates）。

3.抗組織胺藥品（antihistamine drugs）：多數之藥品具有嗜睡藥效，臨床常用於兒童及年長者的失眠。

4.抗憂鬱劑（antidepressants）：對患有憂鬱症引起之失眠，可用本類藥品治療，例如：amitriptyline。

(四)鎮靜安眠劑

◆苯二氮平類藥品

如nitrazepam、flurazepam、triazolam（Halcion®）。flunitrazepam（Rohypnol®）俗稱FM2，所謂強姦藥，常被利用為作奸犯科的工具。estazolam（Eurodin®）、midazolam、lormetazepam、flumazenil均為苯

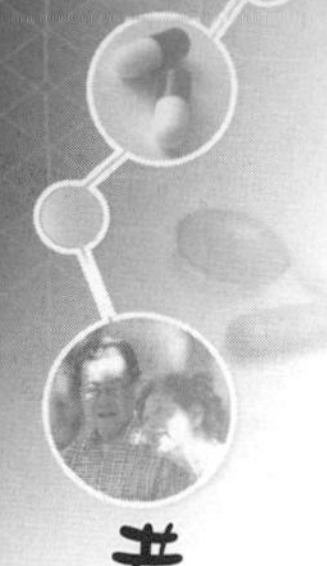

二氮平類藥品之拮抗劑，用為全身麻醉之甦醒劑及苯二氮平類藥品過量中毒之急救。

◆巴比妥類藥品

phenobarbital為藥效超過6小時之長效安眠藥。amobarbital是藥效3～6小時之中間效期安眠藥。secobarbital是藥效不到3小時之短效安眠藥。thiopental、methohexital等作用迅速，屬超短效巴比妥，全身麻醉劑使用。

◆其他

chloral hydrate、glutethimide、zolpidem均透過和GABA/benzodiazepine受體的結合；主要當作安眠藥。zopiclone作用與苯二氮平類藥品相似，營造正常的睡眠。chlormethiazole用於鎮靜及戒酒之治療。melatonin（褪黑激素），人體大腦松果體分泌之激素，用於飛行時差及失眠之治療。

常見鎮靜安眠藥如**表6-23**，鎮靜安眠劑之開始作用時間及半衰期比較如**表6-24**。

二、巴金森氏症及其用藥

(一)巴金森氏症

巴金森氏症（Parkinson's disease, Parkinsonism）又名震顫癱瘓，1817年由巴金森氏（James Parkinson）首先提出而且以其名命名。

主要病因是基底核中的黑質，其所含的多巴胺神經元產生退化；當超過80%的神經元退化後，症狀就會明顯的出現。巴金森氏症是一種運動的疾病，其特徵為僵直、震顫和運動不良。症狀會持續進行，若無適當治療，可能導致無法行動或殘障。

大部分的患者都是在中年以後才開始發生症狀，慢慢覺得行動愈來愈困難。此種疾病有四個主要症狀，即僵硬、運動徐緩、震顫及姿態異常。

表6-23　常見鎮靜安眠藥

Drug	Usual adult dose (mg)
benzodiazepines	
short-acting (half-life < 10h)	
oxazepam	15～30
triazolam	0.125～0.25
intermediate-acting (half-life about 10～20h)	
alprazolam	0.25～0.5
estazolam	0.5～2
lorazepam	0.5～1
temazepam	
long-acting (half-life > 20h)	
chlordiazepoxide	5
clonazepam	0.25～0.5
diazepam	2～10
flurazepam	15～30
non-benzodiazepines	
eszopiclone	1～3
ramelteon	8
zaleplon	5～10
zolpidem	5～10
zolpiclone	5～7.5

隨著黑質神經元的逐漸退化，紋狀體多巴胺的分泌日趨減少；但紋狀體內膽鹼性神經元的活性相對的增加，因此巴金森氏症的治療不是增加紋狀內多巴胺的活性就是降低乙醯膽鹼的活性。

抗巴金森氏症藥品可增加巴金森氏症病患者中樞神經之多巴胺含量，進而恢復多巴胺神經的活性，改善其症狀達到治療效果。巴金森氏症不能以多巴胺作替補治療，因為它無法穿過血腦障壁。多巴胺的前驅物左旋多巴（levodopa）可以穿過血腦障壁，在腦部代謝成多巴胺，因此可以用來治療巴金森氏症。

巴金森氏症的治療為緩解療法，目的為解除症狀並維持病人的自主性與活動力。藥品治療是藉抑制acetylcholine或增強dopamine的作用而矯正中樞神經傳遞素的不平衡。

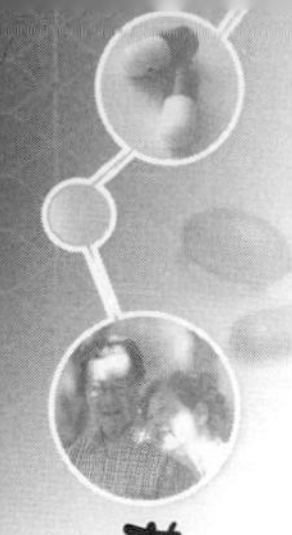

表6-24　鎮靜安眠劑之開始作用時間及半衰期比較

藥品	開始作用時間（分鐘）	半衰期（小時）
短效benzodiazepines		
• triazolam	15～30	2～4
中效benzodiazepines		
• alprazolam		12～15
• estazolam	15～60	10～24
• lorazepam	30～60	10～20
• oxazepam	45～60	3～20
• temazepam	45～60	8～20
長效benzodiazepines		
• clonazepam	30～60	18～80
• diazepam	15～30	20～80
• flurazepam	30～60	24～100
其他		
• zolpidem	7～27	2.5
• zopiclone	15～30	3.5～6.5
antidepressants		
• trazodone	30～60	5～9

(二)抗巴金森氏症藥品

1.多巴胺受體作用劑：多巴胺受體作用劑可直接活化多巴胺受體而達到增加多巴胺性傳導的目的。levodopa是dopamine的前驅物，吸收進入腦中轉變成為多巴胺而發生藥效。carbidopa與levodopa合劑、benserazide與levodopa合劑。promocriptine、pergolide是多巴胺受體致效劑。lisuride半合成之麥角鹼。amantadine能增加多巴胺的合成，或促進釋放，或抑制回收。

2.單胺氧化酶抑制劑：selegiline可降低腦內多巴胺的代謝，增加腦內多巴胺的濃度。

3.膽鹼素拮抗劑（muscarinic blocking agents）：阻斷毒蕈素性受體而降低紋狀體內膽鹼性神經元的活性。此類藥品如benztropine或trihexyphenidyl可改善巴金森氏症病患的震顫和僵直，但對運動不良沒有效果。它們主要作為輔藥，也可減少抗精神病藥導致的可逆性外錐體症狀。其他的藥品還有trihexyphenidyl、biperiden、benztropine。

表6-25是臨床上用來治療巴金森氏症的藥品。

三、失智症及其用藥

(一)老人失智症

老人失智症（俗稱老人痴呆症）至今仍被多數人誤以為無藥可醫，呈現失智病症的老人中，近10%的病因與病況是可以治癒的；另有35%是由腦中風所引致的血管性失智症，也可經治療而遏止惡化或

表6-25　臨床上用來治療巴金森氏症的藥品

Drug	Dose Range (mg/day)
anticholinergics	
benztropine	0.5～4
biperiden	2～12
trihexyphenidyl	1～6
carbidopa-levodopa combinations	300～1000
carbidopa-levodopa	300～1000
carbidopa-levodopa ODT	400～1000
carbidopa-levodopa CR	600～1600
carbidopa-levodopa-entacapone carbidopa	25～75
dopamine agonists	3～12
apomorphine	15～40
bromocriptine	0.05～3
pergolide, pramipexole, ropinirole	9～24
rotigotine, COMT inhibitors	2～6
entacapone,	200～1600
tolcapone MAO-B inhibitors	300～600
rasagiline	0.5～1
selegiline	5～10
selegiline ODT	1.25～2.5
miscellaneous amantadine	200～300

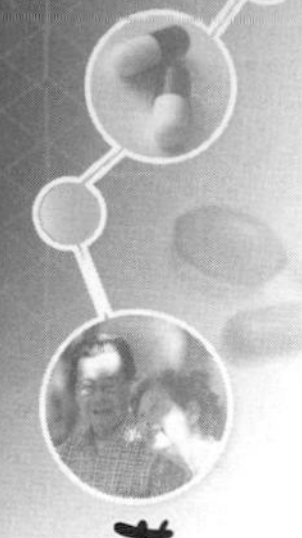

改善病情；其餘約55%的阿茲海默症雖會不斷惡化，仍然是可以醫療的，尤其是在早期或中期更見療效。

老人失智症的主要症狀為認知功能退化，有些患者會出現精神行為障礙症狀。記憶力障礙是老年期失智症最早出現的症狀，在較輕度的失智症發生時，僅有立即記憶及最近記憶之損傷，病患常忘記日常事物，需經別人提醒數次才能記住。

根據研究70%以上的失智症患者合併有行為與心理症狀，這些症狀包括躁動不安、神情呆滯、妄想、幻覺、憂鬱、焦慮不安等等，有時還會出現攻擊性行為。

失智症依照病因又可分為「阿茲海默症」、「血管性失智症」、「路易氏體失智症」、「額顳葉型失智症」以及其他大腦非退化性病變或全身性疾病所導致的失智症；其中又以「阿茲海默症」為最常見，其特性為兩種以上認知障礙，並無意識的障礙，主要的致病機轉可能是因腦部類澱粉斑的堆積，導致腦神經細胞被破壞或有神經纖維糾纏的現象。

老人失智症的治療，可分為藥品治療及家族支持治療。在藥品治療方面，因老人失智症為不可逆性疾病，目前沒有任何特效藥品可完全改善其大腦功能、恢復智能。在抗失智症藥品方面，以乙醯膽鹼抑制劑為主，它是一種認知促進藥品，目前上市的藥品有愛憶欣、憶思能及利憶靈等。這類藥品只能減緩失智症退化速度，療效也只有輕、中等程度的改善效果。一般而言，八至十二週就能有反應效果。

(二)失智症治療藥

1.膽鹼酶抑制劑類的藥品：包括donepezil（愛憶欣®）、rivastigmine（憶思能®）、galantamine（利憶寧®），其常見的副作用為胃腸道之症狀，如噁心、嘔吐、腹瀉等；為避免副作用的發生，基本上該類藥品會從低劑量開始服用，等可以耐受後，再緩慢增加劑量。常用膽鹼酶抑制劑的劑量與給藥方式如表6-26。

表6-26　常用膽鹼酶抑制劑的劑量與給藥方式

藥名	donepezil（Aricept®）	rivastigmine（Exelon®）	galantamine（Razadyne®）
劑量	每天一次	每天二次	每天二次
初始劑量	5mg/day	3mg/day	8mg/day
最低有效劑量	5mg/day	6mg/day	16mg/day
最大劑量	10mg/day	12mg/day	24mg/day
劑量調整	4～6週後若出現耐受性，可增加至10mg/day。	以＞4週為單位，階梯式增加劑量至6mg/day、9mg/day、12mg/day，如治療期間突然停藥，恢復給藥時則要從最低有效劑量開始。	以＞4週為單位，階梯式增加至16mg/day、24mg/day，如停藥超過一星期，則要從每日最低有效劑量開始服藥。
副作用	噁心、嘔吐、下痢、食慾降低、失眠、痙攣、疲倦、昏厥。	噁心、嘔吐、食慾降低、體重減少、消化不良、無力、暈眩、下痢。	噁心、嘔吐、食慾降低、體重減少、昏厥、暈眩、消化不良、下痢。

2.NMDA（N-methyl-D-aspartate）受體拮抗劑：可以阻斷神經傳導物質glutamate對神經的毒性作用，避免神經受損；這類藥品有memantine（威智®），其用於中度或中重度阿茲海默症的治療，腎功能不良的病人需要做劑量的調整。

3.其他：如促進腦部血液循環的藥品，如銀杏萃取物（ginkgo biloba extract）、nicergoline（Sermion®）、piracetam（Nootropil®）等，以及抗氧化劑（如維生素E）。

四、腦代謝改善及其用藥

(一)腦血管疾病

腦中風患者經醫師確定診斷為腦梗塞或腦出血性的中風後，在治療藥品的選用上，會隨著不同的診斷及治療的方式而有所不同。若是腦梗塞，常會以抗血栓藥品，配合改善腦血管循環代謝劑（brain

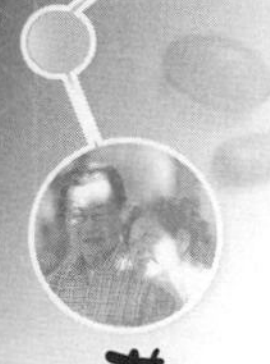

metabolism strengthener）來治療，希望能夠控制疾病與預防再次中風。

ginkgo、piracetam、pentoxifylline等三種藥品均有明確的藥理作用報告，證明可以改善腦血管循環及促進腦部代謝功能，屬於療效相同的腦血管循環代謝改善劑。

ginkgo對血管失智症，piracetam對中風引起的失語症，pentoxifylline對改善中風者的皮質功能有幫助，可強化中風後的腦部功能。

治療腦中風迄今仍無有效的方法，如血栓溶解劑，僅能用於發生急症時的緊急處置，降低腦組織的傷害；腦血管循環代謝改善劑只能改善症狀，無法恢復已受損的腦組織，而且在使用多年後，回顧現有的臨床研究文獻，尚無足夠證據證明它們對腦中風具有明顯療效。

(二)腦代謝改善劑

1.dihydroergotoxine mesylate：屬於麥角生物鹼，可以改善腦血流並縮短腦循環所需的時間。另外，其類似多巴胺（dopamine-like）活性的特性可降低多巴胺的代謝，這與其在臨床上可以改善老化症狀有關。

2.flunarizine：為一種選擇性鈣離子通道阻斷劑（selective calcium channel antagonist），但與一般的鈣離子阻斷劑有些不同。有抑制血管平滑肌收縮（antivasoconstrictor）的作用，加上其可保護紅血球免於因鈣離子的過分負荷，而造成細胞膜的可塑性變差進而降低血液黏滯性。

3.ginkgo biloba：萃取自銀杏葉的製劑，有效成分ginkgoflavon及ginkgolide，可幫助血小板的活化及凝集，增加血管通透性，穩定細胞膜，減低血液黏滯性，增加周邊及腦血流的循環。另有抗氧化，增加抗氧化的活性及清除自由基的作用，能保護腦神經細胞對抗氧化壓力，並且降低神經細胞的受損。

4.piracetam：被視為一種益智劑的藥品，具改善受損腦部醣類代謝及神經細胞的功能，可增加腦中氧的利用，減低缺氧或缺血時所造成的神經毒性，以及增加腦血流量，有助於改善學習能力、記憶力和加強認知能力。

5.pentoxifylline：可以降低血液黏滯性，增加腦血流量，對皮質性中風有療效。

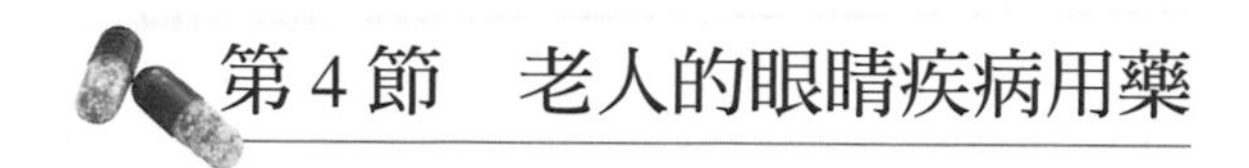

第 4 節　老人的眼睛疾病用藥

一、青光眼及其用藥

(一)青光眼

在眼球前部內，有一個空間稱為「前房」。前房內充滿了房液，這清澈的分泌液會不斷地由睫狀體分泌出來，進入前房，然後由前房隅角的小管道排出眼球外，以維持眼球內恆定的壓力。

有些因素導致前房液排出受阻，無法穩定地排出，房液積聚在眼球內，造成眼壓升高。上升的眼壓可能會對視神經造成直接的傷害或是壓迫血管血流不通而間接的傷害視神經，以致視力減退或永久性的失明。

一般是從視野兩旁開始，再逐漸變狹窄，甚至於有失明的情況發生。眼壓高通常沒有症狀也不會疼痛，所以，初期的青光眼往往不易覺察。因此，定期的眼科檢查十分重要，尤其對於高風險的人更有必要。

青光眼可能導致——失去周邊視覺（peripheral vision）、怕光、夜間視覺有問題、視力下降。

全世界約有五千萬人罹患此疾病。在美國，青光眼是導致失明的主要原因。一般正常的眼壓範圍大約在10～22mmHg之間。青光眼並不會傳染，但和遺傳有關，隨著年齡增長，罹患青光眼的風險也跟著提高。糖尿病、高血壓及服用類固醇的人也是青光眼的高危險群。

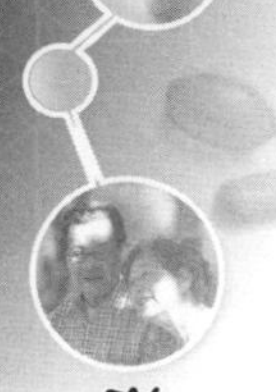

(二)治療青光眼藥品

目前沒有辦法治癒青光眼，而且一旦視神經受損便無法修復。可以藉由降低眼壓來控制青光眼的病程以及症狀所帶來的影響。治療青光眼藥品之比較如**表6-27**。

1.擬膽鹼類：pilocarpine其作用機轉在於使瞳孔縮小，並使睫狀肌收縮，以打開眼房液的外流路徑，增加眼房液的排出量而降低眼內壓，但因為縮瞳會造成夜晚視線不佳，視線模糊，眼睛疼痛。長期點用有可能造成白內障的形成。

2.α受體致效劑：

(1)非選擇性epinephrine可增加眼房水輸出量。

(2)α_2受體選擇性brimonidine tartrate減少眼房水分泌。

3.β受體拮抗劑：carteolol、levobunolol可抑制睫狀突上的β_2受體，減少眼房水的形成，亦可造成睫狀體傳入血管收縮，減少眼房

表6-27　治療青光眼藥品之比較

	藥品	減少房水液生成	增加房水液排泄	作用時間（hr）	用法
縮瞳劑	pilocarpine 1%, 2%, 4%, 10ml/btl	－	＋	4～12	1～2gtt tid～qid
散瞳劑	dipivefrin 0.1%, 10ml/btl	?	＋	≧12	1gtt q12h
乙型阻斷劑	betaxolol 0.5%, 5ml/btl	＋	－	≧12	1gtt bid
	levobunolol 0.5%, 5ml/btl	＋	－	1～7天	1gtt qd～bid
	timolol 0.25%, 5ml/btl	＋	－	24	1gtt qd～bid
	carteolol 2%, 5ml/btl	＋	－	12	1gtt qd～bid
CAI	acetazolamide 250mg/tab	＋	No data	8～12	0.25～1g/day
	dorzolamide 2%, 5ml/btl	＋	No data	8～12	1gtt bid～tid

－：沒作用；＋：有作用

液生成，且不會造成瞳孔收縮，不影響眼睛對焦能力，是長期治療的首選用藥，不過有氣喘、慢性阻塞性肺疾、心律不整、心衰竭的病人須小心使用。一般都以眼藥水局部治療，所以較少產生全身的副作用。

4.前列腺素：travoprost會促進眼房液自葡萄膜—鞏膜路徑排出，為第二線用藥。

5.利尿劑：口服劑如acetazolamide，眼滴劑型如dorzolamide，藉由抑制睫狀肌上的carbonic anhydrase，以減少重碳酸鹽的形成，使鈉離子運輸減少，降低眼房液分泌形成，以降低眼內壓，一般僅用於慢性青光眼。

二、白內障及其用藥

(一)白內障

◆白內障的定義

水晶體（lens）位於虹膜與玻璃體之間，在正常的情況下水晶體是透明的，當光線透過角膜後，須經水晶體的折射，才能將影像清晰的呈現在視網膜上，就好像照相機的鏡頭使光線聚焦在底片一樣。

白內障是因水晶體混濁，導致視力障礙的一種疾病，通常可分為先天性與後天性兩種，其中又以後天性的老年性白內障為最常見。

白內障主要的症狀為無痛、無癢的進行性視力減退，並不會有疼痛、紅腫的感覺。一般而言，白內障位於水晶體邊緣者較無症狀；位於中央偏後者，症狀較為嚴重。

老年性白內障是一種老化的現象，隨著年齡的增加，水晶體會慢慢發生硬化、混濁的情形，國人白內障罹患率，50歲以上有60%，60歲以上有80%，70歲以上則高達90%以上。

過於強烈的紫外線照射是引發白內障的主要原因之一。戶外工作者患白內障的危險是一般人的3倍。因此，夏季出門應配戴防紫外線的太陽眼鏡，或戴遮陽帽或打傘。

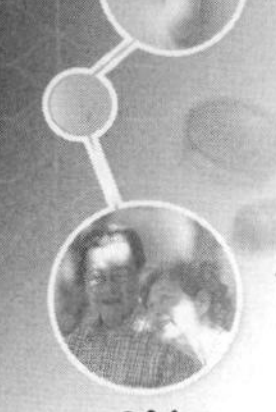

◆白內障的治療

一般來說，白內障的治療仍以手術為主，隨著醫學的進步，眼科手術已進入顯微手術的時代，人工水晶體的發展更使白內障手術後視力矯正臻於完美。

1.pirenoxine：能防止水晶體之水溶性蛋白質變性，從而防止白內障之惡化。使用後如有眼瞼炎、瀰漫性表層角膜炎、結膜充血、刺激感、搔癢感等症狀，請停止使用回診詢問醫師。
2.azapentacene：對可溶性蛋白質的硫基（SH Radical）有很高的親和性，能抑制晶狀體內蛋白質的奎諾物質（quinoid）的效果。Quinax®能將出現於眼前房水樣體的蛋白分解酵素的作用予以活性化。使用後如果視力改善仍建議繼續治療。
3.α-chymotrypsin：用於眼睛囊內晶狀體摘除時溶解晶狀體繫帶。

三、乾眼症及其用藥

(一)乾眼症的定義

美國眼科學會公布對乾眼症的定義為：眼睛淚液膜眼淚的生成缺乏（reduced tear production）或過多淚水的揮發（excessive tear evaporation），或是混合的原因造成眼睛不舒服進而導致眼球表面的疾病。

乾眼症的病理機轉主要是眼球表面及淚腺發炎，荷爾蒙的不平衡，尤其是男性荷爾蒙（androgen）缺乏以及淚腺和眼瞼之瞼板腺功能障礙。具抗膽鹼副作用導致淚液生成減少之藥品如**表6-28**所示。

(二)乾眼症的治療

對於乾眼症的治療目前還是以補充人工淚液去緩解刺眼的不適感，又以不含防腐劑的人工淚液製品以避免常使用的病人產生毒性及刺激。也可以經由手術阻塞淚點（punctual plugs）的方式去減緩淚水

表6-28　具抗膽鹼副作用導致淚液生成減少之藥品

antihypertensives	clonidine (α1 blocker) prazosin (α1 blocker) propranolol (β blocker) reserpine Methyldopa, guanethidine
antidepressants and psychotropics	amitriptyline, nortripthline imipramine, desipramine clomipramine doxepin phenelzine, tranylcypromine amoxapine, trimipramine phenothiazines nitrazepam, diazepam
cardiac antiarrhythmia drugs	disopyramide mexiletine
Parkinson disease medications	trihexyphenidyl benztropine biperiden procyclidine
antiulcer agents	atropine-like agents metoclopramide, other drugs that decrease gastric motility
muscle spasm medications	cyclobenzaprine methocarbamol
decongestants (nonprescription cold remedies)	ephedrine pseudoephedrine
antihistamines	
anesthetics	enflurane aalothane nitrous oxide

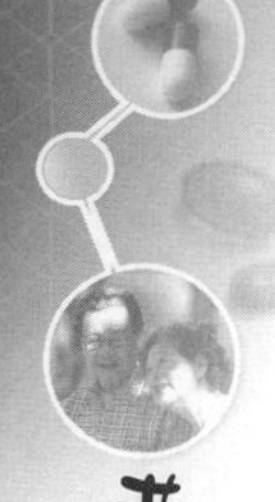

的流失。

眼球表面的發炎及androgen缺乏是乾眼症的主要病理機轉，而FDA也在2003年核准局部使用0.05% cyclosporine治療乾眼症。也可局部使用類固醇及抗發炎藥去治療乾眼症；但是局部使用類固醇有可能產生較多併發症。現在，也有研究利用局部使用的androgen去治療乾眼症，或使用抗發炎的藥品，如rumexilone、loteprednol etabonate。

◆人工淚液

人工淚液（artificial tears）就是用來補充淚液的人工合成品。人工淚液商品多是補充水分及油質的不足，並無法做到含有眼淚的多數成分，尤其是蛋白質。

人工淚液中常見的水凝膠類包括：卡波姆（carbomer）、羧甲基纖維素（carboxymethyl cellulose）、葡萄糖聚合物（dextran）、玻尿酸（hyaluronic acid）、羥丙基甲基纖維素（hydroxypropyl methylcellulose）、羥丙基纖維素（hydroxypropyl cellulose）、聚丙烯酸（polyacrylic acid）、聚乙二醇（polyethylene glycol）、聚乙烯醇（polyvinyl alcohol）、聚乙烯吡咯烷酮（polyvinylpyrrolidone）、丙烯乙二醇（propylene glycol）等。

由於水凝膠具有一定的黏度（viscosity）及張力（tonicity），因此可以使得水分存留在眼球表面較長的時間，並可以潤滑眼球表面。油脂能在淚液表面形成一層油薄膜，可以降低水分的蒸發。曾經對特定成分過敏者，應避免使用。

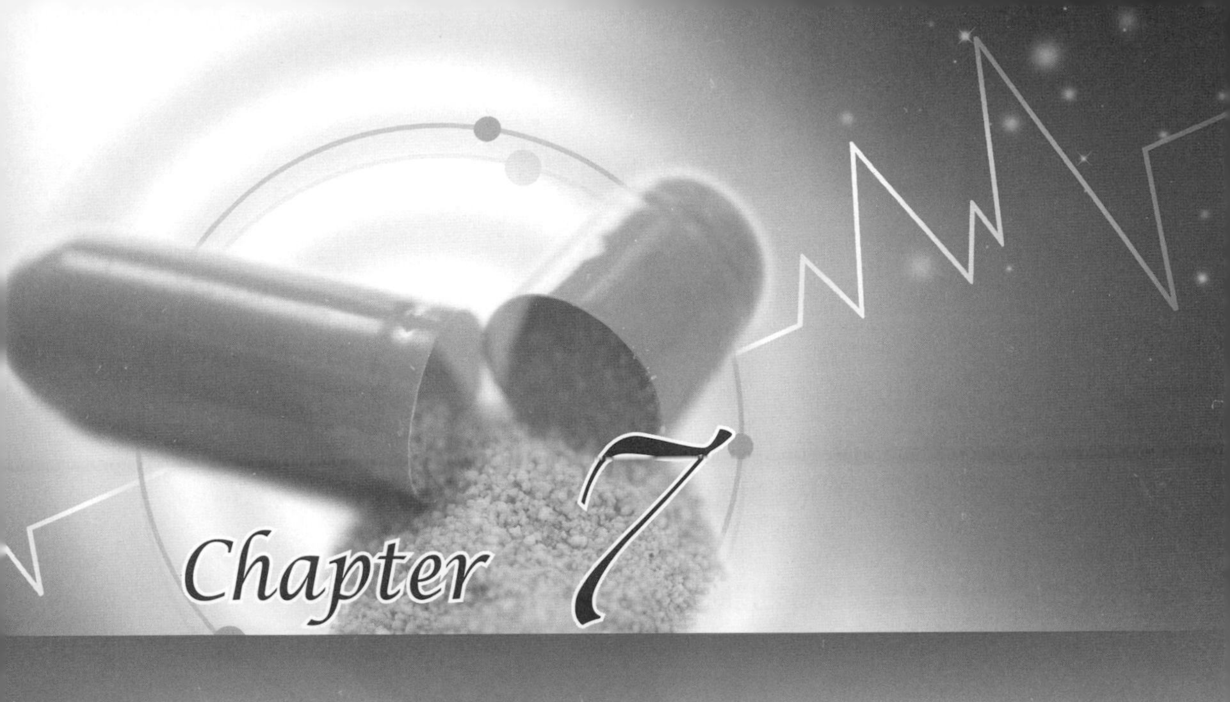

老人用藥問題與安全

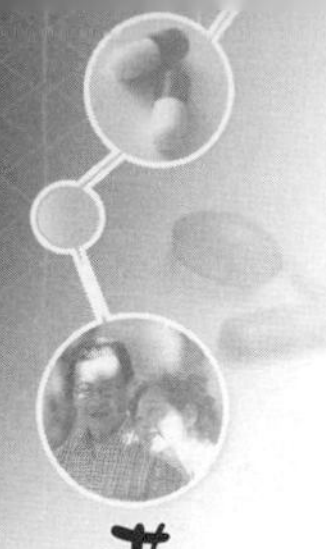

第1節　老人的多重用藥

多重用藥指同時併用八種藥品。尤其年紀大罹患多種慢性病需要不同科別治療容易導致重複用藥、藥品交互作用（包含藥品／藥品間、藥品／疾病間），以及常見因藥品太多造成遵醫囑性不佳。其他多重病況容易發生已經痊癒的疾病，卻持續用藥或者應使用藥品未開立等問題。臨床上我們用Hamdy question來過濾評估藥品（**表7-1**）。

表7-1　綜覽藥品時的提問（Hamdy question）

1.這些藥品適應症是否仍舊存在？
2.是否有重複用藥（相同種類用藥）？可簡化用藥嗎？
3.開立藥品中是否有針對其他藥品的不良反應，如果有原處方藥品是否停止？
4.開立藥品中是否有劑量不夠或太高情況？（因為年齡及腎功能考量）
5.存在任何藥品／藥品或藥品／疾病間交互作用？

一般而言，當藥品治療風險超過預期得到醫療利益時可說是「不適當藥品治療」。 最被廣泛使用老人用藥適當性指標，是1991年提出，2003年修正版Beers criteria。明確提出不建議老人族群的藥品，及特定疾病不建議用藥（**表7-2**、**表7-3**）。

不建議老人族群的藥品，包括長效型benzodiazepam、第一代antihistamine、解痙攣劑等。與診斷相關不適當用藥，包括β-blockers、corticosteroids用於糖尿病患者，膀胱排尿阻塞者使用narcotics或bethanechol，癲癇患者使用metoclopamide等。造成老年用藥問題的主要因素如**表7-4**。

老人用藥適當性評估工具很多，但不建議使用單一評估方式，而我們臨床上使用Beers criteria及STOPP criteria兩種合併使用。

評估步驟建議：

1.首先使用兩種評估工具發覺潛在不適當用藥。

2.門診新病人當有藥品改變時，評估之後每半年追蹤一次。

表7-2　老人潛在性不適當用藥（Beers criteria）

藥品種類	藥名	原因說明
長效benzodiazepines	chlordiazepoxide diazepam	半衰期長，老人中樞神經系統遠比年輕人高。代謝慢。鎮靜時間可能過久引起跌倒風險。以短效BZD優先
短效benzodiazepines	lopazepam alprazolam	應使用最小有效劑量以Lopazepam＜3mg, alprazolam＜2mg/day為原則
抗組織胺藥品	chlorpheniramine diphenhydramine cyproheptadine	因為有anticholinergic副作用容易引起意識混亂、口乾舌燥、尿失禁等。改用第二代Nonanticholinergic antihistamine較適合
腸胃抗痙攣藥品 antispasmotics	dicyclomine hyoscyamine	有效劑量下就會產生高抗膽鹼副作用
肌肉鬆弛劑muscle relaxant	oxybutynin	達有效劑量時會引起虛弱無力嗜睡等抗膽鹼副作用
非類固醇消炎止痛藥	naproxen	長期使用有潛在性風險引起腸胃道出血、腎功能不全、高血壓、心臟病
	Indomethacin	產生較多中樞神經副作用（比較其他NSAIDs）
	ketorolac	產生腸胃副作用
抗憂鬱劑	amitriptyline	易有嗜睡、抗膽鹼副作用
	fluoxetine	半衰期過長、易有睡眠障礙、過度焦躁不安
瀉劑	bisacodyl caster oil	刺激性瀉劑長期使用惡化大腸蠕動功能
心血管用藥	nifedipine	易造成低血壓或便祕副作用
	amiodarone	老人療效不佳，易引起QT延長，造成torsades de pointes副作用
	methyldopa	造成心搏過慢
narcotics止痛劑	meperidine	代謝物半衰期長，易造成蓄積，產生癲癇

3.使用Hamdy questions決定藥品續用問題。

4.在使用精神科藥品格外小心，容易有藥品交互作用，甚至併服多於四種藥品易產生跌倒問題。

5.用Cockcroft-Gault計算腎功能來調整劑量。

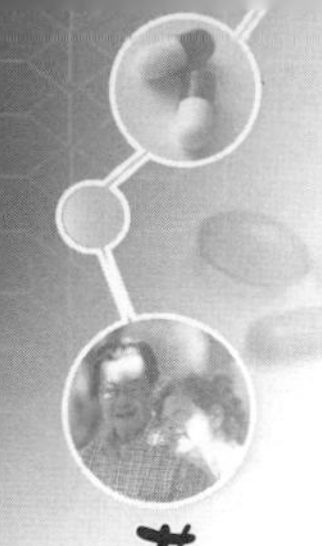

表7-3　特殊疾病相關潛在不適當用藥

疾病種類	藥品	原因說明
hypertension	pseudoephedrine	因交感神經作用引起不正常升壓
胃腸道潰瘍	NSAIDs and Aspirin® (＞325mg)	造成潰瘍惡化
癲癇	clozapine	可能降低癲癇閥值
有血液凝血問題	Aspirin® NSAIDs dipyridamole ticlopidine clopidogrel	延長凝血時間升高INR值及抑制血小板凝集引發出血
bladder outflow obstruction	anticholinergics antihistamines（第一代） gas trointestinal antispasmodics muscle relaxants oxybutynin flavoxate antidepressants	減少尿排出導致尿滯留
壓力性尿失禁stress incontinence	α-blocker: doxazosin, terazocin TCA anticholinergics: imipramine	尿液增多惡化尿失禁
心律不整	TCA: imipramine	產生QT間距改變
失眠 insomnia	theophylline methylphenidate MAOI	中樞神經興奮
Parkinson 疾病	metoclopramide	有antidopaminergic/cholinergic effect
意識損傷	barbiturates anticholinergics antispasmodics muscle relaxants methylpheni- date	有中樞神經改變作用
憂鬱	長效BZD methyldopa	可能產生及惡化憂鬱症
厭食及營養惡化	methylphenidate fluoxetine	引起食慾抑制作用
昏厥syncope或跌倒	BZD imipramine	可能造成運動神經失調有再次跌倒、昏厥風險

（續）表7-3　特殊疾病相關潛在不適當用藥

疾病種類	藥品	原因說明
SIADH（抗利尿激素不適當分泌症候群）或低血鈉	fluoxetine fluvoxamine sertraline	加速惡化或造成SIADH
癲癇	bupropion	降低癲癇閥值
肥胖	olanzapine	刺激食慾增加體重
COPD	chlordiazepoxide diazepam propanolol	可能產生呼吸抑制
慢性便祕	CCB anticholinergics imipramine	加重便祕狀況

表7-4　造成老年用藥問題的主要因素

1	年齡超過85歲	7	錯誤用藥（用藥禁忌、不適當用藥）
2	多重藥品，超過九種以上的藥品	8	腎功能不佳（Ccr＜50ml/min）
3	同時具有六種或以上需用藥的診斷（多重病況）	9	劑量不夠或太高
4	一天使用＞十二個劑量	10	不良藥品反應
5	瘦小體重輕或體質量指數輕者（BMI＜22kg/m^2）	11	不遵醫囑性（nonadherence/noncompliance）
6	藥品不符病情需要	12	給藥時程過於複雜

6.考量更換一天一次劑量提高遵醫囑性。

7.同時病患教育及認知幫助提升遵醫囑性。

第 2 節　老人的藥品交互作用

研究顯示，隨著年齡的增加所使用的藥品會愈來愈多，再加上老化的因素，這使得老年病患成為藥品交互作用及不良反應之高危險群。在造成藥品與藥品交互作用的因素中，年紀老化及服用藥品種類

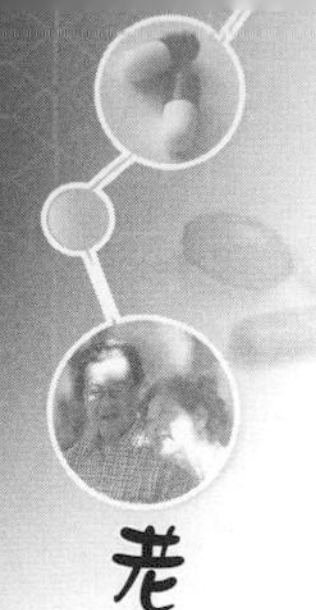

的增加，都是造成藥品交互作用的重要因素。研究顯示一旦使用藥品達到八種以上便有交互作用存在。

國內研究2000年全國各級醫療院所門診處方潛在藥品交互作用發生率為15.99%，就層級發生率而言，醫學中心、區域醫院、地區醫院及基層診所分別為19.32%、13.22%、13.73%及16.83%，以在醫學中心發生率最高，其中以含digoxin處方之潛在性藥品交互作用為最常見。

含有digoxin的處方具潛在性藥品交互作用之發生率為23.45%，其中具臨床意義嚴重度為1～3級的交互作用則有13.97%。影響含digoxin處方藥品交互作用發生之因素有病人的年齡、藥品品項數等。

高屏地區醫療院所屬於1級嚴重度藥品交互作用在醫學中心是地區醫院的13～18倍，醫學院校附設醫院是署立醫院的4～7倍，65歲以上是以下的2.5倍，男性是女性的1.5倍，有無藥品交互作用之病人平均住院醫療費用差值為21.4萬元。國外以回溯性研究探討社區藥局發生藥品交互作用之頻率為4～6%，藥品交互作用可能導致病患住院天數、檢驗檢查次數及門急診次數增加。

研究2004年全民健康保險研究資料庫及2004年衛生福利部藥品交互作用資料庫。發現門診處方有1級藥品交互作用之科別當中以心臟血管內科的發生率19%為最高，如**表7-5**所示。資料庫心臟血管內科有12,350張處方箋中，有12%發生藥品交互作用，若以嚴重度等級區分，則1級為12.9%、2級51.4%、3級4.7%、4級14.9%、5級16.1%，嚴重度1級和2級共占64.3%，人口屬性在性別的分布上男性為53.2%、女性為46.8%其分布平均大約各占一半，年齡在45～54歲（17.5%）、55～64歲（20.9%）、65～74歲（26.8%）、75歲以上（24.8%）為主要族群，其他的年齡分布則較少，15～24歲（1.2%）、25～34歲（2%）、35～44歲（6.6%），由以上可見在心臟血管內科當中以年長者為居多。

高血壓1級的藥品交互作用之藥品組合如**表7-6**。由於1級藥品交互作用結果，會導致病患死亡或造成永久性的傷害，發生藥品交互作用排名前十五的藥品組合見**表7-7**，以digitalis glycosides與loop diuretics的

表7-5　藥品交互作用發生1級之前十大科別

排序	科別	發生藥品交互作用百分比（%）
1	心臟血管內科	19
2	內科	14.2
3	分科	12
4	家醫科	10.3
5	精神科	7.1
6	神經科	6.9
7	小兒科	5.1
8	內分泌科	4.1
9	胸腔內科	3.6
10	耳鼻喉科	2.9

表7-6　高血壓1級藥品交互作用藥品組合

藥品1	藥品2
potassium-sparing diuretics	ACE inhibitors
digitalis glycosides	thiazide diuretics
anticoagulants	salicylates
digoxin	verapamil
β-blockers	verapamil
digoxin	propafenone
digoxin	amiodarone
digitalis glycosides	loop diuretics
potassium-sparing diuretics	angiotensin II receptor antagonist

組合，其發生率28.16%為最多，以含有digoxin的處方，最易發生交互作用，在前十五名的藥品組合中，共出現三次。

研究發現門診處方中以心臟血管內科交互作用發生率為最高（19%），年齡以65～74歲（26.8%）、75歲以上（24.8%）為主要族群。

心血管內科疾病中高血壓治療常用的藥品為利尿劑（diuretics）、β阻斷劑（β-blockers）、鈣離子阻斷劑（CCB）、ACE阻斷劑、AGII阻斷劑等，其中β阻斷劑及鈣離子阻斷劑組合是會發生1級的交互作用

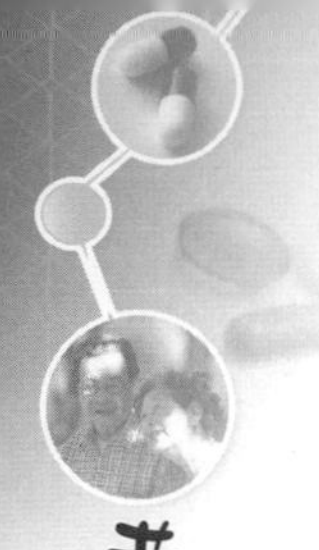

表7-7　心血管內科排名前十五之1級交互作用藥品組合

藥品1	藥品2	次	%
digitalis glycosides	loop diuretics	245	28.16
isoniazid	rifampin	120	13.79
potassium-sparing diuretics	ACE Inhibitors	92	10.57
potassium-sparing diuretics	angiotensin II receptor antagonists	75	8.62
digitalis glycosides	thiazide diuretics	69	7.93
methotrexate	sulfonamides	56	6.44
digoxin	amiodarone	38	4.37
anticoagulants	salicylates	34	3.91
β-blockers	verapamil	33	3.79
anticoagulants	amiodarone	21	2.41
digoxin	propafenone	20	2.30
digoxin	verapamil	14	1.61
ketorolac	salicylates	12	1.38
methotrexate	NSAIDs	10	1.15

（**表7-6**及**表7-7**）。心臟衰竭的治療藥品digoxin是最易發生藥品交互作用（**表7-6**及**表7-7**）。

第3節　老人用藥適當性評估

研究顯示，老年族群之用藥品項數較年輕人高，可能的原因為老人的慢性疾病較多、常因多重疾病而不只看一位醫師、不只一處看病、自行購藥服用或互相分享藥品。當醫師無法適當且完整的評估病人同時服用的所有藥品，再加上老化造成生理功能退化、較多的慢性疾病、影響服藥遵醫囑性等，在在都增加了老人用藥的複雜性及危險性。藥品引起的副作用如**表7-8**所示。

表7-8　藥品引起的副作用

副作用	藥品	
引起血液惡質	三環抗憂鬱藥 口服降血糖藥 非類固醇類止痛劑acyclovir phenytoin captopril carbamazepine chloramphenicol	enalapril haloperidol lisinopril phenothiazines procainamide rifampin sulfamethoxazole及trimethoprim
抑制骨髓	抗甲狀腺藥 chloramphenicol	colchicine
引起中樞神經興奮	黃嘌呤類支氣管鬆弛劑	擬交感神經藥
抑制中樞神經	三環抗憂鬱藥 抗痙攣藥 抗組織胺藥 麻醉性止痛藥 骨骼肌鬆弛劑（中樞作用） 單胺氧化酶抑制劑類抗憂鬱藥 苯二氮平類藥品	a-methyldopa alcohol barbiturates clonidine fluoxetine haloperidol metoclopramide phenothiazines
引起外錐體反應	haloperidol a-methyldopa	metoclopramide phenothiazines
引起溶血	口服降血糖藥 磺胺類藥品 a-methyldopa nitrofurantoin	procainamide quinidine vitamin K
誘發肝臟酵素	alcohol（長期使用） barbiturates carbamazepine glucocorticoids	griseofulvin phenytoin rifampin
抑制肝臟酵素	chloramphenicol cimetidine diltiazem	erythromycin isoniazid ranitidine verapamil
肝毒性	蛋白同化劑 磺胺類藥品 抗甲狀腺藥 acetaminophen（長期高劑量使用或急性過量） alcohol androgens carbamazepine	erythromycin estrogens isoniazid a-methyldopa nitrofurans phenothiazines phenytoin rifampin

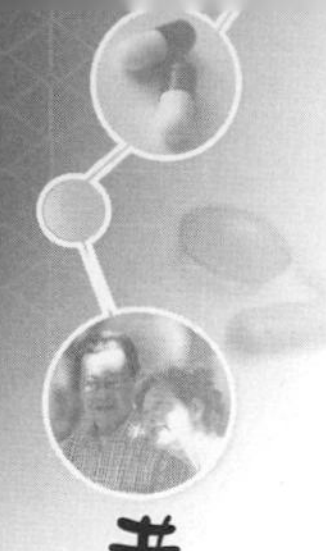

（續）表7-8　藥品引起的副作用

副作用	藥品	
引起低血壓	三環抗憂鬱藥 抗高血壓藥 麻醉性止痛藥 單胺氧化酶抑制劑類抗憂鬱藥 b-adrenergic blocking agents alcohol bromocriptine calcium antagonists calcium supplements，注射	captopril diuretics enalapril haloperidol hydralazine levodopa nitrates prazosin procainamide quinidine
腎毒性	非類固醇類止痛劑 止痛藥含有acetaminophen及Aspirin®或其他磺胺類藥品 胺基配醣體抗生素（注射及局部灌洗）acyclovir aminoglycosides salicylates（長期高劑量使用） carbamazepine chloramphenicol DPT vaccine	ethambutol isoniazid metronidazole mexiletine nitrofurantoin neomycin penicillins，注射劑型 phenytoin pyridoxine（長期高劑量） rifampin tetracyclines（doxycycline及minocycline除外）
耳毒性	胺基配醣體抗生素（注射及局部灌洗） 非類固醇類止痛劑 erythromycins（高劑量及腎功能不全）	Furosemide，注射劑型minocycline salicylates（長期高劑量或過量）
抑制血小板凝集	非類固醇類止痛劑 Aspirin® dextran	dipyridamole pentoxifylline
引起低鉀血症	亨利氏環利尿劑 adrenocorticoids alcohol insulin laxatives（急性過量或長期使用）	salicylates sodium bicarbonate thiazide利尿劑 vitamin B_{12}（巨母紅血球性貧血） vitamin D（過量時）
引起高鉀血症	非類固醇類止痛劑（尤其是indomethacin） 保鉀利尿劑b-adrenergic blocking agents digitalis glycosides（急性過量）	heparin penicillins, potassium-containing（高劑量） potassium iodide potassium supplements

（續）表7-8　藥品引起的副作用

副作用	藥品	
引起再生不良性貧血	磺胺類藥品 carbamazepine chloramphenicol cimetidine indomethacin	methimazole penicillins phenytoin propylthiouracil ticlopidine
影響性功能	雜環類抗憂鬱劑 蛋白同化劑 抗痙攣藥 β-blockers Ca-blockers acetazolamid cyproterone cimetidine danazol digoxin estrogens	finasteride flutamide leuprolide ketoconazole methyldopa metoclopramide omeprazole reserpine tamoxifen thiazide利尿劑 spironolactone
引起禿頭	acetaminophen amantadine amiodarone androgens bleomycin bromocriptine capoten carboplatin colchicine cyclophosphamide doxorubicin	etoposide fluorouracil heparin levodopa ketoconazole lithium methotrexate nitrofurantoin propranolol tamoxifen valproic acid warfarin
引起紅斑性狼瘡	磺胺類藥品 hydralazine isoniazid methyldopa minocycline	phenothiazines phenytoin procainamide propylthiouracil quinidine
引起光敏感和光毒性	雜環類抗憂鬱劑 磺胺類藥品 amantadine amiodarone fluoroquinolones fluorouracil isoniazid isotretinoin	methotrexate minocycline nalidixic acid quinidine sulfonylureas tetracyclines tretinoin thiazide利尿劑

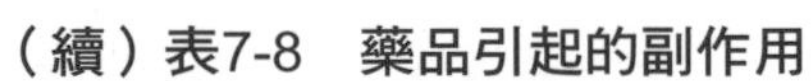
（續）表7-8　藥品引起的副作用

副作用	藥品	
引起顆粒性白血球減少或缺乏	雜環類抗憂鬱劑 磺胺類藥品 amphotericin B captopril carbamazepine cephalosporins chloramphenicol cimetidine indomethacin	isoniazid penicillins phenytoin quinidine sulfasalazine ticlopidine trimethoprim vancomycin

一、老人與藥品不良反應的相關因素

老年族群的藥品不良反應，相關因素主要為：(1)非必要的藥品；(2)具有潛在性藥品與藥品交互作用；(3)服用禁忌藥品。面對老年族群，若伴有不適當用藥或禁忌使用藥品是否增加相對危險性，值得臨床醫療照顧者仔細評估，以免將藥品不良反應誤認為另一個醫療問題，而啟動另一個處方串（prescribing cascade），更加重用藥之複雜性，如**表7-9**所示。

就藥品的特性而言，老人對於抗膽鹼藥品特別敏感，因此類藥品會加重老化所帶來的生理改變，如呼吸系統與唾液分泌降低、便祕，以及攝護腺肥大引起的急尿卻又尿液滯留。

研究指出，服用抗膽鹼藥品之老人有2～3倍的機會需使用緩瀉劑。而半衰期長、具抗膽鹼作用、具中樞神經副作用的藥品，對老年病患相對危險性更高。因此有攝護腺肥大、青光眼、失智症、便祕或心跳過速的老年患者，應儘量選用抗膽鹼藥品以外的替代藥品，以避免產生藥品與疾病的交互作用。

以benzodiazepines（BZD）為例，針對門診老年病患，應用電腦連線對具有潛在性不適當處方者提出警訊，結果醫師接受藥師照會而更改處方的比例為24%（5,860/24,266），其中半衰期長的BZD類藥品更改比例為40%。顯示利用電腦系統可協助醫師增進老年病患之用藥照

表7-9 易產生老人用藥問題的主要因素

1	錯誤用藥（用藥禁忌、不適當用藥）	7	腎功能不佳（Ccr＜50ml/min）
2	處方不需要的藥品	8	年齡超過85歲
3	劑量不夠或太高	9	超過九種以上的藥品
4	不良藥品反應（adverse drug reaction）	10	新加入的藥不符病情需要
5	不遵醫囑性（nonadherence/noncompliance）	11	給藥時程過於複雜
6	同時具有六種或以上需用藥的診斷（多重病況）	12	瘦小體重輕或體質量指數（body-mass index）輕者

護品質。且發現治療老年人常見的焦慮或睡眠障礙等病症，選用短效的BZD所導致骨折之發生率較低。

一般普遍使用多種藥品的同時，可能會有不當使用、過度使用、使用不足、過早或延遲使用、配合措施不足，甚至濫用藥品。

任何藥品使用多少均會有產生不良作用（ADRs）的可能；ADRs在老人頗為常見；加上老人本身在健康上的弱勢，對ADRs的發生往往處於較為脆弱不利（frailty）之狀況。

可能近似疾病狀態或與其他之疾病狀態糾結在一起，更形複雜；老人在用藥上發生非所欲之副作用的機會似乎比年輕人高些（60歲以上之老人用藥發生ADRs之比率為6～40%，同時期之30歲以下之成年人用藥出現ADRs之發生率僅2～10%）。

年齡因素與ADRs的發生似有相當之關聯性，但其中除了年齡本身之外，尚包含有性別（女性比男性較易發生ADRs的傾向）、體型、肝腎功能的好壞、疾病的嚴重程度、多重而複雜的用藥、用藥頻度、不同種類的用藥、過去用藥的反應情形等，諸多隱藏或潛在的干擾因素，可能易被歸入年齡之效應所致，造成誤導，不可不慎。

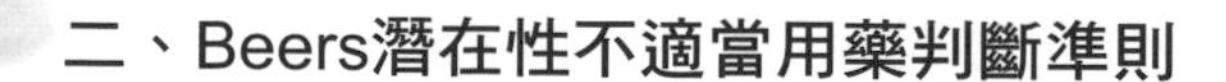

二、Beers潛在性不適當用藥判斷準則

就老年用藥評估的指標而言，以往較缺乏明確的客觀性準則，直到1991年才由Beers MH等人訂定出，並於1997年更新。此準則廣被應用於評估各層級醫療院所、居家照護之處方或社區居民用藥評估。

修訂後的潛在性不適當藥品種類主要包括：

1.一般老年族群應避免使用，及藥品劑量或頻次不應超過建議量之藥品或類別，共計二十八種藥品（**表7-10**）。

2.十五種與診斷相關之三十五種老人不適當用藥（**表7-11**）。

在一般老年族群應避免使用的藥品方面，主要的不適當藥品為具有抗膽鹼作用（如diphenhydramine、cyproheptadine）、安眠鎮靜作用（如鎮靜安眠劑、肌肉鬆弛劑、腸胃道解痙劑）、止痛劑（如indomethacin、meperidine、propoxyphene）、降血壓藥（如methyldopa）、降血糖藥（如chlorpropamide）、抗血小板凝集劑（如tilclopidine、dipyridamole）。

藥品劑量或頻次不應超過建議量則有：

1.鐵劑應＜325mg/day。

2.除非是心房顫動，否則首次使用digoxin不建議超過0.125mg/day。

3.lorazepam＜3mg/day。

4.alprazolam＜2mg/day。

5.初期使用zolpidem應＜5mg/day。

三、應用Beers準則的不適當用藥研究

依據Beers的準則探討老年病患不適當處方的研究，各研究依不同的研究對象、年代、資料來源或判定依據，其潛在性不適當用藥之盛行率均有所差異。在社區性的研究其盛行率為14.0～27.0%，護理之家

表7-10　Beers一般老年人不適當用藥規範

不適當藥品	不適當理由	嚴重度
analgesic agents •propoxyphene •meperidine •indomethacin	 有更安全且又有效的替代藥品 止痛效果不佳且有副作用 易造成中樞方面副作用	 低 高 低
phenylbutazone	可能造成嚴重血液副作用	低
pentazocine	易造成中樞方面副作用	高
trimethobenzamide	易造成錐體外活性之副作用	低
muscle relaxants/antispasmodic agents[1]	老年人無法耐受其副作用	低
antidepressant •amitriptyline、doxepine	 強烈抗膽鹼及鎮靜作用	高
meprobamate •all barbiturates（phenobarbital除外）[2]	 具成癮性和鎮靜作用	高 高
短效BZD	鎮靜作用延長，增加危險性	低
長效BZD •flurazepam、diazepam、chlordiazepoxide	 敏感性增加，不應超過建議劑量	高
disopyramide	強烈降低心臟收縮能力（negtive inotropic effect）	高
digoxin＞0.125mg/day（atrial arrythmia除外）	腎臟廓清率減低	高
dipyridamole	易造成姿態性低血壓	低
ticlopidine	抗血小板凝集並未優於Aspirin®	高
methyldopa, methyldopa/hydrochlorothiazide	造成心跳過慢，惡化憂鬱症	高
reserpine, reserpine/hydrochlorothiazide	有更安全且又效的替代藥品	低
chlorpropamide	半衰期長可能造成嚴重低血糖	高
gastrointestinal antispasmodic agents[3]	老人無法耐受其副作用	高
Antihistamines[4]	具強烈抗膽鹼作用	低
ergot mesyloids, cyclospasmol	療效不明確	低
iron supplements＞325mg/ day	可能造成便祕之副作用	低

1：methocarbamol, carisoprodol, chlorzoxazone, metaxalone, cyclobenzaprine, oxybutynin

2：最近一個月內使用

3：dicyclomine, hyoscyamine, propantheline, belladonna alkaloids, clidinium

4：chlorpheniramine, diphenhydramine, hydroxyzine, cyproheptadine, promethazine, tripelennamine, dexchlorpheniramine

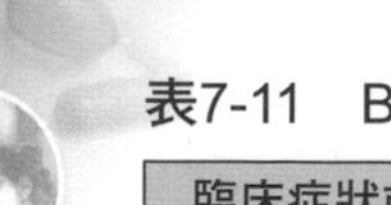

表7-11 Beers與診斷相關之不適當用藥規範

臨床症狀或診斷	不適當藥品	相對嚴重度
心臟衰竭	disopyramide 高鈉含量藥品*	高 低
糖尿病	β-blockers† Corticosteroids†	低 低
高血壓	減肥藥、amphetamines	高
慢性阻塞性肺疾病（COPD）§	β-blockers sedative/hypnotics	高 高
氣喘	β-blockers	高
消化性潰瘍	NSAIDs Aspirin®（>325mg) 鉀離子補充劑	高 低 低
癲癇或抽搐	clozapine、thorazine、thioridazine、chlorprothixene metoclopramide	低 高
末稍血管疾病	β-blockers	高
血液凝集疾病（blood-clotting disorders）§	Aspirin® NSAIDs dipyridamole、ticlopidine	高 高 高
攝護腺肥大（BPH）	anticholinergic antihistamines G-I antispasmodic drugs muscle relaxants narcotic drugs flavoxate, oxybutynin bethanechol anticholinergic antidepressants	高 高 低 低 低 低 高
尿失禁	α-blockers	低
便祕	anticholergic drugs narcotic drugs TCA	低 低 高
暈厥或跌倒	β-blockers 長效BZD	低 高
心律不整	TCA	高‡
失眠	decongestants theophylline desipramine、SSRI、MAOI methylphenidate β-agonists	低 低 低 低 低

*：sodium alginate、bicarbonate、biphosphate、citrate、phosphate、salicylate、sulfate

†：正在服用口服降血糖藥或是注射胰島素

‡：最近一個月使用者

§：正在服用抗凝血劑

為33.2%及40.3%，醫院門診處方的探討則為2.9%，開業診所的研究占5.0%。以直接面談之研究則有14.0%不適當用藥的盛行率，以全國醫療費用資料分析結果為23.5%。而針對非護理之家照顧機構的老人，以訪視面談進行研究則顯示不適當用藥為17.9%。

綜合以上研究，常被使用的潛在性不適當藥品種類有長效BZD、dipyridamole、propoxyphene、amitriptyline、chlorpropamide、meprobamate、癡呆（dementia）治療藥品、肌肉鬆弛劑；其中前四項是最常被使用的。在國內，發現不適當用藥盛行率為9.8%，不適當用藥則包括chlordiazepoxide、diazepam、dipyridamole、flunitrazepam、flurazepam、hyoscyamine、indomethacin、orphenadrine、methyldopa及reserpine。

四、不適當用藥與藥品不良反應的相關性

為瞭解不適當用藥導致藥品不良反應的影響程度，則需以同一族群同時探究藥品不良反應與不適當用藥的關係。1992年英國學者依據英國國家處方集（British National Formulary）所刊載的藥品資訊及藥品與藥品交互作用表，以曼徹斯特大學附屬教學醫院416位住院老年病患所進行的研究，評估處方藥品是否為：(1)不必要的用藥；(2)由於絕對禁忌而停藥；(3)因藥品不良反應而停藥；(4)因不確定原因而停藥；符合一或二者定義為不適當用藥。

研究顯示藥品不良反應發生率為27%（103/381），比較有無不適當用藥與藥品不良反應之發生率，發現有明顯差距（41/226, 18.1%及78/1,122,7.0%；p＜0.001）。Beers在1989年提出針對老年病患治療計畫應儘量簡化的建議，包括：

1.瞭解老化的動態過程。

2.熟悉處方藥品的性質。

3.精簡處方內容。

4.對藥品副作用保持高度警覺。

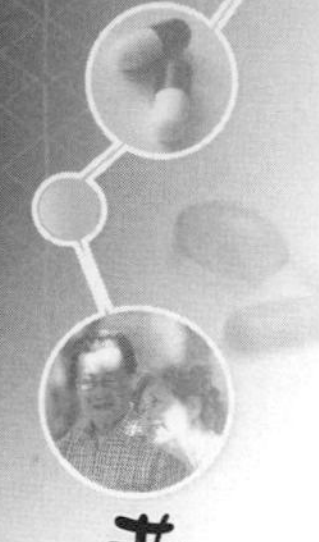

5.新上市的藥品可保留半年至一年才應用於老年族群，劑量建議由半量開始給予，若無不良反應才逐漸調高劑量。

6.盡可能經常檢視病患所有用藥，包括其他醫師所開立的藥品等。

在1995年針對老年病患處方，再度提出類似的建言，建議：

1.與病患討論藥品治療的益處，以及未遵照醫囑可能造成的影響。

2.將特定藥品常見可能的不良反應告知病患，並提醒應對方法。

國內關於老人用藥評估，因為尚缺乏系統性的公認標準，相關的探討也少，大多僅就處方型態做分析。依據某醫院門診老年病患所進行的研究顯示，潛在性不適當用藥盛行率為11.5%，本研究探討潛在性不適當用藥的相關因素，顯示與藥品種類數相關；但與病患性別、年齡、疾病數及與處方醫師之年資均無關。研究中最常見的不適當用藥依序包括chlorzoxazone、zolpidem、dipyridamole、cyproheptadine及buscopan等。研究中也發現服用潛在性不適當藥品的門診初診老人，有較高的比例發生藥品不良反應；這表示Beers準則，在預測門診老人發生藥品不良反應有其重要性。

隨著老年人口的增加，至2040年時65歲以上老人即占人口的四分之一，因為老人通常都有慢性病的存在，常常是多重用藥併服使用者，據統計目前65歲以上有44%男性與57%女性服用五種以上藥品，而有12%的老人（不分男女）使用十種以上藥品，因此藥品的副作用與藥品間交互作用常發生於老人。因此Beers於2003年依據老人使用之藥品——缺乏其作用性或是具有不必要的高危險性，而列出老人應避免使用藥品的規範，為現行老人用藥之準則。當新的藥品加入處方時，需考慮這個藥品的作用對病人臨床症狀會有什麼影響（**表7-12**），個人因素與情況會影響心臟血管藥品的選擇與劑量（**表7-13**）。

表7-12　當新的藥品加入處方時，需考慮這個藥品的作用對病人臨床症狀會有什麼影響

藥品	作用
藥品將使臨床的情況惡化	
nonsteroid anti-inflammatory drug	體液滯留，充血性心臟衰竭，高血壓
β-blocker calcium-channel blocker	引起充血性心臟衰竭，末梢血管疾病
corticosteroid	鈉和水的滯留
新加入的藥品會增加原來藥品的副作用	
diuretic（本用於降血壓）加上tricyclic antidepressants和phenothiazine	造成姿態性低血壓
β-blocker加上verapamil、digoxin	心跳過緩和心臟房室傳導阻斷
diuretic加上corticosteroid	低血鉀症
ACE inhibitor加上K補充劑或滯鉀利尿劑	高血鉀症
新加入的藥品將改變藥品動力學和藥效學	
digoxin	會因quinidine、verapamil、telodipine、diltiazem加入而使濃度升高
diuretic	使鋰濃度上升
nifedipine、diltiazem	cimetidine會使其濃度增加

五、藥品不良反應與藥品交互作用

藥品不良反應（ADRs），造成10%的老人進到急診，而有10～17%的老人須住院治療，造成ADRs的危險因子有：多重藥品治療、併服療法、曾經有發生過的ADRs的病患與失智症的病患。

多重藥品治療易產生藥品間交互作用的產生，急診發現的ADRs有50%是因為至少有一種以上的藥品交互作用而導致低血壓、鎮靜，或是抗膽鹼藥品的影響所造成的，在使用藥品種類與不良反應的相關性上，病患使用兩種藥品發生率為13%，但當病患使用超過六種藥品發生不良反應的比率則為82%，且治療區間越是狹窄的藥品更容易產生嚴重的藥品交互作用。

老人對藥品治療區間更加敏感的原因，則是因為老人的神經系統、心血管功能、肺、肝、腎、免疫和內分泌功能皆有改變，因此

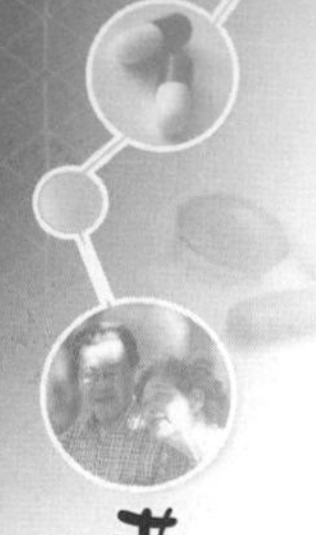

表7-13 個人因素與情況會影響心臟血管藥品的選擇與劑量

情況	考量
腎功能不全	digoxin劑量要減。ACE inhibitor延遲其清除率而使作用延長，對已有腎臟疾病者也有可能投予後才引起腎功能惡化。loop利尿劑需要提高和重複劑量
體重	digoxin在體重輕的老人劑量要調低
充血性心臟衰竭	furosemide吸收延緩，病人最好使用靜脈注射使達最好的藥效
充血性心臟衰竭併有高血壓	使用ACE inhibitor或利尿劑
充血性心臟衰竭併有狹心症	使用nitrate、ACE inhibitor、利尿劑、鈣離子channel blocker或β-blocker小心，β-blocker可能使心臟衰竭更惡化
高血壓	β-blocker
主動脈弓狹窄	因心臟血液流出受阻，ACE inhibitor和末梢血管擴張劑也許不能改善心臟衰竭反致使造成過度低血壓
末梢血管疾病	因投予β-blocker而惡化
小便失禁	因投予利尿劑而惡化
糖尿病	因投予利尿劑而使血糖失控
痛風	因投予利尿劑而使尿酸升高
精神混亂／沮喪	因投予脂溶性β-blocker（如propranolol）和中樞作用降壓劑（如methyldopa）而惡化
便祕	因投予verapamil而惡化
骨質疏鬆	利尿劑可幫助預防骨質的流失

對藥品的作用更加敏感，如老人本身對溫度調節功能不佳，因此對於會引起體溫調節的藥品（phenothiazines、anticholinergics）更加敏感；phenothiazines、nitroglycerin（NTG）、nifedipine（Adalat®）、prazosin與利尿劑更容易增加姿態性低血壓的危險；併用CNS作用劑會造成姿勢不穩潛而造成跌倒的危險因子；老人使用SSRI有造成低血鈉的危險，推測是增加對抗利尿荷爾蒙的敏感性，因為年齡會改變藥品的吸收與分布，而造成多重藥品使用上潛在的危險；減低胃腸蠕動的藥品（如antihistamines、opioids），而改變其他藥品吸收；老人脂肪比率的改變，使得原本以體重為計算劑量的藥品，如morphine、lithium、levodopa、digoxin和acebutolol血中濃度提高；降低血中白

蛋白的程度，也使得藥品的蛋白結合率降低，因此使得藥品（如sulfonyureas、anticoagulants）的作用增加；老人的首渡代謝下降，增加藥品的生體可用率與減少初次通過新陳代謝的藥品量，而使得藥品濃度增加（如propranolol、verapamil、nifedipine）。

因年齡的關係，腎功能（腎絲球過濾力降低、腎小管功能降低，減少再吸收）與排泄功能的改變也會影響藥品的濃度，而造成病患的傷害，如Aspirin®、digoxin與lithium等就會因為腎功能改變而快速累積，產生毒性另一方面，有些藥品也會改變腎臟的功能，如thiazide利尿劑、ACEI或是NSAIDs與lithium併服時，會引起lithium的毒性。

除了老人生理反應外，另一方面多重用藥會產生不良反應則是有藥品可藉由誘導或是抑制其他藥品的代謝，最常見影響藥品代謝酶的就是CYP450 3A4、2D6、1A2、2C9，如nefazodone、ciprofloxacin、norfloxavin、ketoconazole與erythromycin皆會抑制3A4的代謝，因此藉由3A4代謝的藥品如amitriptyline、doxepin、BZD、codeine、hydrocodone、propoxyphene、amiodarone、propafenone、quinidine、metoprolol、propranolol、amlodipine與nifedipine因血中濃度增加或是作用時間延長，而可能會造成病患的危害。

六、造成QT波延長的藥品

QT波延長也是與老人合併治療時，多重用藥與年齡相關產生的危險因子，有9.4%的老人因為合併多重藥品治療，因著藥品本身或是其他藥品抑制藥品代謝，而產生此一作用，因為QT波延長為心室心律不整的危險因子，因而增加老年人突發性心臟死亡。

QT波延長的定義為：男性延長450毫秒或是女性延長470毫秒，因此如果QT波間距大於此值，意謂著心室細胞有動作電位延長的跡象，超過500毫秒時，發生多型性心室性心律不整（torsades de pointes）與心室心律不整的危險增加。

QT波延長的原因為藥品阻止K^+電位進入而造成，而會造成QT波

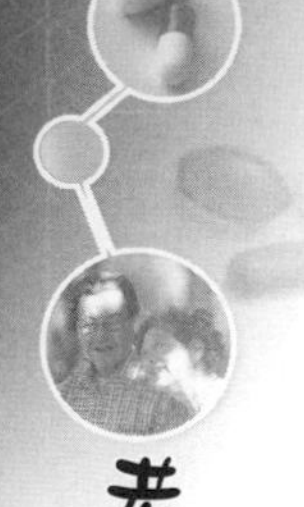

延長的藥品包含：抗心律不整藥品、抗生素、抗憂慮症藥品或抗精神疾病相關藥品。

抗心律不整藥品主要分為1A、1C與3（Vaughan-Williams classes），其中amiodarone是一種特別的type 3的抗心律不整藥品，較少會導致TdP，一般使用amiodarone會導致TdP是因為年齡（平均73.5）、併服其他QT波延長的藥品或是病患具有低血鉀。

抗生素造成QT波延長的藥品最常見的為clarithromycin（Klaricid® Tab-500mg）、erythromycin與levofloxacin。而在抗憂慮症藥品或抗精神疾病藥品造成QT波延長較常見為fluoxetine、ziprasidone與amitriptyline，在使用此類藥品產生QT波延長的機率，在老人有25%，而在年輕人只有2%，所以在老年慢性精神疾患時使用此一藥品時應慢慢增加劑量並注意其影響，此外像是低血鉀、低血鎂、低血鈣、心肌炎、缺血性心臟病與甲狀腺功能低下的病患都應注意，避免加強QT波延長的惡化。

七、抗膽鹼藥品

抗膽鹼藥品（anticholinergics）在老人使用頻率（11.3%）高於少年人（3.8%），而就使用品項上，使用兩種以上抗膽鹼藥品的老人，護理之家的住民占有32%，而門診的老人有13%，因此老人使用抗膽鹼的頻率與項目皆較於一般使用上為多，因而產生抗膽鹼的毒性也比較大。

抗膽鹼所造成的老人不良反應，主要為口乾、便祕、視野狹小而易導致跌倒的發生，而心搏加速或是其他心臟影響可能會導致心絞痛，減緩胃腸蠕動會惡化便祕，影響體液的流動則會造成閉鎖性青光眼患者眼壓升高、有尿液滯留或是攝護腺患者因anticholinergics減少逼尿肌收縮而加重尿滯留，因而增加尿路感染的危險性，雖然有些老人會使用anticholinergics來治療膀胱過動症，但卻會因為anticholinergics本身的鎮靜效果，反而更惡化了原本不好的膀胱控制，但是最特別嚴重就是認知功能被影響，抗膽鹼的藥品常會產生譫妄（delirium），且會隨著年齡而發生率增加，因為年齡原本就會造成皮質膽鹼的傳導減少，若是具有巴金森氏症的老人則對於抗膽鹼的中樞作用更為敏感，並會造成急性意識混亂的狀態，老人若是使用膽鹼酶抑制劑常會因為尿失禁的發生或是惡化而使用抗膽鹼藥品，因此增加藥品誘導譫妄症的發生，或是增加譫妄患者加重的危險。

處方老人藥品最好選擇沒有anticholinergics副作用的藥品，像選擇抗憂鬱藥amitriptyline因具有抗膽鹼的作用，不如使用nortriptyline、desipramine或是SSRI，如果病患一定要使用抗膽鹼的藥品，則請勿再併用其他具抗膽鹼作用藥品，抗膽鹼的副作用，如口乾、便祕、視野狹小與認知功能損害等對病患的影響在處方前都應考慮在內，如果病患使用過量的抗膽鹼藥品發生不良反應時，且使用BZD無法緩解時，可用毒扁豆鹼可快速反轉抗膽鹼藥品的毒性。

八、老年族群的藥品不良反應

老年族群的藥品不良反應，相關因素有：

1.非必要的藥品。
2.具有潛在性藥品與藥品交互作用。
3.服用禁忌藥品。

面對老年族群，若伴有不適當用藥或禁忌藥品使用是否增加相對危險性，值得臨床醫療照護者仔細評估，以免將藥品不良反應誤認為另一個醫療問題，因而啟動另一個處方串，加重用藥之複雜性。故老人用藥的問題是醫療照護需正視的重要議題！

依據交互作用在臨床的重要，可將其分為0～5個等級：0級為沒有任何既定的交互作用報告；1級為交互可用可能發生，但結果是沒有臨床意義；2級為併用藥品可能會有交互作用機轉，取決於藥品的組合；3級為輕微，可能引起困擾，通常無需額外治療；4級為中等，表示可

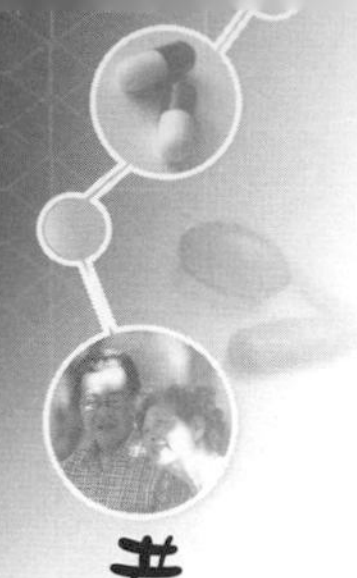

能加重病情惡化，需額外治療；5級為嚴重，表示致死性或可能引起永久損傷。

九、交叉過敏反應

對已知藥品過敏者的用藥原則，就是避免同樣成分的藥品的再使用。除了這樣以外，通常對於已敏感化的病人，即使成分不相同，但遇到相似化學結構的藥品成分，也有很大可能產生過敏情形，這樣的過敏情形通稱為交叉過敏反應（cross reactivity），交叉過敏反應多是在被引發了第一次的過敏反應之後才出現。這也代表著為什麼有時候對藥品過敏的人會發現自己開始對越來越多的藥品有過敏反應，甚至曾經有過用藥經驗但沒事的藥品也開始出現過敏反應。

目前有些已知的容易引起交叉過敏的藥品分類，如含有β-內胺環（β-lactam ring）類抗生素應避免使用在已知對盤尼西林過敏者，含有此種結構的藥品除penicillin類外，還有頭孢菌素類（cephalosporins）和carbapenems類。所以在保守性的抗生素治療建議中，除了盤尼西林類抗生素之外，在使用頭孢菌素類藥品前，也會希望受治療者能進行盤尼西林皮膚敏感試驗，以儘量避免有不預期的過敏反應發生。

除了抗生素引起的交叉過敏之外，尚有一些藥品使用也是要注意的，如對磺胺類抗生素產生過敏者（sulfa allergy），在使用具有相同或類似磺胺（sulfonamides）結構藥品（如部分COX-2抑制劑、thiazide類利尿劑）也應避免或是留意，通常從藥品本身的仿單警語或注意事項都會有相關的提醒（**表7-14**）。

另外，對於已知阿斯匹靈（Aspirin®）過敏，以及對pyrine過敏者，則要注意在NSAIDs上的使用；已知對阿斯匹靈或pyrine過敏者，在止痛藥品的選擇上，多建議以麻醉性鎮痛劑（鴉片類製劑）或乙醯胺酚（acetaminophen）為首選。

一旦發生疑似藥品過敏情形時，停用疑似造成過敏的藥品是當務之急；再來才是針對已引起的症狀給予相對應的症狀治療藥品，如局

表7-14　常用磺胺類藥品與非磺胺類類似藥品

藥品分類	磺胺類藥品	非磺胺類類似藥品
抗生素	silver sulfadiazine, sulfacetamide, sulfadiazine, sulfadoxine, sulfamethoxazole, sulfapyridine, sulfisoxazole	aminoglycosides, cephalosporins, clindamycin macrolides, nitrofurantoin, penicillins, fluoroquinolones, tetracyclines, trimethoprim
抗炎藥品	celecoxib, valdecoxib	rofecoxib, non-selective NSAIDs
抗青光眼藥品	acetazolamide, brinzolamide, dorzolamide, methazolamide	ophthalmic beta-blockers, prostaglandin analogues, apraclonidine, brimonidine, dipivefrin
利尿劑	bumetanide, chlorthalidone, chlorothiazide, diazoxide, furosemide, hydrochlorothiazide, indapamide, metolazone, torsemide	amiloride, spironolactone, triamterene
降血糖藥	chlorpropamide, tolbutamide, glyburide, gliclazide, glimepiride	acarbose, metformin, thiazolidinediones, nateglinide, repaglinide

部性或全身性的類固醇藥品和抗組織胺類藥品的使用。此二類藥品作用在於降低發炎反應產生，以控制整個過敏反應的發展。

十、老人常見的不良藥品反應

老人常見的不良藥品反應如**表7-15**至**表7-18**所述。

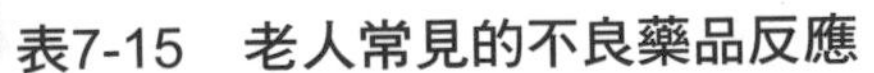

表7-15　老人常見的不良藥品反應

藥品種類	常見副作用
止痛消炎	刺激腸胃、消化性潰瘍、慢性失血
止瀉	口乾、便祕
止腹痛	排尿困難
降血壓藥	低血壓、疲倦、脫水、低血鈣、陽萎、尿失禁
抗精神病藥	錐體外症候群
抗憂鬱劑	口乾、便祕、嗜睡、排尿困難、心跳加快、視力模糊
安眠藥	過度鎮定、步伐不穩、辨識能力及運動失調
支氣管擴張劑	腸胃不適、心跳加快
降血糖藥	低血糖
毛地黃	心律不整、心律過緩、房室傳導阻斷

表7-16　在一般老人應減少劑量，服用頻次或減短治療期間的不適當藥品

藥品種類	不適當理由
鐵劑補充藥品（iron supplements）每日不宜使用超過325mg	給予高劑量鐵劑，吸收總量並未隨之增加，反而可能造成便祕
毛地黃（digoxin）	老人或腎功能不全者應減少劑量
具強烈抗膽鹼作用之抗組織胺，如hydroxyzine、cyproheptadine、chlorpheniramine、diphenhydramine	具強烈抗膽鹼副作用，故盡可能避免使用或減低劑量
短效benzodiazepine 等藥品，如lorazepam (Ativan®)、oxazepam (Serenal®)、alprozolam (Xanax®)、zolpidem (Stilnox®)	老人會增加藥品敏感度，低劑量下即有效且安全

表7-17　心血管藥品的藥品不良反應

不良作用	藥品引起
陽痿	β-blocker、thiazide利尿劑
便祕	verapamol
咳嗽	ACE inhibitor
作夢（大部分是惡夢）	propranolol
末梢血管水腫	nifedipine
頭暈	血管擴張劑、β-blocker
頭痛	血管擴張劑

表7-18 產生不良反應引起藥害之藥品以carbamazepine及allopurinol為前一、二名

Top 5 Causing Drugs from Relief Application	Top 5 Suspected Drugs from Spontaneous ADR Reports
carbamazepine	phenytoin
allopurinol	vancomycin
phenytoin	diclofenac
rifampicin	carbamazepine
pyrazinamide	rifampicin

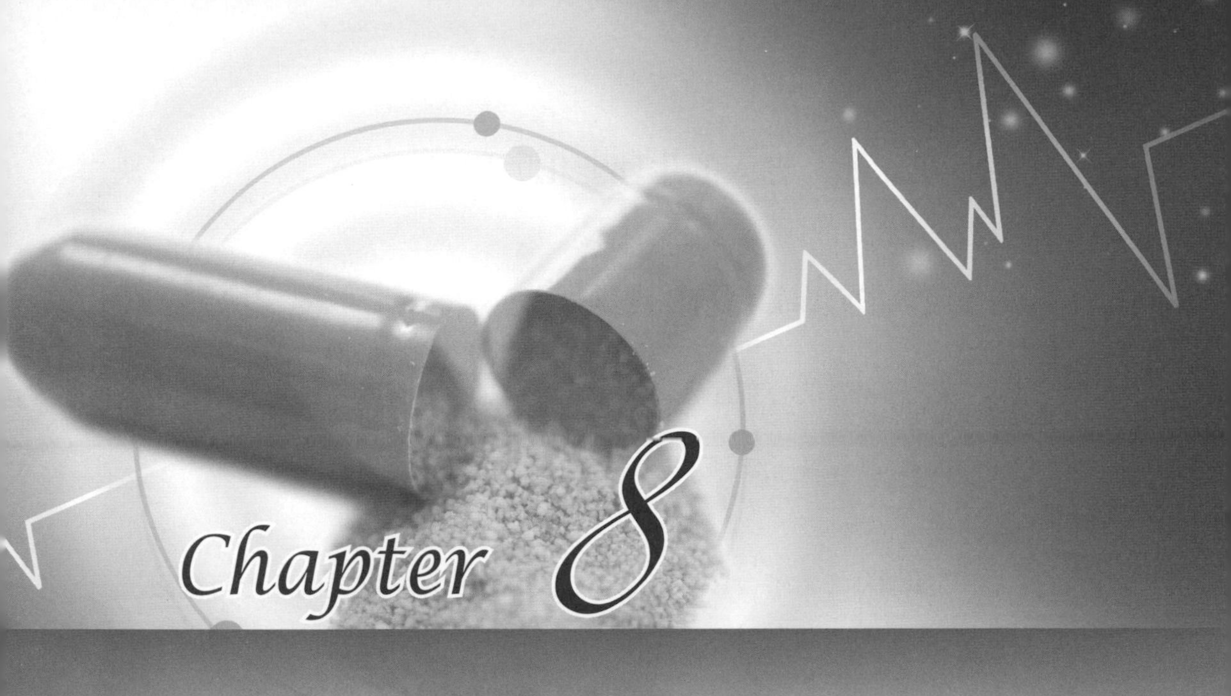

生理機能衰退造成用藥問題

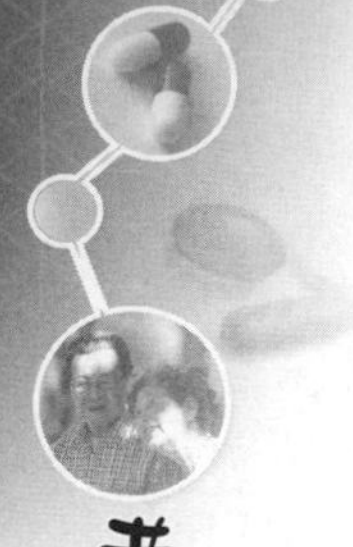

第1節　老人的生理變化與用藥(一)

一、老人的心血管系統生理變化

老人不適當的心血管疾病療法如**表8-1**所示。

(一)心血管系統生理變化

◆心臟

心臟體積通常不會單純因老化而改變，但左心室壁的厚度可稍微增加。竇房結（SA node）之細胞數目從20歲開始減少，至75歲時僅剩約10%，心臟瓣膜與傳導系統（conduction system）會纖維化與鈣化。

心臟瓣膜變得僵硬，容易出現心雜音。血管失去原有的彈性，鈣質存積於血管內膜，管徑狹窄，造成孤立性收縮性高血壓（isolated systolic hypertension）。靜脈回流不佳導致靜脈曲張。冠狀動脈血流亦因有阻塞，冠動脈疾病發生率隨年齡增加而升高。竇房結與傳導系統的退化，使老人較易罹患病竇症候群（sick sinus syndrome）與傳導異常。心臟節律細胞及電傳導細胞都會減少，因而增加心肌的不穩定

表8-1　老人不適當的心血管疾病療法

藥品選擇情形	危險因素	替代療法
使用β-blockers治療有氣喘或COPD病史者之高血壓	可能惡化呼吸道疾病	其他類降壓劑
使用β-blockers治療有氣喘、COPD或心衰竭病史者之心絞痛	可能惡化呼吸道疾病或心衰竭	nitrate或calcium-channel blocker
使用reserpine治療高血壓	高劑量下可能引起憂鬱及錐體外作用	其他降壓劑
使用disopyridamide治療心房纖維性顫動	可能引起anticholinergic副作用及突發性心臟病而致死	digoxin quinidine procainamide

（續）表8-1　老人不適當的心血管疾病療法

藥品選擇情形	危險因素	替代療法
使用thiazide類利尿劑治療有痛風病史者之高血壓	可能使痛風突發或導致惡化	其他降壓劑
使用calcium-channel blocker治療有心衰竭病史者之高血壓	可能惡化心衰竭	利尿劑或ACEI或兩者併用
使用β-blockers治療有心衰竭病史者之高血壓	可能惡化心衰竭	利尿劑或ACEI低劑量的β-blockers並且監測效果
長期使用β-blockers治療有雷諾氏疾病（Raynaud disease）病史者之心絞痛或高血壓	可能惡化雷諾氏疾病	calcium-channel blocker

性，對交感神經衝動的反應力也降低，而容易產生心律不整。當受到壓力時無法如年輕人一樣，快而有效的應付身體對氧的需求量，相對的，也需要較長時間來恢復。

心肌上的脂肪、膠原及脂褐質增加，使心肌彈性下降。心肌纖維數目降低、心臟體積減少，使心肌較軟弱無力。主動脈彈性硬化，使左心室肌肉較肥大。心臟瓣膜變厚而彈性降低，可能使血液逆流。

在休息狀態下，心輸出量與心搏容量不太受老化的影響，但是隨著老化而變差。心搏量在70歲以前約減少了35%，故心輸出量較年輕時下降。心臟對交感神經或其介質鄰苯二酚胺（catecholamine）的刺激反應變差。運動時可達到的最快心跳速率會隨年齡增加而約略呈線性下降，以220減去年齡來估算之。

運動後，心臟恢復到休息狀態所需的時間會延長。心肌鬆弛（relaxation）的速度減緩，使舒張早期由左心房流入左心室的血液量減少，心臟的前負荷因而更依賴左心房收縮來維持。

一旦罹患心房纖維顫動，其心輸出量所受的不利影響將大於年輕人。另外，周邊血管的阻力上升，壓力反射（baroreflex）的敏感度變差。老人因壓力反射變差與血管變硬（stiff），容易有姿態性低血壓；因此，在老人投予抗高血壓藥品或作用於中樞神經系統的藥品時，需注意是否加重姿態性低血壓的現象。

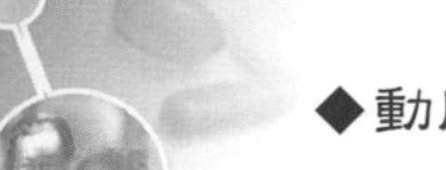

◆動脈

動脈變長而呈現紆曲，其內膜變得不光滑，其厚度也增加。動脈壁中層之平滑肌層變厚，鈣化程度增加，彈性蛋白斷裂增多。老人動脈硬化的高盛行率到底是老化或疾病所引起，目前仍有爭議。不過，動脈硬化使老人容易發生高血壓、冠狀動脈心臟病與腦中風，卻是不爭的事實。彈性蛋白減少而膠原增加，使血管壁彈性減弱及硬化，因此血流量以及速度都會下降。

◆血壓

血壓方面，多數流行病學的研究顯示收縮壓與脈壓（pulse pressure）會隨年齡而上升；在美國的研究則顯示收縮壓隨著年齡增加而持續上升，舒張壓從35歲左右開始增加，至大約60歲便不再上升，甚至會稍微下降。在某些少數原始村落或未開發國家的研究卻發現收縮壓不一定隨老化而上升，顯示遺傳或環境因子會影響老化過程中血壓的表現。

◆血液

在實驗室檢查方面，血清肌酸激酶（creatine kinase, CK）的濃度稍降，其中心肌性肌酸激酶（CK-MB）呈現顯著下降。血清乳酸脫氫酶（lactate dehydrogenase, LDH）濃度的變化不大，其五種同功酶中，只有LDH-5隨年齡增加而稍微下降。

另外，在心血管疾病危險因子之血脂方面，血中總膽固醇（total cholesterol）的濃度隨年齡而上升，其中低密度脂蛋白（low-density lipoprotein, LDL）膽固醇的變化大致與總膽固醇相同，而高密度脂蛋白（high-density lipoprotein, HDL）膽固醇則逐漸增加。不過，有其他的研究顯示，女性的高密度脂蛋白膽固醇從20～80歲會下降30%。至於三酸甘油脂，其血中濃度會隨年齡而上升。不過，在某些原始部落內，沒有上述有關脂質變化的現象，顯示可能有其他因素的影響，例如遺傳或生活習性。

◆血球

骨髓的質量會逐年減少，而骨髓中脂肪的比例則增加。在血液像（hemogram）方面，血容比、血紅素、紅血球、白血球和血小板的數目並不隨老化而有太大的變化，可能維持不變或稍降，顆粒性白血球（granulocyte）的數目與功能則維持不變。在需要大量生成紅血球的情況下，老人的骨髓反應變慢且不足，遇出血時較易有血小板低下。至於血小板的功能是否因老化而改變，目前尚無定論。

不論男女，老人的血色素若低於12g/dl，即屬於貧血。所有發生於老人的貧血皆應追查其原因，而不可歸因於老化。在血液凝固功能方面，老人之凝血酶原時間（prothrombin time, PT）與部分凝血活素時間（activated partial thromboplastin time, aPTT）不隨年齡而改變，但纖維素原（fibrinogen）、第七和第八凝血因子（coagulation factor VII &VIII）及D二聚體（D-dimer）則稍微升高。另外，血清鐵蛋白（ferritin）和血清鐵（iron）可能會隨年齡增加而下降。紅血球沉降速率（erythrocyte sedimentation rate, ESR）本身不隨老化而改變，但由於其對發炎的敏感性極高，且老人的罹病率也比較高，因此紅血球沉降速率會有偏高的趨勢。

(二)抗凝集藥品

雖然有文獻指出年齡的增長為口服抗凝集藥品（OAT）發生出血的危險因子，但是許多老人因為血栓性栓塞症、肺栓塞與缺血性中風，而使得醫師不得不開立使用OAT，老人使用OAT發生出血主要的原因是對於warfarin的敏感性、併服其他會增加出血性的藥品、共病原因（未控制高血壓），並應考慮跌倒對出血產生的危險（雖然跌倒造成的顱內出血是少見的）。

老人增加對warfarin的敏感性的原因有：藥品清除率的降低、體重的降低與飲食中維生素K攝取缺乏與藥品交互作用，維生素K攝取在warfarin產生出血危險性占有舉足輕重的腳色，依賴維生素K產生被修飾的因子VII、IX、X和凝血酶原，這些被修飾過的凝血因子無法促進

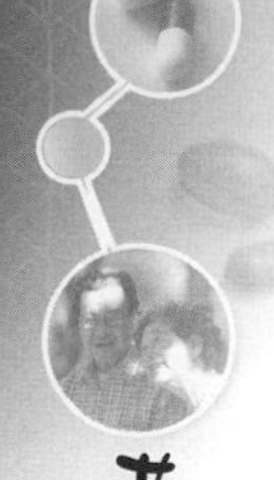

凝血作用，維生素K主要由綠色蔬菜攝取，而使用抗生素可能會造成腸內菌叢的改變而影響維生素K的產生，因此造成維生素K攝取不足而增加warfarin的作用。

就藥品交互作用而言，有些藥品會增加病患出血的危險性，例如：抗凝血藥（如Aspirin®、clopidogrel/Plavix®等）併用，而有些藥品則會減少warfarin的作用，另外，某些中藥品也會增加INR，但機轉不明，另有文獻指出吸菸也會增加INR，維生素E與coenzyme Q也是造成INR增加的潛在因子。

此外，因為老人認知功能的退化，因此造成對藥品交互作用、對飲食上控制認知缺乏或是忘記服藥與重複服藥產生，故對於病患抗凝集藥品使用上的衛教是十分重要的。

warfarin的出血要注意是否為藥品間或食物間的交互作用所發生，因老人多使用多重用藥，因此監測INR值是十分重要的，warfarin所造成的出血，一般腸胃道是常見出血點，故要請病患注意是否有四肢傷痕出血，如發生出血則再評估是否由藥品引起，並替換藥品（可用ranitidine或famotidine取代cimetidine，以避免造成warfarin的代謝），如出血仍持續發生，可補充維生素K，因為影響INR震盪的主要因子就是維生素K_1的改變與warfarin的吸收，維生素K有口服、IV與SC三種劑型，因為IV有過敏反應的發生，而SC的吸收不佳，另外有文獻指出口服降低INR比IV與SC劑型快速。

二、老人的呼吸系統生理變化

(一)胸廓

胸廓的前後徑隨著年齡增加而漸增，其彈性也因肋骨鈣化與肋間肌強度減弱而逐漸喪失。吐氣時肺臟回彈（recoil）的能力隨老化而變差，呼吸肌的強度與耐力亦逐漸下降。

胸廓變小、胸腔前後徑加大（因肋軟骨鈣化、脊椎骨質疏鬆與塌陷）。橫膈動作退化，呼吸的收縮力減弱。

(二)呼吸道

呼吸道纖毛（cilium）的活動力和數目下降，咳嗽功能變差，呼吸中樞對通氣（ventilation）的支配也遜色許多。

呼吸道黏膜腺的退化。氣管上皮細胞退化使氣管變硬，呼吸肌肉的彈性及強度下降，咳嗽反射功能減弱。黏膜分泌對抗病毒的IgA減少。

(三)肺

肺部無換氣功能的空間（dead space）從20歲開始增加，至60歲時可增加20～40%。老人在呼吸時，會因上述變化而付出較大的功，對激烈運動的耐受力變差，並容易發生肺部感染。抽菸、運動與居住環境等因素，均會改變肺功能衰退的速度。

氣管與支氣管的直徑變大，肺泡變平，肺泡表面積以每十年大約4%的速度減少，肺泡微血管的數目減少且纖維化的程度增加。

由於肺部通氣與灌流的不協調性增加，一氧化碳從肺泡擴散入微血管（diffusion capacity of carbon monoxide, DLCO）的能力下降，血氧濃度亦受此影響而下降，其數值每十年約下降3.2mmHg。

另外，動脈血的氣體酸鹼值（pH）維持不變或稍微下降，二氧化碳分壓（Pco_2）維持不變或稍微上升，此二者即使稍有變化，其數值仍在一般之參考值中。肺功能隨年齡增加會出現全肺容量稍微降低、肺活量降低、殘餘容量（residual volume）增加，以及閉鎖容量（closing volume）增加的現象。另外，一秒內最大吐氣容積（forced expiratory volume in one second, FEV1）從20歲左右開始逐漸下降，不吸菸者每年約減少20～30ml，吸菸者每年可減少70～80ml。

老人活動較不足，氣體擴散力較差。心輸出量及血管彈性下降，血紅素減少，影響了氣體交換。

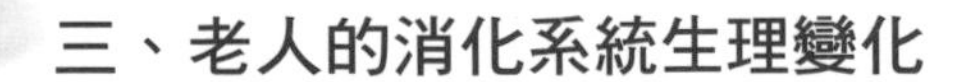

三、老人的消化系統生理變化

消化系統功能影響老人的營養，與生活品質息息相關，其變化如下：由於唾液腺萎縮，口易乾會苦和口臭。不良的口腔衛生加上牙齦彈性減低、萎縮，引起的牙周病、牙齒脫落。

(一)口腔

隨著老化，口腔黏膜逐漸萎縮，唾液腺之腺泡細胞（acinar cell）會被結締組織或脂肪組織取代而減少。牙齒的牙釉質與象牙質磨損，象牙質再生能力減退，牙髓會萎縮與纖維化。牙齦包住牙齒的部分會後退，使得牙堊質露出。

牙齦彈性及厚度減低、鈣質不足及顎骨萎縮導致牙齒鬆脫。牙周韌帶移動、顎骨萎縮及牙齒鬆脫導致咬合不良。

功能上，耳下腺唾液的分泌量稍減，但其他唾液腺的分泌量不變，唾液內之電解質與蛋白質的成分維持不變。口腔咀嚼的效率變差，吞嚥之協調性下降。口腔內的變化使老人易有牙周發炎與蛀牙，並導致牙齒缺損。老人也容易因吞嚥失調發生吸入性肺炎。

(二)食道

食道平滑肌無力，導致食道擴張及蠕動力降低，造成吞嚥困難及食物在食道停留延長。食道下括約肌張力下降，易有胃、食道逆流情形，加上老人的作嘔反射較差，易導致食物吸入的危險。

(三)胃

早期的研究顯示，老人的胃在基礎狀態及受刺激的狀態下，胃酸的分泌量均呈現下降。但近年來的研究卻發現，大部分老人的胃酸化其內容物的能力並不受老化的影響。胃的蠕動力與排空功能也不受老化影響，但在進食時，胃放鬆以容納食物的能力則變差。

胃蛋白酵素（pepsin）與內因子（intrinsic factor）的分泌量減少，

胃壁合成前列腺素（prostaglandin）的能力下降。若胃酸的分泌減少，會導致鈣、鐵及某些藥品（如ketoconazole）不易在小腸被吸收。胃內環境的改變，可能與老人較高的幽門桿菌感染盛行率有關。

(四)腸道

隨著老化，腸道的絨毛會萎縮，黏膜細胞的增生能力變差。功能上，腸道的蠕動力及大腸的收縮協調性變差。腸黏膜萎縮，絨毛變薄及腸蠕動下降，使得營養的吸收隨年齡增加而下降。小腸因乳糖酵素減少，使乳糖不易被分解吸收。小腸中維生素D的受器也減少，使維生素D與鈣的吸收下降。不過，脂溶性物質（如維生素A、維生素K與膽固醇）的吸收反而變好。另外，大腸內類鴉片受器（opioid receptor）的數目增加，使老人易因藥品使用而產生便祕。肛門的緊張度（tone）下降，使老人容易大便失禁。

(五)肝臟

肝臟重量隨年齡增加而減少，重量1,600g下降到1,200g，流經肝臟的血流量每十年約減少10%，肝細胞的再生能力會減退。肝臟的微小體（microsome）在代謝藥品方面可分成第一與第二相（phase I & II）反應。第一相反應會隨老化而變差，而第二相則不隨老化有明顯改變。事實上，抽菸、喝酒、喝咖啡與不同藥品的交互作用對肝臟代謝藥品的影響遠大於老化本身的作用。主要影響酒精的耐受力及藥品的解毒功能，與年輕人相比，約降低5～30%。

一般臨床上常使用的肝功能檢查（包括GOT、GPT和bilirubin），其數值幾乎不隨老化而改變。不過，老年族群血清白蛋白（albumin）平均值會隨年齡增加而逐漸下降，但絕大部分可歸因於營養不良或疾病，有人估計其下降的速度約為每十年下降0.054g/dl。血中鹼性磷酸酶（alkaline phosphatase）與丙種麩氨酸轉酵素（γ-glutamyl transpeptidase）則隨年齡增加而稍微上升，但兩者的數值均仍在正常範圍中，但也有人認為鹼性磷酸鹽在男性老人是維持不變。

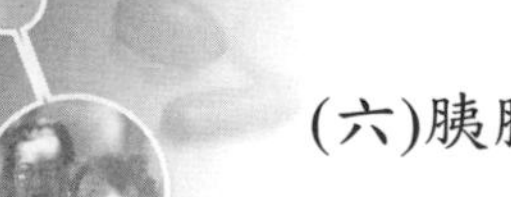

(六)胰臟

胰臟的體積變小，其血流量減少，總胰管的管徑變大，同時腺泡萎縮。胰臟所分泌之各種消化酵素的分泌量會減少，但仍足夠供應生活所需。重量減輕或不變，位置較下垂，胰管擴張，脂肪含量上升，纖維化、動脈血管硬化。

隨著老化，澱粉酶（amylase）的分泌量會降低，但由於腎功能變差使澱粉酶的排泄量減少，其血清濃度會逐漸上升。至於血清脂肪酶濃度的變化，則尚未確定。

四、老人的內分泌系統生理變化

(一)血糖與胰島素

空腹血糖值在50歲以後每十年約上升1～2mg/dl，飯後兩小時血糖可增加5～10mg/dl，而醣化血色素（HbA1C）也稍微上升，但這些數值仍維持在正常範圍內。胰臟分泌胰島素（insulin）的能力逐年下降，但血漿內胰島素的濃度反而明顯上升，此現象可能與胰島素的清除速率減緩及周邊組織對胰島素有抗性有關。

老人分泌的胰島素中有較高比例呈現活性較低的前胰島素（proinsulin）狀態。由於肌肉減少、脂肪增加與活動量不足會加重胰島素抗性，所以適當的運動對老人相當重要。

胰臟中的β細胞在老年時會延遲胰島素的釋放，導致對糖分代謝的能力降低，增加罹患糖尿病的機率。

(二)甲狀腺素

甲狀腺實質的纖維化會隨年齡增加而逐漸增多，濾泡的上皮細胞分裂會減少，其血管的變化使濾泡與血液間的物質傳送變差。雖然四碘甲狀腺素（thyroxine, T_4）的分泌減少，但血中四碘甲狀腺素的濃度因其代謝清除速率變慢而維持正常或稍降。周邊組織將四碘甲狀腺素轉換成三碘甲狀腺素（tri-iodothyronine, T_3）的能力變差，但代謝三碘甲狀腺素的能力不變，因此血中三碘甲狀腺素的濃度稍降，但仍維持在正常範圍內。

老化影響甲狀腺纖維化的情形，使血清中T_3下降（T_4不變），使基礎代謝率降低，老人會有整體性遲緩、冷天適應力差、毛髮掉落較多及憂鬱等現象。

不過，有學者認為老人血中三碘甲狀腺素的濃度下降是疾病所致。老人甲狀腺促進素（thyroid-stimulating hormone, TSH）的血中濃度不變或略升。在老人投予甲狀腺素時，需考慮身體基礎代謝率與四碘甲狀腺素代謝清除速率之改變，而適當減少使用劑量。

(三)副甲狀腺素與抑鈣素

副甲狀腺素（parathyroid hormone）和抑鈣素（calcitonin）與血中鈣與磷的調節有關，而分泌副甲狀腺素的副甲狀腺素細胞與分泌抑鈣素的甲狀腺C細胞在老化過程中所發生的結構變化很少。副甲狀腺素隨年齡增加而上升，可能是由於活化維生素D的減少，造成對副甲狀腺素分泌的抑制變小。血中抑鈣素的濃度，則會維持不變或下降。至於血清游離鈣及血清磷的濃度，則隨年齡增加而稍微降低，但兩者仍在正常值的範圍內，而血清總鈣濃度則改變不大。

(四)腎上腺分泌的荷爾蒙

不論是基礎或刺激狀態下的腎上腺皮質素（cortisol）或腎上腺皮質促進素（adrenal corticotropic hormone, ACTH），其血中濃度與晝夜節律（circadian rhythm）皆不受老化影響。腎上腺皮質素的分泌、清除及其受器數目不隨老化而有太大的改變。

腎上腺分泌的雄性素（androgen）中主要是DHEA（dihydroepiandrosterone），此激素的分泌受腎上腺皮質促進素的調節，成年以後DHEA的分泌量大約每十年減少10%。近年來，由動物實驗發現DHEA可延緩腫瘤發生與免疫老化，而被視為一種抗老化的藥

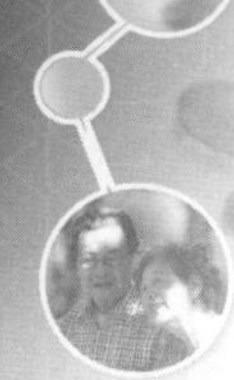

品。

老人醛固酮的分泌、血中濃度與清除速率皆下降，但因代償機轉有效運作，正常狀況下不會發生電解質異常。老人在限制食鹽攝取或水分不足時，腎素與醛固酮的上升幅度也較低，影響鈉鹽與水分保存。

正腎上腺素（norepinephrine）的血中濃度與尿液排泄量在老人皆上升，顯示目標器官對此激素有抗性。

(五)生長激素與體制素

在基礎狀態下，老人血中的生長激素濃度與其清除速率改變很少，然而在壓力狀態下，老人生長激素的分泌往往較為遲緩且不足。一天中生長激素的分泌高峰在半夜，有些研究認為老人在此時的分泌量較低。近來有些學者嘗試使用生長激素來延遲肌肉與骨骼的老化，發現可預防跌倒與骨折的發生。

老人體制素（somatostatin）或生長激素抑制素（growth hormone-inhibiting hormone, GIH）的濃度高於年輕人。

(六)抗利尿激素與心房利鈉因子

老人的下視丘在血液滲透壓上升時分泌的抗利尿激素（antidiuretic hormone或vasopressin）比年輕人多，以代償腎小管對抗利尿激素的抗性。臨床上某些藥品可能會增加抗利尿激素的分泌或強化其作用，這些藥品在老人使用時必須小心以免造成低鈉血症。

血中心房利鈉因子（atrial natriuretic factor）的濃度也可能因腎臟的抗性而上升。此因子可能與老人的夜尿症有關。

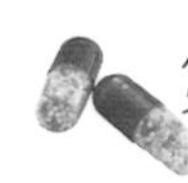

第2節　老人的生理變化與用藥(二)

一、老人的骨骼系統生理變化

正常老化的影響，包括身體肌肉及皮下脂肪的重新分布、肌肉萎縮、肌力減少、骨骼疏鬆等以致容易發生骨折；肌肉骨骼及關節的改變致使老人變矮，在70歲左右約減少了5公分、行動變緩慢，老人在活動上受限制，也容易跌倒。關節造成膠原纖維增生，會變得僵硬、疼痛。

(一)骨骼

從20幾歲開始，骨頭吸收（resorption）的速度逐漸超越骨頭形成（formation）的速度，導致骨頭的骨質下降。對女性而言，骨質減少的速度在停經前後開始加速，終其一生可損失緻密骨35%和海綿骨50%。而男性一生損失的骨質約為女性的三分之二。此外，骨頭內膠原蛋白隨年齡增加而失去彈性，身體修補顯微骨折（microfracture）的速率也變慢，導致骨頭的強度變差，因而更容易發生骨折。如果骨質流失太快而使骨頭無法維持結構上的完整性，便會造成臨床上所謂的骨質疏鬆症。

椎間盤含水量下降使椎間盤變薄，脊椎堅硬度減低造成脊柱受壓或彎曲，導致老人身高降低、易有駝背及頭部前傾。

(二)關節

關節軟骨的表面隨年齡增加會由平滑逐漸變粗糙，軟骨的強度變差，水分含量減少，其他的組成成分也會改變。雖然老人骨關節炎（osteoarthritis）的盛行率很高，但這是一種疾病而不是老化現象，需加以治療。

老人的關節滑液分泌減少，軟骨被硬骨所取代，膠原纖維的增生。

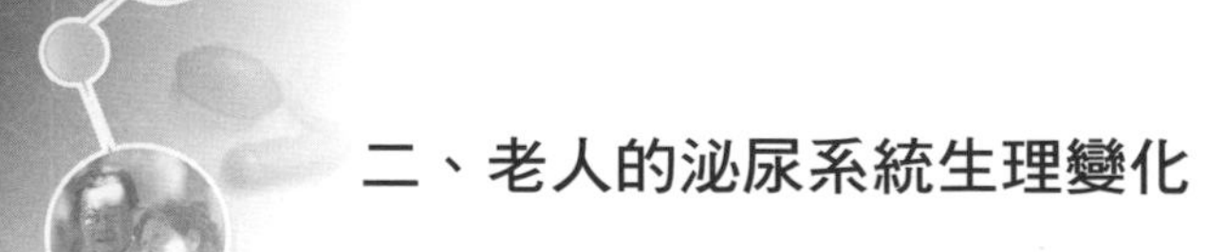

二、老人的泌尿系統生理變化

(一)腎臟

腎臟的質量從30～80歲減少25～30%，主要是由於腎皮質的質量減少。腎元（nephron）的數目到80歲時可減少30～40%，其中減少最多的是位於亨利氏環（Henle's loop）中具有最強濃縮尿液能力的腎元。年輕人的腎臟約有二百萬個腎元，到了老年約減少50%，腎絲球數目減少，老人腎血流量下降及腎絲球過濾率（glomerular filtration rate, GFR）由年輕時125ml/min降至三分之一至三分之二左右，腎功能減退而糖分再吸收能力降低、血中BUN值偏高。

腎膈細胞（mesangial cell）數目隨老化而增加，腎小管的長度縮短、體積減小，遠端腎小管或集尿小管發生憩室（diverticulum）的比例上升，這些憩室可變成感染病灶或形成良性腎囊腫（renal cyst）。自發性腎絲球硬化（glomerular sclerosis）的比例可從40歲時1～5%增至80歲的10～30%。

輸入小動脈（afferent arteriole）變成螺旋狀，而輸出小動脈（efferent arteriole）與弓狀動脈（arcuate artery）則變細。腎臟單位質量的平均血流量下降，其中以皮質部的血流量減少較為顯著，而存活腎元的灌流量因代償而變大。

在功能上，腎臟的過濾分率（filtration fraction）會上升，以維持適當的腎絲球過濾率，而肌酸酐廓清率（creatinine clearance）隨著老化緩慢下降，平均每年約以0.8ml/min/1.73m^{2}的速度下降。

儘管老人的肌酸酐廓清率下降，血清中的肌酸酐濃度維持不變，主要是因為老人的肌肉質量變少，造成由肌肉之肌酸（creatine）分解來的肌酸酐變少。單純老化的影響不會造成明顯血中尿素氮（urea nitrogen）濃度之改變。此外，血中尿酸的濃度亦可隨年齡增加而輕微上升。

腎小管有許多功能也變差，包括葡萄糖與胺基酸的再吸收、鈉離子和鉀離子之保存與分泌的功能、尿液稀釋與濃縮及尿液酸化的能力。腎臟活化維生素D的能力變差，而紅血球生成素（erythropoietin）的製造能力則不受老化影響。

腎臟在基礎狀態下，尚能維持水分、電解質或酸鹼代謝的平衡。因此，血中鈉、鉀及氯離子的濃度幾乎不受年齡的影響，血中鎂（magnesium）離子濃度亦維持不變。由於瘦肉質量（lean body mass，或稱淨體質）減少及脂肪增加，老人全身的含水量與含水比例均減少，但血清滲透壓（osmolality）則維持不變。

不過，老人卻容易因其他原因所引起的脫水現象而造成血清滲透壓稍微上升。然而，在面臨壓力時，老化的腎臟因其預留量（reserve）不足，容易發生急性腎衰竭與水分、電解質及酸鹼的失衡。在體液不足時，老人的腎素（renin）與醛固酮（aldosterone）分泌量較低，而腎小管對抗利尿激素（antidiuretic hormone）的反應也較遲鈍。此外，在投予經由腎臟排泄的藥品時，需預先估算肌酸酐廓清率以調整藥品劑量。

(二)膀胱

膀胱容積變小，半滑肌纖維化，膀胱肌收縮力變弱，張力及收縮力皆下降，尿液不易排空導致尿滯留，常伴隨頻尿、急尿、夜尿的現象，亦容易引發泌尿道感染。

(三)生殖系統（女性）

隨年齡增加，卵巢的體積變小，並呈纖維化，且卵巢對濾泡促進素與黃體生成素的反應變差，動情素（estrogen）的製造明顯下降，黃體素（progesterone）與睪固酮（testosterone）的分泌也減少。動情激素的減少導致膀胱與尿道的黏膜萎縮，進而使老年女性容易罹患膀胱炎與尿道炎。

停經婦女因失去動情激素的保護作用，容易罹患動脈硬化、高脂血症、冠狀動脈心臟病與骨質疏鬆等疾病。停經除了造成生育能力喪

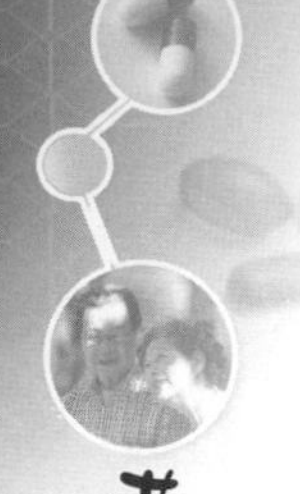

失，也會造成停經症候群與心理調適障礙。

子宮與陰道逐漸萎縮，而卵巢中的黃體（corpus luteum）與白體（corpus albicans）亦同。陰道內的肝醣含量減少導致乳酸菌減少，使陰道的酸鹼值上升，致病細菌群便容易在此增生。同時，陰道潤滑液的分泌量在基態與性交時也會減少。動情激素的不足使乳房內之乳腺逐漸退化，再加上韌帶支撐與肌肉張力變差，使乳房易鬆弛下垂。

(四)生殖系統（男性）

精子的產量變少，其活動力也變差，帶有異常染色體的精子比例則上升。leydig細胞的數目與分泌睪固酮的功能皆下降，血中游離態的睪固酮減少，進而使老年男性的性慾（libido）減低。睪丸在陰囊內懸掛較低、體積及硬度下降，使男性有性交困難及陽痿情形。

老年男性生殖力會逐年下降，但不會像女性完全失去生育力。另外，攝護腺在射精時的分泌量與抑制素（inhibin）的分泌量隨老化而減少。

攝護腺良性增生的盛行率逐年增高，此現象是老化或疾病，目前仍無法確定。不過，攝護腺良性增生除了造成排尿障礙，也會使罹患泌尿道感染的機率增加。

三、老人的神經系統生理變化

(一)神經系統生理變化

◆大腦

大腦的重量從20～80歲大約減少5～7%，大腦的血流量也變少。大腦灰質與白質均逐漸萎縮。神經元的數目也隨老化逐年減少，此減少並非廣泛性的，而是以較大的神經元為主，包括小腦、大腦天藍區（locus ceruleus）與黑核（substantia nigra）等。另外，神經膠質細胞（glial cell）的數量增多，神經元的樹突數量減少，突觸的密度則降低。周圍神經與自主神經系統除了神經元的數量減少，神經幹內的神經纖維數量也變少。

腦部與老化相關的改變主要有三，包括：(1)腦血流量減少；(2)腦萎縮，尤其是額葉及顳葉萎縮；(3)神經糾結產生斑塊（腦組織有蛋白質沉澱的現象）。老化的過程使腦體積變小，腦部血管運動控制區內的體溫調節能力受損。

腦內的酵素、神經傳導物質與受器的數目與功能可因老化而改變，使得老人某些腦部功能變差，如處理分析感覺訊息的速度減慢，執行運動反應所需時間也較長。

老人因大腦功能退化而容易受各種疾病或藥品的影響，產生譫妄症。但並非所有的大腦功能皆退化，如語言能力在老化過程中維持不變，而智力受老化的影響也不大。神經傳導速度也隨老化而變慢，壓力反射的敏感度也因神經系統退化而變差。

◆知覺與睡眠

知覺及運動功能、錐體外功能較差，導致老人彎腰駝背、平衡感較差、步態緩慢。老人對於疼痛、觸覺及對體溫的控制較差；反射動作緩慢時間較長。老人對短期記憶喪失明顯，但長期記憶沒有改變。

此外，矯正反射（righting reflex）變慢，使老人容易跌倒。老人的睡眠時間減少，其熟睡與快速動眼（rapid eye movement, REM）睡眠時間的比例也減少。此睡眠型態的改變，使老人常受失眠之苦。

(二)神經系統藥品

◆鎮靜藥（sedative drugs）

文獻指出，約有三分之一的護理之家老人使用三種以上具有潛在鎮靜效果的藥品，而當老人使用一種以上的鎮靜藥品時，會增加認知損傷與跌倒的機率。

認知損傷，包含失智與譫妄，研究指出，老年住院病患使用鎮靜藥品造成認知損傷的案例達30%，如：鴉片類止痛劑會造成術後病人認知損傷；長效型BZD、TCA抗憂鬱劑、抗痙攣藥品皆會惡化失智症。

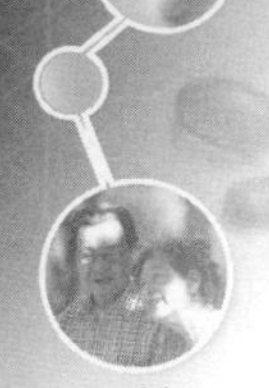

◆苯二氮平類藥品（非巴比妥類，benzodiazepine）

benzodiazepine（BZD）是常使用於失眠、焦慮、肌肉抽筋和癲癇發作的藥品，依據其半衰期可分為短效、中效與長效型，而老人對其敏感的副作用包含困倦、頭昏眼花、降低注意力與認知，最終則有可能損傷白天活動功能、跌倒與記憶力的問題，因此長效型BZD〔如diazepam、clonazepam（Rivotril®）、chlordiazepoxide、flurazepam（Dalmadorm®）與clorazepate〕因避免使用於老人，因其半衰期會在老人延長數天之久。

另一方面，BZD肝臟代謝是經由氧化、葡萄糖醛酸反應（glucuronidation）或氮基還原反應所產生的，其中氧化代謝是經由CYP450 3A4肝臟酵素反應，而葡萄糖醛酸反應與氮基還原反應則對肝功能損傷的病患比較沒敏感，因此若有肝損傷的老人應避免使用經由氧化反應代謝的BZD（如alprazolam、clonazepam、diazepam、midazolam與triazolam），而改以lorazepam、oxazepam與temazepam比較適合，此外，在於有併服抑制CYP450 3A4的藥品，如：ritonavir、ketoconazole、erythromycin、clarithromycin、diltiazem和verapamil，會因為代謝酶的不足而延長其不良反應時間與造成藥品蓄積，於使用上應特別小心並避免使用抑制CYP450 3A4 的藥品。

◆抗憂鬱藥品與抗精神病藥品

抗憂鬱藥品與抗精神病藥品（antidepressants & antipsychotic）是常用於老年病患，因為目前可使用的安全藥品日漸多，在護理之家的病患使用抗憂鬱藥品已增加至30%，目前僅有TCA因為具有抗膽鹼作用，而會產生的CNS的刺激作用（如混亂、鎮靜和癲癇發作）皆好發於老年病患，而認知損傷則會惡化原有的失智症，故不建議使用，SSRIs因為少有抗組織胺與抗膽鹼的作用，因此很少造成鎮靜的作用，可使用於老年病患，但是只有fluoxetine應避免使用於老人，因fluoxetine具有較長之半衰期會造成CNS刺激、睡眠紊亂與不安。

如同TCAs，抗精神藥品也會造成抗膽鹼與鎮靜作用，若同時併用BZD、opioids或antidepressant則會加重其鎮靜效果與對CNS的作用。

傳統的抗精神藥品（如thioridazine與haloperidol）應該使用於老人第二線治療，而新一代抗精神藥品具有與原有相同抗精神疾患的作用，但較安全可使用於老人，但是許多抗精神藥品種類仍會造成老人額外的鎮靜效果、跌倒、意識混亂和呼吸功能的低下，無論是它的療效或是副作用，因此使用這類藥品都應漸進增加劑量與高頻率監測老人使用情形，並且盡可能的不要選擇會造成意識損傷的藥品。老人不適當的精神疾病療法如**表8-2**。

表8-2　老人不適當的精神疾病療法

藥品選擇情形	危險因素	替代療法
長期使用長效的benzodiazepine治療失眠	可能引起跌倒、骨折、混亂、依賴性及戒斷症狀	非藥品療法或短效的benzodiazepine
使用TCA治療有青光眼、BPH或heart block病史者之憂鬱症	可能惡化青光眼；因引起尿滯留使用BPH、heart block的病人病情惡化	SSRI
長期使用barbiturate治療失眠	可能引起跌倒、骨折、混亂、依賴性及戒斷症狀	非藥品療法或短效的benzodiazepine
使用SSRI治療已接受MAOI者之憂鬱症	可能加重SSRI的不良反應	避免併用，再由MAOI轉換成SSRI治療中間，應至少有七天的空白期
長期使用長效的benzodiazepine治療焦慮	可能引起跌倒、骨折、混亂、依賴性及戒斷症狀	非藥品療法或短效的benzodiazepine
長期使用長效的benzodiazepine治療失智症者的焦慮	可能引起跌倒、骨折、混亂、依賴性及 戒斷症狀	loxapine或haloperidol
短效的benzodiazepine		
使用有活性代謝物之TCA（如imipramine或amitriptyline）治療憂鬱症	可能引起anticholinergic副作用	沒有活性代謝物之TCA或SSRI
使用methylphenidate治療憂鬱症	可能引發焦慮、刺激CNS及癲癇的發生	沒有活性代謝物之SSRI或短 效的TCA
使用TCA治療有姿態性低血壓病史者之憂鬱症	可能惡化姿態性低血壓病導致跌倒	SSRI，注意監測血壓
長期使用triazolam治療有失眠	可能引起認知及行為異常	非藥品療法或低劑量短效的benodiazepine

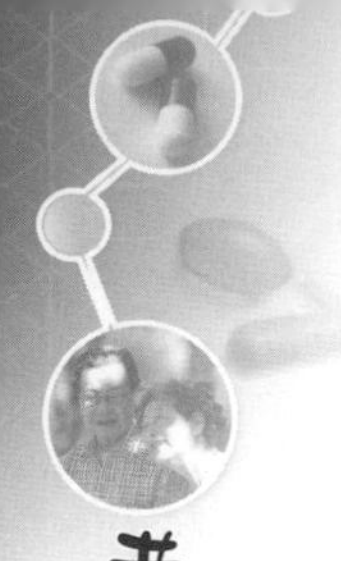

（續）表8-2　老人不適當的精神疾病療法

藥品選擇情形	危險因素	替代療法
使用chlorpromazine治療有姿態性低血壓病史者之精神病	可能惡化姿態性低血壓病導致跌倒	high-potency
使用nylidrine、niscin或pentoxifylline治療失智症	治療失智症無效並且有中度副作用的危險	neuroleptic

四、老人的眼睛生理變化

(一)眼睛

眼球周圍組織的彈性隨年齡增加而變差，眼瞼變得鬆弛，並易有外翻或內翻的現象。角膜不受老化的影響，但結膜會逐漸萎縮且變黃，眼球前房的體積會變小。

虹膜（iris）本身會變硬，並造成瞳孔變小，虹膜周圍可因膽固醇沉澱而產生一圈灰白色的老人環（arcus senilis）。水晶體內的蛋白質會變性及脫水，造成水晶體變硬、變黃且呈現不透明，水晶體的調節（accommodation）能力會變差，光線通過水晶體時易產生散射。視網膜變薄，其上的桿細胞（rod）數目逐漸減少。玻璃體（vitreous body）與玻璃狀液（vitreous humor）體積會變小。瞳孔對光的反應變慢，淚腺製造淚液的功能變差，角膜對觸覺的敏感度之衰退可高達一半。

(二)視覺

視力敏銳度（acuity）會變差，尤其是對動態的物體。眼睛對顏色深淺的感覺會減退，對顏色對比的敏感度下降，對光線明暗之變化的調適速度也變慢。所以，老人應避免在夜間開車，以免因對向車道突如其來的閃光，而發生意外。

此外，老人眼睛易患有白內障、老花眼與青光眼等疾病，其視覺老化與眼疾會使視力變差，並容易造成跌倒或其他意外。因此，其生活環境中應有充分的照明；對於色彩的搭配，宜採用老人容易分辨之標的物與背景。

角膜周邊變混濁，角度較平，故對光線的折射力及敏感性減低。虹膜較硬，使瞳孔縮小和擴張能力受限。水晶體的厚度、曲度及密度隨年齡增加，調節力降低，造成遠視及近距離模糊（老花眼），同時易有白內障。水晶體密度上升，桿細胞及錐細胞減少，接收到的光線減為三分之一，造成夜間視覺困難，對光線（明暗）改變的調節力減弱，對顏色的分辨（綠色藍色）障礙。視神經纖維減少，致使中央知覺的處理時間較長。淚液分泌減少，造成眼睛乾燥不適，結膜亦受感染。

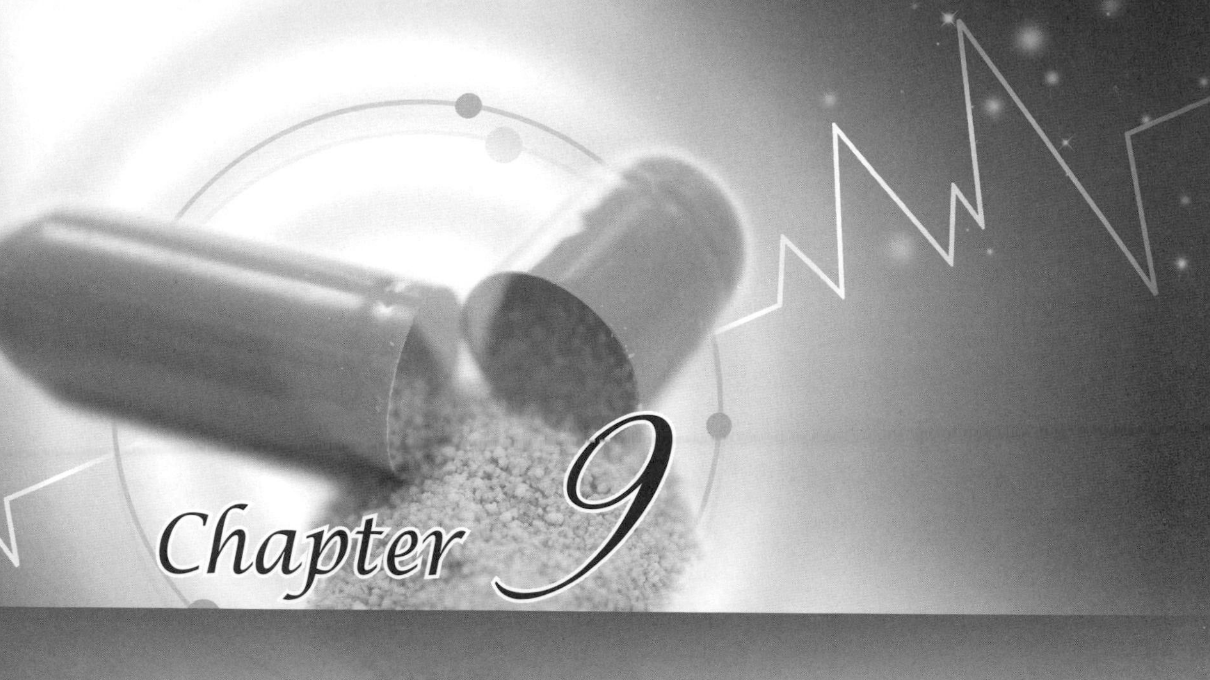

老人用藥管理

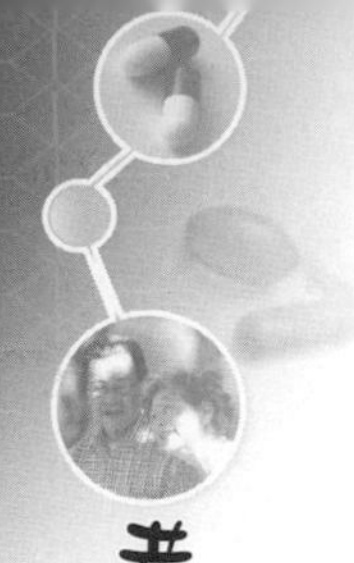

第1節　老人服藥順從性

治療的順從性（complialice）或依從性、遵從性，是指患者對醫囑執行的程度。就用藥而言，患者能否按照醫生處方規定用藥，是其能否達到良好治療效果的必要條件。

病患不遵從服藥已是目前世界各國普遍面臨的難題。國內外許多研究顯示，高血壓患者最易發生不遵從服藥行為包括：

1.減少服藥次數。
2.更改服藥時間。
3.停止或斷續服藥的行為。
4.忘了吃藥。
5.不習慣在別人面前吃藥。
6.無法負擔藥費。
7.沒有人解釋該如何正確吃藥。
8.服藥後產生副作用。
9.太忙。
10.醫師處方多種藥品，導致服藥過於複雜。
11.認為疾病已好轉或痊癒而停藥。

此外，學者也歸納出多項影響服藥順從行為的因素，正向且直接之影響因素包括：服用抗高血壓藥品的顆數、抗高血壓藥品的認知及親友支持；而年齡及教育程度則間接影響服藥遵從行為。

雖然病患服藥順從行為已從1950年代開始廣泛被討論，但過去觀念總認為服藥是病患個人的責任，往往忽略影響病患服藥順從性的相關因素。實際上，病患服藥行為深受個人因素、對疾病的認知、健康信念、醫療情境及親友支持等影響。服藥順從性的五個面向如**圖9-1**。

服藥順從性的影響因素可以區分為五大類。越來越多證據指出病人因素是服藥順從性不佳的主要原因。

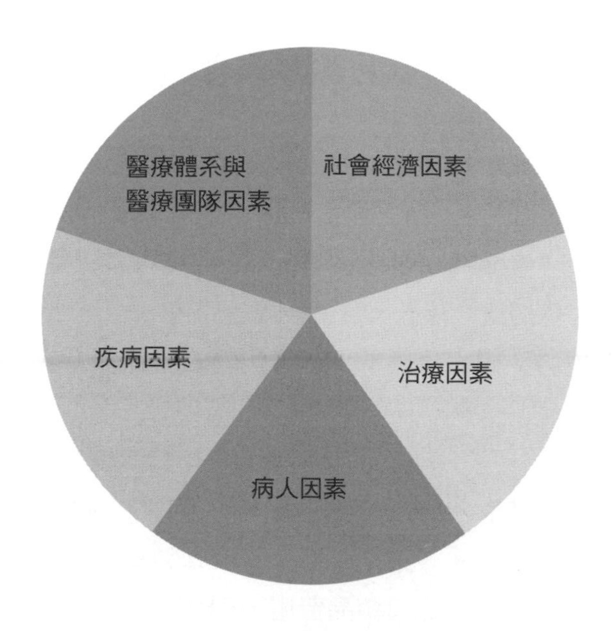

圖9-1　服藥順從性的五個面向

過去四十年來的社會和行為研究已指出，病人需要的是支持，而不是責備。

常見的老人用藥問題，大致可分為以下三個類別：

1.因停用藥品造成的不良反應：因為記憶力、認知力下降，可能會忘記服用藥品。

2.治療失敗：不適當或不正確的藥品治療所導致，與疾病本身進程無關。

3.藥品不良反應：為藥品在正常的使用劑量下，用來預防、診斷、治療疾病或是調節生理功能，但產生有害性及非預期性的反應。

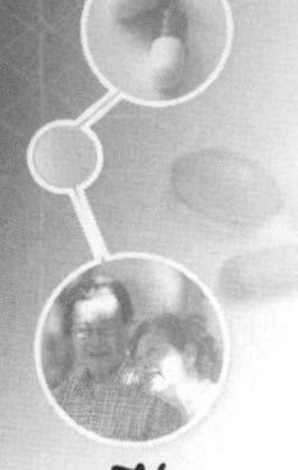

第 2 節　老人用藥問題的危險因子

老人用藥問題的危險因子則包含以下數種：

1.過度使用：多重用藥在老人是常見的問題，可能會造成藥品不良反應、生活機能減退、費用增加等問題。
2.不適當處方：處方藥品不符合可接受的醫學標準或是其風險超出潛在利益。
3.該使用而未使用：如服用非類固醇消炎止痛藥之高危險病人未併用腸胃保護劑、骨質疏鬆病人未補充鈣質／維生素。
4.服藥順從性不佳：如未準時領藥、療程結束前即停用、不依用藥指示服藥等，可能與藥品費用、副作用、無法閱讀標示、未充分瞭解相關資訊有關。

一、用藥五大核心能力

老人為用藥的高危險族群，為了減少老人在用藥上的危險，衛生福利部提倡民眾用藥五大核心能力，希望能藉此加強老人或其家屬對於安全用藥的認知與重視，保障老人用藥安全：

1.清楚表達自己的身體狀況：看病時，要瞭解自己身體狀況並能清楚向醫師說明下列事項，包括身體不舒服的部位和情況、是否有特殊體質或飲食習慣、之前的病史及現在正在使用的藥品。
2.看清楚藥品標示：當領藥時必須核對自己的姓名，藥品名稱正不正確，並且詢問用藥的相關注意事項，如有什麼副作用、如何使用和藥品的保存期限和方法等。
3.清楚用藥方法、時間：服藥應依照藥袋上的指示服用，口服藥品應與開水服用。每日用藥時間，一般分為：一天四次、一天三次、一天二次與一天一次。飯前（空腹）：吃飯前1小時或飯後2小時。飯後：吃飯後30分鐘至1小時或與食物一起服用。

4.做身體的主人：老人常常容易聽信誇大的廣告療效和宣傳，為了自己的健康，千萬不要隨意購買來路不明的藥品，如地下電臺、遊覽車休息站或是攤販。

5.與醫師、藥師做朋友：將所認識的醫師或藥師的聯絡電話記在緊急電話簿內，作為健康諮詢電話。

二、遵從醫囑服藥的重要性

除了會影響藥品療效，若醫師誤以為病人有照指示服藥但療效不佳，可能會增加劑量或調整藥品，在某些情形下可能會導致相當嚴重的後果。可以嘗試以下的方式，如依據病人生活型態修正用藥方式；選擇較便宜之學名藥；使用容易開啟之包裝、易吞服之劑型；較大字體之用藥指示及標籤；新增或改藥時，同時提供口頭及書面指示；使用輔助工具（如用藥記錄卡、分裝藥盒）等。

為了避免老人的用藥問題，醫療人員應進行完整的用藥評估，包含詢問完整的用藥史、評估並監測用藥、記錄問題並擬定治療計畫等。在機構內或是居家的照護人員則應主動與主治醫師溝通相關問題及考量、增進病人的服藥順從性，並記錄相關處置方式及監測病人的反應。

對於一些需要特別注意的藥品，應更加嚴密的監測，例如毛地黃強心劑（老年人腎清除率降低，可能會使藥品血中濃度上升，造成不良反應）、降血壓劑（較易造成姿態性低血壓）、鎮靜安眠劑（影響意識，增加跌倒風險）、非類固醇消炎止痛藥（較高的胃潰瘍或胃腸出血的危險性）、胺基配醣體類抗生素（具有腎臟及聽神經毒害）、支氣管擴張劑（代謝降低而導致半衰期延長，可能引發噁心及心律不整）、口服降血糖劑／胰島素（低血糖反應）等。

根據統計，住院的老年病人中有28%是導因於藥品不良反應及不

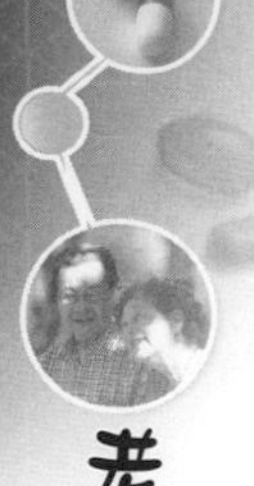

佳之藥品順從性。未住院的老年病人發生藥品不良反應的比例則最高可達35%。老年病人的藥品不良反應不易被偵測，因其症狀通常為非典型或不具特異性，如疲倦、神智不清、頭暈或是跌倒等。大部分老人之藥品不良反應是藥品正常藥理作用的加強、有可辨別之危險因子，並且是可預防的。

三、影響老年患者藥品治療順從性的主要原因

1.身體的退化及疾病的影響：老年患者隨著年齡的增長，其內臟器官功能明顯退化，或患有多種老年病，如腦動脈硬化等，導致記憶力減退，視覺和聽力下降，認知分辨力差等，會出現聽不清或記不住醫囑，加上其親屬監督作用不夠從而導致漏服、誤服、多服藥品等現象。

2.知識程度偏低：有不少老年患者因知識程度偏低，會出現對醫囑理解錯誤或看不懂藥品包裝說明，如有的誤將藥品含量當服用量從而影響其順從性，甚至中毒。

3.缺乏用藥知識及自我保健意識：有些老年患者對自身疾病的狀況及性質不瞭解，對藥品治療的作用缺乏認識，又缺乏自我保健意識。如有的高血壓患者服藥後血壓正常誤認為痊癒，或自覺無症狀又恐藥品不良反應對身體有害，或誤信廣告物理治療法有效因而不再堅持服藥；有的對藥品的多種用途和不良反應不能全面瞭解，自行停藥，如腎病患者看到藥品說明書有「腎功能減退者慎用」後自行停藥；有的服用furazolidone後尿呈棕紅色誤認為是藥品引起尿血，自行停藥；有的服藥方法不當，醫囑要求飯前服用的藥品患者卻在飯後服用；有的為減少藥品的異味把藥片夾在飯菜中服用或改變原來藥品的劑型以致影響藥品的療效。

4.個人精神因素：老年患者由於疾病纏身，對治療缺乏或失去信心，不能自覺主動地按照醫囑服藥，有的還過於依賴藥品，如

排便依賴瀉藥，入睡依賴鎮靜催眠藥，其結果是濫用藥、多用藥、劑量大。

5.家庭生活因素：有的老年患者因家庭長期不和，且經常發生糾紛，生活上得不到良好的照顧，以致影響情緒，影響用藥的順從性。

6.一身數病和多種藥同服或治病急於求成：不少老人同時患有多種疾病，需要服用多種藥品。有的患者治病又急於求成，誤認為多服藥病好得快，自行加大用藥量或增加用藥次數。有的多處求醫，看了西醫再看中醫，一次服用多種藥品，其用藥品種增加了，藥品的配伍禁忌也隨之增加，一般說，同時服用三種以上藥品的患者，其順從性則會明顯下降。

7.藥品不良反應的影響：有些老年患者對藥品的不良反應缺乏瞭解，加上醫務人員對不良反應及注意事項交代不清，致使患者發生不良反應使患者對藥品產生懼怕心理，擅自減少劑量或次數，甚至停藥。

8.藥品種類的增多，劑型的變化：有的藥品因生產廠家不同具有不同的商品名，有的藥品因劑型的改變，用藥次數和用藥劑型也隨之改變，使患者無所適從，對此分辨不清，易導致服用過量或用量不足。

9.經濟原因：藥品價格昂貴，特別是進口藥品，在需要服用價格較高的藥品時，患者不能承受，從而無法按醫囑服藥。

10.醫務人員交代不清：醫生對用藥知識解說不夠，藥事人員對醫藥用法及注意事項交代不清，加上老人聽力及記憶力差，未記清或記住醫囑，從而導致誤服、漏服等現象。

四、提高老年患者藥品順從性的對策

1.加強健康宣傳教育，普及醫藥知識，提高自我保健意識。在臨床工作中應藉由各種形式和管道的健康教育，普及醫藥知識，

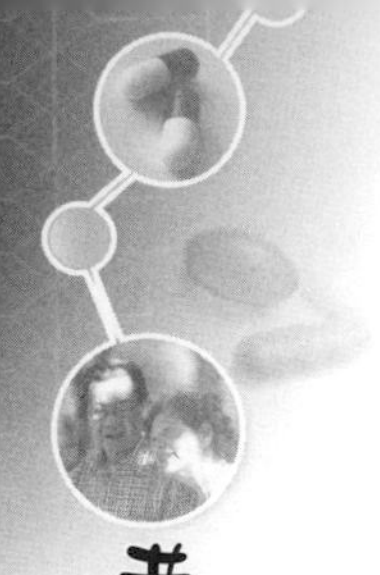

讓患者及家屬對疾病的基本知識有充分的瞭解。瞭解所患疾病的性質、服用藥品的理由、藥品可能會出現的不良反應以及注意事項，從而取得患者的瞭解、信任和配合，以提高藥品治療的順從性。

2.發藥時交代清楚。應加強門診病人的用藥指導，應用語言或文字等方式將所配藥品的用法、用量、禁忌及注意事項準確詳細地向患者交代，用字體較大的標籤標明用藥劑量和服藥時間，便於老人記憶。

3.在不影響療效的前提下應儘量避免使用貴重藥品，減輕患者經濟負擔，利於長期服藥。

4.制訂恰當的用藥劑量和方案。在確保療效的前提下，儘量減少用藥的種類、次數，用藥方案儘量簡單，用藥時間盡可能一致，不要一次配發大量的藥品長期服用。

5.根據年齡及身體素質情況，區別對待。由於年齡增長，身體素質下降，有的病人易出現智力下降，醫護人員應耐心對待，以保證其用藥的順從性。

6.在不增加患者擔心的情況下，應讓患者瞭解疾病的嚴重程度及可能發生的意外情況，患者有對自己病情知曉的權利，這有利於提高患者的用藥順從性，加強醫患間的配合，避免不良事件的突然發生。

7.儘量滿足老年患者的心理要求，進行必要的心理輔導。老年患者一般心理承受能力比較脆弱，身患多種疾病後其心理負擔會更加重，醫護工作者應注意瞭解掌握患者的情緒反應，解除其心理壓力，以保證其藥品治療的順從性。

8.加強對患者親屬的教育工作，讓他們關心體貼老年，及時督促老人按時服藥。

9.醫生應囑患者定期門診，還可採取電話聯繫，上門回診等形式進行隨訪，及時瞭解掌握患者的病情變化及用藥情況，改善醫患關係，提高其信任度，使其主動配合服藥，提高順從性。

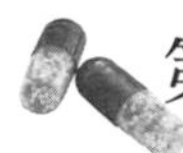第 3 節　用藥指導諮詢的策略

策略一：要具有專業藥品知識

1.必須站在疾病治療的角度而不是藥品治療的角度。

2.必須站在病患的角度而不是醫護人員的角度。

3.在健康程度上我們要站在健康的角度而不是控制數值或症狀的角度。

策略二：要瞭解病患的問題

1.首先盡可能瞭解病患想要知道的是何種資訊？

2.使用病患使用的語言？

3.評估病患理解程度？

4.瞭解病患已知的知識或聽到的資訊？

5.詢問時使用開放性的問句。

6.重複病人的問題以確認。

7.避免關閉性的問題及建議性的問題。

策略三：要瞭解病患日常的生活型態

用藥過於麻煩是順從性差很重要的因素，藥品的服用應該在不影響藥效下，儘量配合生活型態來調整，特別是需要長期服用的藥品。

策略四：要有良好的溝通技巧與態度

1.言語溝通的重點：避免使用醫學專業名詞、用簡單的字彙來解釋藥品作用、注意病患的反應與修正、講話速度要慢而肯定。

2.非言語溝通的重點：避免一直抄寫記錄問題、眼神適時接觸

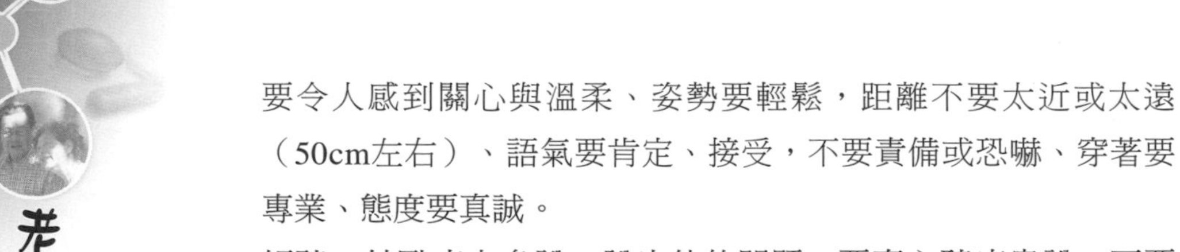

要令人感到關心與溫柔、姿勢要輕鬆，距離不要太近或太遠（50cm左右）、語氣要肯定、接受，不要責備或恐嚇、穿著要專業、態度要真誠。

3.傾聽：鼓勵病人多說，說出他的問題、要專心聽病患說、不要打斷或幫他接話、聽出話裡面的涵義？

策略五：評估病患瞭解的程度及鼓勵病患提問

每個人對語言的表達方式和解讀方式都有很大不同。

1.可以請他說一次他知道的。
2.請他操作一次。
3.假設情境請他拿一次該餐的藥。
4.抽問其中藥品的重要訊息，萬一錯誤我們再重複一次。

策略六：說明的內容應書面化來指導病患

單純以說的衛教方式一般人只會記得10 %。

1.藥袋的標示說明內容。
2.醫院自製的用藥指導單張。
3.廠商提供的衛教單張。
4.疾病治療手冊。
5.特殊的給藥器的指導說明。
6.使用用藥指示貼紙。
7.書寫更大的字體。
8.說明書應使用病患的語言文字。
9.必要時利用電腦作為病患衛教的輔助工具，可有效增加病患的知識和技巧的學習。

用藥指導做得好最重要的一點：有沒有心想做。專業知識與資訊的充實、溝通的技巧增進熟練，要靠邊做邊學累積經驗，隨時掌握疾病新知。

忘記服藥時的處置如**表9-1**，不可磨碎或嚼碎的藥品如**表9-2**及**表9-3**所示。

表9-1　忘記服藥時的處置

藥品	處置
• benzodiazepine（bromazepam, diazepam, diazepoxide, nitrazepam） • bethanechol • chlormezanone, chlorzoxazone	在1小時內記起則立即補服，否則不補服
• procainamide • quinidine • ticlopidine	在2小時內記起則立即補服，否則不補服
• mexiletine	在4小時內記起則立即補服，否則不補服
• digoxin	在12小時內記起則立即補服，否則不補服，不可服用雙倍藥量
• acetylsalicylic acid • acyclovir • allopurinol • antidiabetics (glibenclamide, chlorpropamide) • antacids • anticholinergics (dicyclomine, pirenzepine, hyoscine-N-butylbromide) • antihistamines (chlorpheniramine, cyproheptadine, astemizole, terfenadine) • antihyperlipidemics (cholestyramine, nicotinic acid) • anti-TB (isoniazid, rifampin) • bismuth salt • calcium antagonists (nifedipine, verapamil, diltiazem) • carbamazepine • carbidopa, levodopa • colchicine • dextromethorphan • dimenhydrinate	立即補服，若已接近下次服藥時間則不補服，仍按原時間服藥，不可服用雙倍藥量

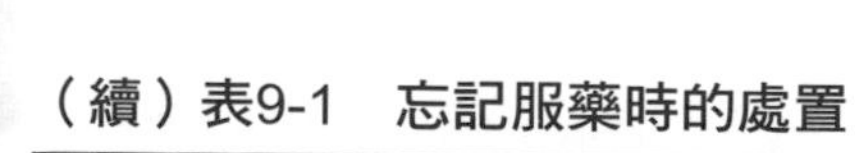

（續）表9-1　忘記服藥時的處置

藥品	處置
• diphenidol • diuretics (furosemide, hydrochlorothiazide, spironolactone) • guaifenesin • H2-blockers (cimetidine, ranitidine, famotidine) • loperamide • methyldopa • metoclopramide • metronidazole • NSAIDs (ibuprofen, indomethacin, piroxicam) • narcotic analgesics (codeine, morphine) • neomycin • pancreatic enzyme • prazosin • simethicon • sucralfate • vasodilators (cyclandelate, isoxsuprine, pentoxifylline) • xanthines (aminophylline, theophylline)	立即補服，若已接近下次服藥時間則不補服，仍按原時間服藥，不可服用雙倍藥量
• atenolol	立即補服，若離下次服藥時間＜8小時則不補服，仍按原時間服藥，不可服用雙倍藥量
• dipyridamole • propranolol • bromocriptine	立即補服，若離下次服藥時間＜4小時則不補服，仍按原時間服藥，不可服用雙倍藥量
• biperiden, trihexyphenidyl • nitrates (isosorbide)	立即補服，若離下次服藥時間＜2小時則不補服，仍按原時間服藥，不可服用雙倍藥量
• aminocaproic acid	立即補服，若已接近下次服藥時間則在下次服藥時間服用雙倍藥量
• antithyroid agents (methimazole, propylthiouracil)	立即補服，若已接近下次服藥時間則可2次劑量併服
• clonidine	立即補服
• fluoxetine • ferrous, ferric salt	不需補服
• ergonovine	不可補服，不可服用雙倍藥量
• vitamines (ascorbic acid, pyridoxine, thiamine)	少服無影響

表9-2　不可磨碎或嚼碎的藥品(1)

劑型	藥品	說明
長效劑型	ferrous sulfate morphine sulfate緩釋錠 quinidine gluconate緩釋錠 theophylline緩釋錠 potassium chloride緩釋錠 diclofenac緩釋錠 其他長效劑型	此類藥品經過特殊處理，能使藥效時間延長2倍以上
腸衣錠	bisacodyl pancreatic enzyme pentoxifylline 其他腸衣錠	製成腸衣錠的目的是為了避免藥品受胃酸破壞或會刺激胃壁
舌下錠或頰錠	nitroglycerin舌下錠 isosorbide dinitrate舌下錠	舌下錠口服無效或效果變差
其他	刺激口腔黏膜、味苦、會將牙齒或黏膜組織染色之藥品、充滿液態藥品的膠囊、易潮解藥品、有致癌性、致畸胎性的藥品	

表9-3　不可磨碎或嚼碎的藥品(2)

商品名	成分	不宜磨粉原因
Sectral®	acebutolol 400mg	膜衣錠
Adalat® 10mg	nifedipine 10mg	內為油狀物
Amaryl®Amay Glimaryl®	glimepiride tab. 2mg	咬碎服用劑量易不準
Aurorix®	moclobemide 150mg	膜衣錠
Avandia®	rosiglitazone 4mg	膜衣錠
Bensau®	benzonatate soft cap. 100mg	軟膠囊 內為油狀物
Baktar®	trimethoprim 80mg sulfamethoxazole 400mg	1.易潮解 2.若磨粉易汙染磨粉機器影響其他患者（G6PD患者）之用藥安全
Betac®	betaxolol 20mg	膜衣錠
Betterlock®	metoprolol tartrate tab. 100mg	持續釋放劑型

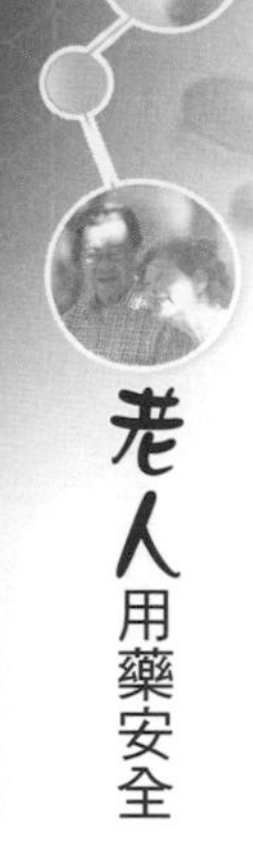

（續）表9-3　不可磨碎或嚼碎的藥品(2)

商品名	成分	不宜磨粉原因
Bezalip®	bezafibrate 200mg	膜衣錠
Bokey®	Aspirin® 100mg	腸溶微粒
Claricin®	clarithromycin 500mg	味道差
Nifepine SR®	nifedipine S. R. tab. 20mg	持續釋放劑型
Cravit®	levofloxacin 500mg	膜衣錠
Co-Diovan®	valsartan 80mg hydrochlorothiazid 12.5mg	不可分割之膜衣錠劑
Coxine®	isosorbide-5-mononitrate S.R. tab. 40mg	持續釋放劑型（可切半）
Deanxit®	flupenthixol/0.5mg	膜衣錠
Delibs®	pinaverium/50mg	本藥應以一杯水在吃飯時吞服，不可口含及咬碎
Cebotval®	valproate Sod. 200mg	磨粉後容易吸濕受潮
Diamicron MR®	gliclazide MR tab. 30mg	持續釋放劑型
Diovan®	valsartan 80mg	膜衣錠
Dilatrend®	carvedilol 25mg	磨粉後容易吸潮分解
Dulcolax®	bisacodyl 5mg	腸溶錠（不可切半）；刺激腸胃道
Finska-LP®	loratadine 5mg pseudoephedrine 60mg	持續釋放劑型
Finta®	finasteride tab. 5mg	膜衣錠
Ferrum Hausmann®	iron (III) chewable tab. 100mg	
Fuweidine®	famotidine tab. 40mg	膜衣錠
Giko®	ginkgoflavonglycoside 9.6mg	膜衣錠
Gaster®	famotidine 20mg	膜衣錠
Harnalidge®	tamsulosin 0.2mg	持續釋放劑型
Ismo-20®	isosorbide-5-mononitrate 20mg	膜衣錠
Loxol®	ambroxol 75mg	膜衣錠
Madopar®	levodopa/benserazide tab. (200mg/50mg)	藥效降低

（續）表9-3　不可磨碎或嚼碎的藥品(2)

商品名	成分	不宜磨粉原因
Madopar HBS®	madopar HBS cap. 125mg	1.在吞服前不可打開膠囊，因為將會喪失控制釋放速率的性質 2.本品為一特殊配方，可延長活性成分在胃中的釋出，且此膠囊可在胃中維持3～6小時，因此胃被視為本藥的儲藏所
Micardis®	telmisartan tab. 40mg	磨粉後容易吸潮分解
Myambutal®	ethambutol 400mg	磨粉後容易吸潮分解
Nexium®	esoneprazole 40mg	微粒劑型；加水溶解立即使用
Nitrostate®	nitroglycerin 0.6mg	舌下錠
Pantop®	pantoprazole 40mg	腸溶錠
Phyllocontin®	aminophylline 225mg	持續釋放劑型（可切半）
Phelop®	felodipine tab. 10mg	膜衣錠
Regrow®	dextromethorphan hydrobromide 60mg	持續釋放劑型
Stacaine®	sulcaine100mg polymagal 100mg	刺激黏膜
Stazyme®	stazyme tab.	膜衣錠（子母錠）
Trental®	pentoxifylline 400mg	持續釋放劑型（不可切半）
Voren®	diclofenac sod. 50mg	腸溶微粒
Votan®	diclofenac sod. S. R. tab. 100mg	持續釋放劑型
Xatral xl®	alfuzosin 10mg/tab	不可剝半
Xanthium® 400mg	theophylline 200mg & 400mg	持續釋放劑型
Dimotil®	pancreatin/metoclopramide 212.5mg/5mg	屬蛋白酶宜在鹼性下活動，故不宜磨粉

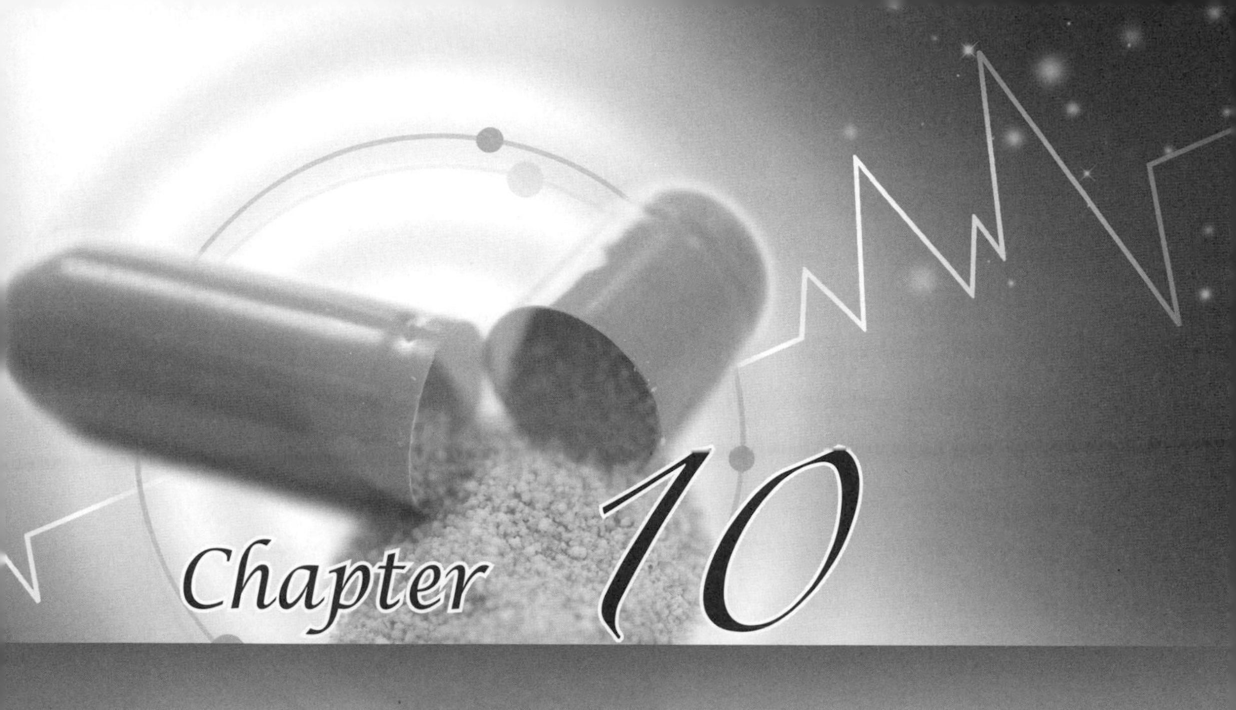

機構用藥管理

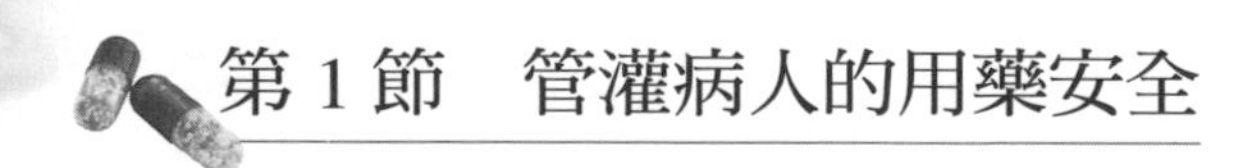

第1節　管灌病人的用藥安全

因中風或運動神經病變而造成吞嚥困難者，或是癌症患者嚴重營養不良，亦或是嚴重創傷無法進食者，皆須要腸道營養的給予，這些須長期照護的患者往往同時也受藥品的治療，其用藥的安全、藥品與營養的交互作用，以及生理或疾病的影響造成代謝異常的問題更是不容忽視。

對管灌病患而言，液體製劑是較適合給予的劑型。液體製劑又可分為溶液劑、懸浮劑、酏劑及糖漿，其中溶液劑、懸浮劑、酏劑，優於糖漿。因為糖漿的pH值較低，極可能與管內的殘留物結合成塊，而塞住管路。而且糖漿製劑常會使用sorbitol當矯味劑，如果sorbitol一天的含量大於10g，就會引起脹氣、胃腸不適；若一天的含量大於20g，就會造成絞痛與腹瀉。所以當以糖漿製劑給藥時，要計算sorbitol的含量，避免胃腸不適發生。

此外，還須注意藥品的滲透壓，如果滲透壓過高，也會造成胃痙攣、腹脹與腹瀉。一般我們胃腸可耐受的滲透壓大約300～500mOsm/Kg，如果遇到滲透壓較高的液體則可用水稀釋來避免不適。可以利用下列的公式，來調整液體的滲透壓：

Final volume = volume of liquid med. × mOsm of liquid med. ÷ desired mOsm

例如服用某種藥品10ml，其滲透壓為1,200mOsm/kg，欲使其滲透壓達可忍受的壓力300mOsm/kg，則應加入30ml的水稀釋，使其最後的體積為40ml。如此就可降低因滲透壓太高所帶來的不適。另外augmentin suspenions的溶液太黏稠，所以給藥前，應用一倍的水來稀釋避免阻塞。

有些藥品並不適合管灌給藥，如舌下錠NTG（nitroglycerin），其劑型設計的目的是為避免肝首渡效應，如果將藥品磨粉吞服則被完全代謝，無法達到治療效果，所以不可經由管灌途徑給藥。而口頰錠，其設計於齒齦及口頰釋放藥品的劑型，可直接作用於該部位，所以也不適用磨粉吞服。

而其他特殊劑型藥品如腸衣錠，其目的是要避免藥品刺激胃部造成不適，如Aspirin® enteric-coated；或是避免被胃酸破壞，如proton-pump inhibitor enteric-coated granules；亦或是使其在小腸吸收作用，如mesalazine enteric-coated等，這些藥品皆不可磨粉投予鼻胃管。

如果膠囊內的藥品為腸溶微粒者，應撥開膠囊取出腸溶微粒加水立即給予，不可浸泡也不可磨碎，如果泡水太久藥品會因吸水膨脹而塞住鼻胃管，若是磨碎就會破壞腸溶劑型。但是，腸衣錠劑型的藥品若是用於鼻腸管或是腸造廔口的病人，則建議磨粉後給予。原因是這些藥品的給予不經過胃，直接作用於腸內，磨粉後不會刺激胃部或被胃酸破壞，而且因鼻腸管或是腸造廔口管的管徑較細，磨粉給藥較不會阻塞。

另外，持續釋放錠或微膠囊（microencapsulated）的劑型不可磨碎給藥，因為其目的是要讓藥品慢慢釋放出來，可維持一定的療效，如果磨成粉，會讓藥品一次釋出而增加毒性與副作用的危險。

特別是治療範圍狹窄的藥品，如theophylline。還有一些藥品也不建議磨粉，如會造成細胞毒性的藥品、抗癌藥、致畸胎藥、抗生素等，這些藥品如果磨粉，其粉塵會汙染環境，且對醫護工作人員造成傷害。

再者，還有一些會傷害食道黏膜的藥品，如雙磷酸類（bisphosphonate）的Fosamax plus®等，因需灌食的病人，大都要臥床，且有鼻胃管的病人更易造成胃酸逆流，因此這些藥品管灌後易逆流回食道而造成食道黏膜的傷害，所以不建議此類口服藥品用於管灌病人。

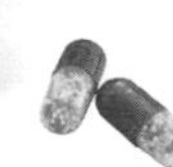

第2節　老人麻醉用藥

老人手術麻醉時，各種可能之風險隨時都可能發生。老人面對麻醉手術等強大的壓力及張力時，體內的自主神經系統會被激發，但因各器官（特別是心臟、血管、肺部、腦部、腎臟等）儲存的功能很少，因而很容易促成衰竭現象，死亡率及罹病率就會增加。

同時，老人對麻醉類藥品較敏感，並且作用時間會延長，代謝減慢，因此藥品減量是必須的。但是由於每一個老人衰退現象並不相同，有人較快，有人較慢，麻醉時使用麻醉藥之減量程度會因人而異。

需考慮以下的因素，以評估老人麻醉之風險：

1.年齡與老化的程度。老人術前之生理狀況，是否經常保持適當之運動，有否吸菸之習慣，溝通能力如何，心理因素是否良好，行動是否自如，高血壓、糖尿病、心臟病等慢性病是否有固定控制。術前之檢查包括一般理學檢查、肝腎功能檢查、心電圖、血壓、胸部X光等，在需要時，得做心臟超音波功能檢查、肺功能檢查或其他高階之神經系統檢查。有時候精神科之檢視很重要，注意老人憂鬱症及恐慌之產生，及面對手術之心理建設。

2.老人術前之用藥情況，老人因慢性病多，又易胡亂用藥，因記憶力衰退而忘記用了什麼藥，加上病人之體內脂肪組織增加，肌肉減少、心輸出率下降，血漿白蛋白減少，內臟血流減少，多種及長期用藥產生之累積作用而增加藥品產生之副作用，在麻醉中，麻醉藥品會與其他藥品產生交互作用，若不知道術前之用藥，則麻醉藥品劑量會因為交互作用所產生過量或不足的之現象而產生風險。

3.病人已存在之其他疾病，除一般之慢性病外，其他如腎衰竭（洗腎病患）、心臟血管阻塞（用支架或心導管處理者）、慢性肺氣腫、巴金森氏症、肝硬化、癌症、痴呆、中風、藥品過敏等都是嚴重且常見之伴隨疾病，麻醉有可能加重此等疾病之嚴重性。已中風之患者在術中或術後再中風之機率較沒有中風者高7～14倍；肺氣腫或慢性肺疾病會因氣管內分泌物增加而造成術後肺積水，塌陷。如已發生或潛在（要發生而尚未發生）上述情況之患者，通常需要術後送入加護病房照護或用人工呼吸器幫助病人呼吸。

4.手術是否常規或急症手術。常規手術會較急診手術風險低，因為可事先處理其他之狀況，做好術前之檢查及因應之處理。

5.為手術之方式。手術之部位是否影響重要器官，如腦、心、肺、肝及氣道等之功能，都是危險因子。根據美國麻醉醫師學會之統計，半身麻醉不會比全身麻醉較安全。再者，半身麻醉要做脊椎穿刺，而老人大部分脊椎已退化及有骨刺等，半身麻醉在穿刺時往往會遇到困難，多次穿刺會造成病人疼痛不適，甚至難以忍受，且術後背疼的機率也高。術後止痛對老人而言是需要的，疼痛會增加腎上腺素之分泌，造成周邊血管收縮、血壓上升、心跳加快等（均不利於腦部及心臟）。同時也會壓抑免疫系統而增加術後感染之機率。

高齡病人之麻醉都是高風險麻醉，病人及家屬必須要認知手術及麻醉之風險、手術成功率及可能之併發症。

第3節　避免老人藥品交互作用

避免老人發生藥品交互作用的方法：

1.病人的用藥數應保持在最低必要量，有時候需要考慮非藥品治療。老人的藥品治療需要定期評估，Beers等人發展出一套準則，用來找出老人的不適當用藥，可以用來輔助藥品治療的評

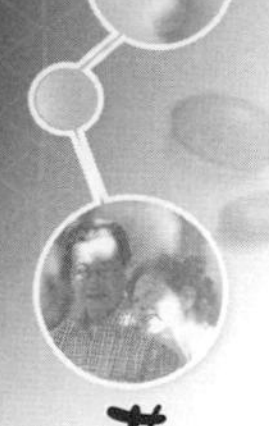

估。在某些情況下，會產生交互作用的兩個藥品仍有必須併用的情況，如使用amiodarone來控制心跳的同時，若還要繼續使用warfarin來預防血栓，兩藥併用時需要降低warfarin的劑量達50%，且在開始使用amiodarone的時候就該降低warfarin的劑量。

2.對於老年病患應該定期監測及評估藥品的療效及毒性，藥品交互作用通常不會在剛併用時便立即發生，應該要定期評估病患之用藥，並告訴病患當服用新處方的藥品後，有任何不良的症狀或反應均要告知醫師。若是病患有出現意識混亂、昏睡、虛弱、說話含糊、失禁、沮喪或跌倒時，應該要主動地回顧病患藥歷，找出可能造成不良反應之藥品並考慮藥品交互作用之可能。

3.對於住在養護機構內之老人，應有責任對於其用藥進行監測及評估。對於這樣的病患，提供必要的藥事服務可以避免掉許多不必要之藥品交互作用及藥品所造成之傷害。

4.仔細評估藥品交互作用可能發生之原因。並非原有之藥品交互作用都需要停藥的，有些其實只要劑量或是頻率上作些調整，尤其是對於那些干擾藥品吸收之交互作用。

5.建立適當的教育訓練課程。對於老年族群的病患，應學習有關老年病理、生理之相關知識，及接受老人用藥處置之相關訓練。

大多數情況下，藥品的內標籤會載有藥廠所推薦的儲藏條件。其內容包括儲藏的溫度及儲藏之處所，或其他規定。藥品應在所推薦的儲藏條件下儲藏，如果不遵守，可能提早變質。如果一個藥品指定避光儲藏，則必須使用阻光容器，或外罩阻光材料之玻璃容器包裝，並儲於陰暗處，迄內容物用完為止。如無特殊規定，藥品應置於控制的室溫下儲藏。一般的藥品，最好儲藏於通風、乾燥的陰涼處所，慎防過熱、溫差易變化、過冷或光線直射之處，以免變質。藥品儲存條件如**表10-1**。

表10-1　藥品儲存條件

一、口服藥品調配後的儲存條件		
藥品	室溫儲存	冷藏
amoxicillin	14天（建議冷藏）	
ampicillin	7天	14天
cephalexin		14天
erythromycin	7天	10天
nystatin	7天	10天
二、注射藥品調配後的儲存條件		
藥品	室溫儲存	冷藏
抗蛇毒血清（需避光）	2小時	
ampicillin	1小時	＜4小時
cefazolin（需避光）	24小時	10天
cephalothin	12小時	4天
famotidine	2天	
measles, mumps & rubella vaccine（需避光）		8小時
measles & rubella vaccine（需避光）		8小時
methylprednisolone sodium succinate	2天	
oxacillin sodium	3天	7天
penicillin G benzathine	7天	21天
rubella vaccine（需避光）		8小時
streptokinase		8小時
urokinase	需新鮮配製	
三、注射藥品的儲存條件		
藥品	儲存溫度	避光
aminophylline	＜30℃	避光
cefazolin	＜40℃	避光
chlorpheniramine maleate		避光
cimetidine		避光
cyanocobalamin		避光
digoxin	室溫（15～30℃）	避光
diphenhydramine hydrochloride	15～30℃	避光
ergonovine maleate	＜8℃	
fluphenazine		避光

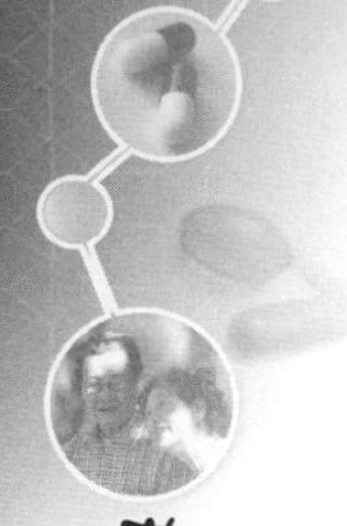

（續）表10-1　藥品儲存條件

furosemide		避光
haloperidol		避光
heparin	室溫（15～30℃）	
hydroxycobalamin	＜15℃	避光
insulin	2～8℃	
lysine acetylsalicylate	＜25℃	
measles, mumps & rubella vaccine	2～8℃	避光
measles & rubella vaccine	2～8℃	避光
meperidine		避光
morphine hydrochloride		避光
pyridoxine（Vitamin B_6）		避光
ranitidine	＜30℃	避光
riboflavin（Vitamin B_2）		避光
rubella vaccine	2～8℃	避光
streptokinase	2～25℃	
tetanus toxoid, alum precipitated	2～10℃	避光
thiamine tetrahydrofurfuryl disulfide		避光
triamcinolone acetonide	室溫（15～30℃）	避光
vitamin B complex		避光
抗蛇毒血清	2～8℃	避光
四、其他藥品的儲存條件		
藥品	儲存溫度	避光／避濕
acetylsalicylic acid栓劑	＜30℃	
clotrimazole陰道錠	＜25℃	
cyproheptadine hydrochloride糖漿		避光
econazole陰道錠	15～30℃	
gentamicin眼藥水	2～30℃	
potassium iodide 3%		避光
nitroglycerin舌下錠		避濕
sulfamethoxazole眼藥水		避光
tropicamide眼藥水	8～15℃	避光

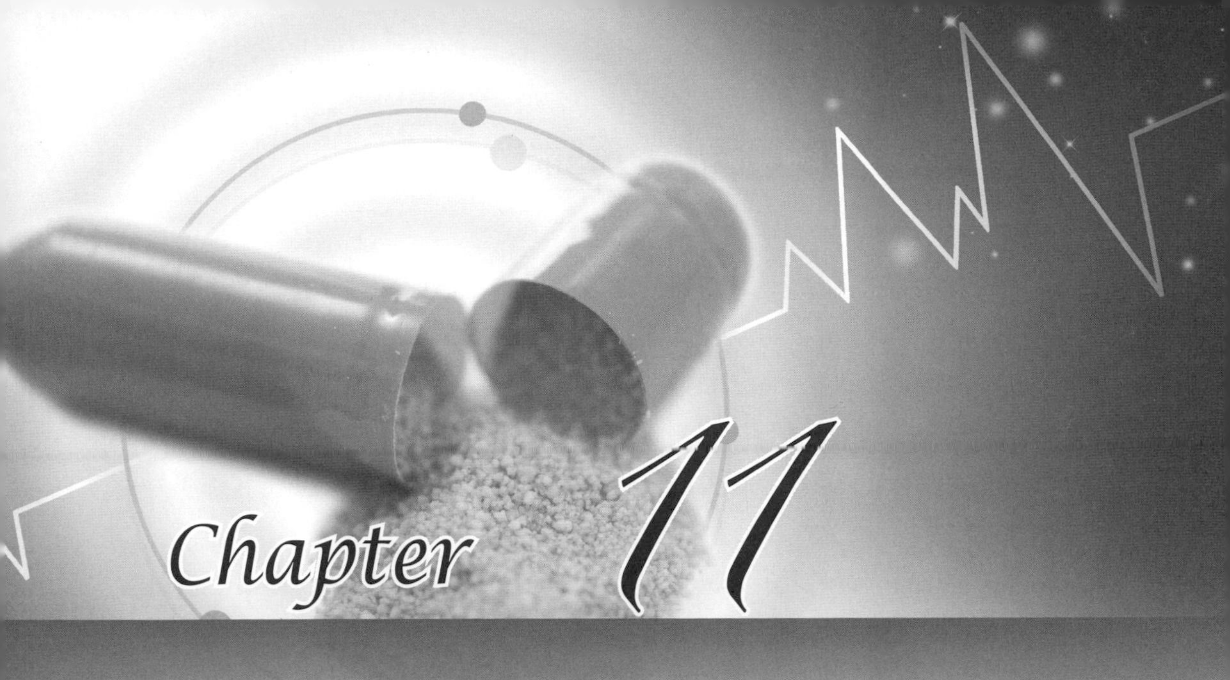

用藥安全與原則

第1節　藥能治病，也能致命

第2節　藥品交互作用評估

第3節　藥品副作用

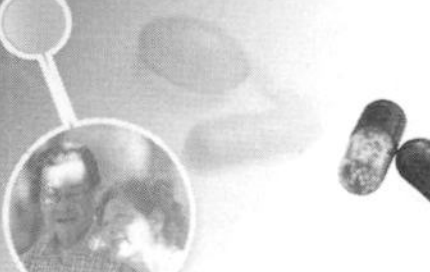

第 1 節　藥能治病，也能致命

藥品雖以治療疾病、維護健康為目的，然而因產品特性、使用者個人體質的差異，可能造成難以預期的嚴重副作用。

有毒或無毒，除了根據藥品本身之特性之外，也與其用法是否恰當有關係。現代毒理學家對毒的定義則為「所有的物質都是毒，取決於它的劑量大小」。因此，同一藥品，或為有毒，或為無毒，都不是絕對的。

藥品的毒性是用劑量來分類的（過敏反應除外）。事實上，任何物質都能引起傷害。同樣的，任何物質也就有了安全的等級。對於人類，物質和它的生物化學效應之間存在複雜的關係，包括劑量、作用時間的長短、作用的方式（吸入、吞食、皮膚接觸吸收等）以及年齡、性別、種族、生活方式、再生循環的階段等。

影響毒性的因素很多，因此，所有的化學品都應當考慮到其已知的及潛在的危害性。

藥品和毒物往往是表裡一體，出自同源。如一些酶活性抑制劑和細胞增長抑制化合物的生物毒性常作為藥品用於臨床治療疾病。

在很多影片中，氰化鉀給人們留下一種無與倫比的劇毒印象。實際上，在我們生活的自然界中存在著很多遠遠強於氰化鉀的劇毒。如肉毒桿菌產生的含有高分子蛋白的神經毒素——肉毒毒素（botulinum toxin），是目前已知在天然毒素和合成毒劑中毒性最強烈的生物毒素，僅1克劑量具有危害五千萬人以上生命的殺傷力。另一方面，河豚毒的作用也是氰酸鉀1,000倍以上。

當然，毒物有來源於自然界和人工合成的兩種途徑。自然界中固有的毒物存在於植物、動物、礦物及微生物代謝產物中，一般是生物鹼類化合物。這類含氮的有機化合物，具有對氨基酸和核酸等機體機能成分顯示特異性親和力和影響其功能。有人將水仙葉誤認為韭菜食用而出現中毒。這是起因於植物中生物鹼的毒副作用結果。

毒物是對生物造成不適反應的物質的總稱。毒物對生物體造成的影響因種類不同各異，不適反應的類型以及程度也各不相同。另外，對於有的生物來說具有毒性，而對於別的生物來說無毒的「選擇毒性」在自然界中也存在。

如抗生素對某些微生物具有毒性，但對於其他生物基本無害。此外生物所必需的各種微量化合物，如維生素、礦物質等超過一定量後也會出現毒性。例如鈣是骨骼形成所必需的，但是攝取過多鈣會損傷腎臟。

日常生活中稱為「毒物」的，除了急性或者慢性毒性的物質以外，還有致癌或者導致畸變的物質。

一、調劑疏失

根據英國一項蒐集7,158件調劑疏失的案例分析研究，從統計中發現錯誤的型態主要是藥品錯誤（23%）、藥品劑量錯誤（23%）、用藥指導錯誤（10%）及藥品數量錯誤（10%），偶爾發生卻會導致嚴重傷害的藥品如**表11-1**，因名稱類似而發生調劑疏失的藥品如**表11-2**。

從統計中發現導致調劑疏失的因素如下：

1.藥品名稱看起來或唸起來類似。
2.工作量過大或人力過少。
3.工作人員缺乏經驗。
4.處方謄寫，醫療人員進行處方抄寫或輸入時發生錯誤，或處方書寫不清楚。
5.多種劑型規格及包裝類似，需再加工調配或臨時調配的處方。

用藥疏失可能讓病人的健康狀況遭到嚴重的傷害，導致病情惡化，也造成醫療資源浪費及社會成本增加。美國American Society of Health-System Pharmacists在1995年將錯誤的藥品治療及病人對藥品產生的不良反應等，都界定為用藥疏失，將用藥疏失分成十二種。

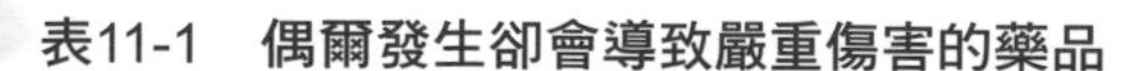

表11-1　偶爾發生卻會導致嚴重傷害的藥品

digoxin
cyclosporine
methotrexate
tramadol

表11-2　因名稱類似而發生調劑疏失的藥品

Allegra®	Alltec®
Coragin®	Coxin®
Dilartend®	Diltelan®
Diovan®	Dilatren®
Dormincum®	Dupin®
Era®	Eurodin®
Euclidan®	Eurodin®
Gascon®	Geodon®
Gilbudon®	Glidiab®
Inderal®	Isordil®
Medinin®	Methon®
Minocin®	Minoxidil
Monopril®	Nootropil®
Mucosolvan®	mecobalamin
Parafon®	Paramol®
Plaquenil®	Plendil®
Plendil®	Panadol®
Primperan®	Primalan®
Relifex®	Keflex®
Senin®	Suzin®
Stilnox®	Strocain®
Theolan®	Thephorin®
Trazodone®	Terazocin®
Uroprin®	Urinom®
Voltaren®	Ventolin®

1.處方開立錯誤：如開立不適當的藥品、錯誤劑型及劑量、使用途徑選擇錯誤或給藥速率錯誤。

2.給藥時間點錯誤：給藥時間點超出預定的時間範圍（十五至三十分鐘）。

3.遺漏給藥。

4.未授權給藥：包含給藥時給了不對的病人。

5.劑量不當：藥品含量單位搞錯或劑量計算錯誤及藥品取量不正確。

6.劑型錯誤。

7.藥品調配方式錯誤：較常發生在注射劑。

8.給藥的方式錯誤：不適當的給藥方式或錯誤的給藥途徑，如應該肌肉注射給藥的藥品卻以靜脈注射給藥；使用的部位不對，如眼藥水原本應點在左眼，卻誤以為要點在右眼；輸注的速率不適當。

9.藥品變質：藥品過期或變質。

10.監測不當或錯誤：如病人使用heparin治療時，沒有定期監測病人的Aptt（活化部分凝血活酶時間）值，導致病人大量出血危及生命。

11.服藥順從性不佳或使用方式錯誤。

12.其他：如抗生素療程過久、藥品交互作用、不適合磨粉卻磨粉。

二、如何避免處方錯誤

1.醫囑電腦化。

2.處方內容須有病人的年齡、性別、體重、過敏史及明確之診斷。

3.除非公定unit（insulin或維生素），藥品的劑量單位應採公制，處方單位為unit時，應拼出unit而非以U代替。

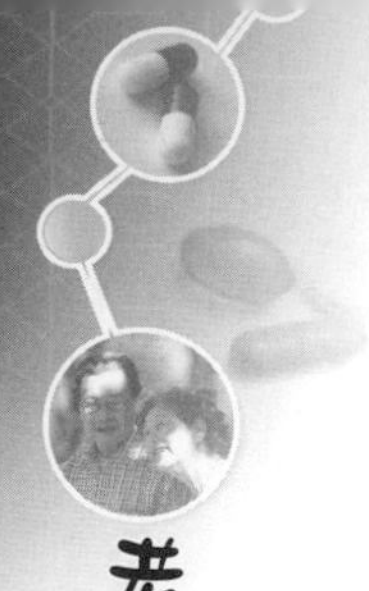

4.藥名或用法避免有縮寫。

5.確認病人之病史。

6.藥品劑量少於1時，前面的0一定要寫。小數點後面不要添加無意義的0。如0.1mg不要寫.1mg。

7.善加利用藥學相關資源，如處方集等。

8.切記五對：病人對、藥品對、時間對、劑量對、途徑對。

第2節　藥品交互作用評估

一、藥品交互作用的基本要素

評估任何潛在的藥品交互作用時，基本考量就是該交互作用與臨床的關連為何。藥品交互作用的臨床重要性與交互作用的型態及程度相關，並直接影響到對病人的處置：或許是需要特別的監測，或許是需要改變治療方式，以避免潛在的不良後果。藥品交互作用的基本要素包括：危害等級程度（significance rating）、開始產生交互作用之時間（onset）、交互作用的潛在嚴重程度（severity）以及臨床上的文獻記載（documentation）。

(一)危害等級

藥品交互作用的危害等級可分為五個等級（**表11-3**），其中第一至第三級為臨床上有意義之交互作用，須採取處理對策。第四級為可能發生交互作用，但佐證資料不足者。第五級則為不太可能發生交互作用或臨床上無法證實者。

(二)作用速度

作用速度為開始發生交互作用的速度，採取預防措施的急迫性取決於速度的快慢。作用速度可分為兩個級別，如**表11-4**所示。

表11-3　危害等級分類表

1	major	主要或嚴重危象，經由具良好對照實驗的文獻報導推測、確立或即有可能發生者
2	moderate	主要或中度危象，經由具良好對照實驗的文獻報導推測、確立或即有可能發生者
3	minor	輕微危象，經由具良好對照實驗的文獻報導推測、確立或即有可能發生者
4	major/ moderate	主要／次要危象，佐證資料不足者
5	minor	不太可能發生交互作用或臨床上無法證實者

表11-4　作用速度分類表

rapid	快速	藥品交互作用將於給予可能導致交互作用的藥品24小時內發生。須立即採取處理對策，以避免藥品交互作用
delayed	延遲	給予可能導致交互作用的藥品數日或數週之後才會發生明顯的藥品交互作用。不須採取立即性的處理對策

(三)嚴重程度

藥品交互作用的潛在嚴重程度是評估藥品可能對病人造成的危害最主要的依據。透過適當的劑量調整或修正給藥計畫，可以避免大部分的負面藥品交互作用。嚴重程度可分為三個等級，如**表11-5**所示。

表11-5　嚴重程度分類表

major	主要或嚴重	藥品交互作用可能危及生命或導致永久性的傷害
moderate	次要或中度	藥品交互作用可能使病情惡化。需要額外的治療、住院或延長住院期間
minor	輕微	通常只有輕微的藥品交互作用，可能困擾病人或未被注意，不會影響治療結果，通常不需要額外的治療

(四)文獻記載

文獻記載對藥品交互作用評估的可靠性具有決定性的影響。文獻分級的尺度受到編輯群的評估品質及原始文獻與臨床關連性的影響。但即使是經充分證實的交互作用也需要考慮到病人的個別因素。文獻

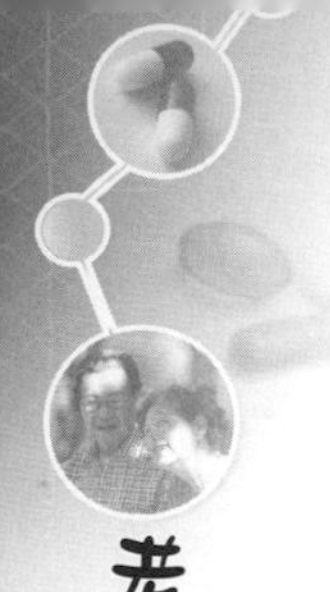

記載的等級無法評判交互作用的發生率及潛在的嚴重度。文獻記載可分成五個等級，如**表11-6**所示。

表11-6　文獻記載分類表

established	已確立	經良好對照組的研究文獻證實
probable	極有可能	極有可能發生，但臨床上未證實
suspected	推測	可能發生，有良好的相關資料來源，需要更多的研究
possible	可能	可能發生，但是相關資料極為有限
unlikely	不可能	存疑。沒有改變臨床作用的良好證據

二、造成藥品交互作用的機轉

造成藥品交互作用的機轉很多（**表11-7**），但是在臨床上抑制代謝作用，是造成交互作用中一個很重要的因素。cytochrome P450是由許多次分類所組成，包括CYP1A2、CYP。

xanthines、warfarin的R式光學異構物（R enantiomer）、clozapine及tacrine都是經由CYP1A2代謝。S-warfarin、phenytoin、amitriptyline經由CYP2C9代謝。diazepam、omeprazole經由CYP2C19代謝。alcohol、isoniazid及acetaminophen經由CYP2E1代謝。codeine、haloperidol、imipramine、nortriptyline、paroxetine、venlafaxine、risperidone及thioridazine經由CYP2D6代謝。astemizole、erythromycin、terfenadine、carbamazepine、許多的calcium antagonists、lidocaine、quinidine、許多的corticosteroids及cyclosporin經由CYP3A4代謝。

某些藥品具有抑制其他藥品代謝的作用，如cimetidine及erythromycin便能抑制多種的cytochrome P450。抑制作用（inhibition）通常在併用具有抑制效果的藥品時立即發生，不像誘導作用（induction）通常在藥品併用後一段時間後才會發生。許多藥品如phenobarbital、phenytoin、primidone、carbamazepine及rifampin能增加許多cytochrome P450酵素的活性，然而這樣交互作用的發生是延遲性

表11-7　重要藥品交互作用

第一種藥品	第二種藥品
anticoagulants anisindione (Miradon®) dicumarol warfarin (Coumadin®)	**thyroid hormones** levothyroxine (Levothroid, Synthroid®) liothyronine (Cytomel®) thyroid dextrothyroxine (Choloxin®)
benzodiazepines alprazolam (Xanax®) clonazepam (Klonopin®) diazepam (Valium®) midazolam (Versed®) triazolam (Halcion®)	**antifungal agents** fluconazole (Diflucan®) itraconazole (Sporanox®) ketoconazole (Nizoral®)
cyclosporine (Neoral®)	**rifamycins** rifampin (Rifadin®, Rimactane®) rifabutin (Mycobutin®)
dextromethorphan	**MAO inhibitors** isocarboxazid (Marplan®) phenelzine (Nardil®) selegiline (Eldepryl®) tranylcypromine (Parnate®)
digoxin	clarithromycin (Biaxin®) erythromycin
ergot alkaloids dihydroergotamine (D.H.E. 45®) ergotamine (Cafergot®) methylsergide	**macrolide antibiotics** clarithromycin (Biaxin®) erythromycin troleandomycin
estrogen-progestin products (oral contraceptives)	rifampin
ganciclovir (Cytovene®)	zidovudine (Retrovir®)
MAO inhibitors isocarboxazid (Marplan®) phenelzine (Nardil®) selegiline (Eldepryl®) tranylcypromine (Parnate®)	**anorexiants** amphetamine diethylpropion (Tenuate®) fenfluramine maxindol (Mazanor®, Sanorex®) methamphetamine (Desoxyn®) phenylpropanolamine sibutramine (Meridia®)

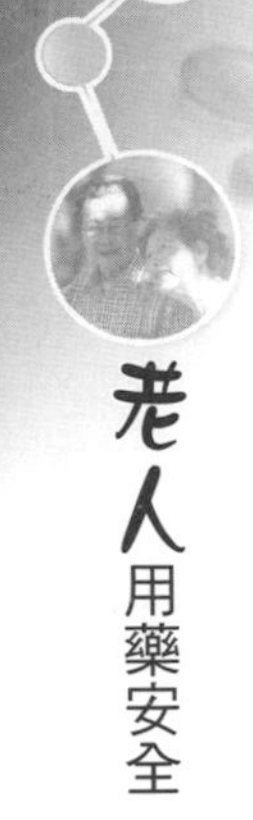

（續）表11-7　重要藥品交互作用

第一種藥品	第二種藥品
MAO inhibitors isocarboxazid phenelzine (Nardil®) selegiline (Eldepryl®) tranylcypromine (Parnate®)	**sympathomimetics** dopamine ephedrine metaraminol phenylephrine pseudoephedrine
meperidine (Demerol®)	**MAO inhibitors** isocarboxazid (Marplan®) phenelzine (Nardil®) selegiline (Eldepryl®) tranylcypromine (Parnate®)
Methotrexate (Rheumatrex®, Trexall®)	trimethoprim (Proloprim®, Trimpex®) trimethoprim-sulfamethoxazole (Bactrim®, Septra®)
Nitrates Nitroglycerin isosorbide dinitrate (Isordil®) isosorbide mononitrate (Imdur®, ISMO®, Monoket®)	sildenafil (Viagra®) tadalafil (Cialis®) vardenafil (Levitra®)
SSRIs citalopram (Celexa®) escitalopram (Lexapro®) fluoxetine (Prozac®, Sarafem®) fluvoxamine (Luvox®) nefazodone (Serzone®) paroxetine (Paxil®) sertraline (Zoloft®) Venlafaxine (Effexor®)	**MAO inhibitors** isocarboxazid (Marplan®) phenelzine (Nardil®) selegiline (Eldepryl® and others) tranylcypromine (Parnate®)
theophyllines	**quinolones** ciprofloxacin (Cipro®) Norfloxacin (Noroxin®)
theophyllines	fluvoxamine (Luvox®)
thiopurines azathioprine (Imuran®) mercaptopurine (Purinethol®)	allopurinol (Zyloprim®)
warfarin (Coumadin®)	sulfinpyrazone (Anturane®)

（續）表11-7　重要藥品交互作用

第一種藥品	第二種藥品
warfarin (Coumadin®)	**nonsteroidal anti-inflammatory drugs** celecoxib (Celebrex®) diclofenac (Cataflam®, Voltaren®) flurbiprofen (Ansaid®) fenoprofen (Nalfon®) ibuprofen (Motrin®) indomethacin (Indocin®) ketoprofen (Orudis®) mefenamic acid (Ponstel®) naproxen (Naprosyn®) oxaprozin (Daypro®) piroxicam (Feldene®) rofecoxib (Vioxx®) sulindac (Clinoril®) tolmetin (Tolectin®)
warfarin (coumadin)	cimetidine (Tagamet®)
	fibric acld derivatives clofibrate (Atromid®) gemfibrozil (Lopid®)
	barbiturates amobarbital (Amytal®) phenobarbital (Luminal®, Solfoton®) secobarbital (Seconal®)

的，有時需要七至十天交互作用才會完全反應出來，如此便會增加交互作用判斷的困難度。

藥品的代謝分為phase I及phase II反應，除了已經具親水性或不被酵素代謝之物質可直接排除外，大多數外生性物質（xenobiotics）都會經由phase I及phase II反應代謝。phase I以氧化反應為主，90%是經由細胞色素（cytochrome）P450 單氧酶（monooxygenase）酵素系統催化，其他10%由含flavin之單氧酶和其他氧化酵素負責。

cytochrome P450（CYP450）負責許多物質的氧化代謝，如藥品、有機溶劑、環境汙染物。phase I混合功能氧化酵素系統（mixed-

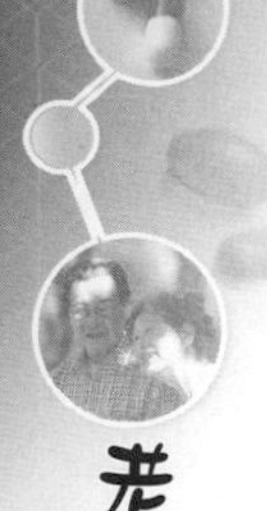

function oxidase system）包含多種形式的氧化酵素，命名原則是依照其族系、次族系及同功酶（isoform）來命名，如CYP2C9。

三、藥效學方面的交互作用

藥效學方面的交互作用在老人身上要比年輕人更容易發生，因為在生理上自我調節的機制下降，所以對於這樣的交互作用更為敏感。如併用具有姿態性低血壓的藥品，或併用具鎮靜效果的藥品。而且交互作用發生在老人身上，有時還會有加成的現象（synergistic effect）。

老人服用NSAIDs發生消化性潰瘍的機率，是沒有服用的4.1倍，而服用corticosteroids發生消化性潰瘍的機率，是沒有服用的1.1倍，但是一旦併用NSAIDs與corticosteroids所發生消化性潰瘍的機率，則是兩者皆沒有服用的15倍。有時療效或副作用增加（additive effects）的交互作用，對於生理功能受損的老人來說也需要特別注意的。舉例來說，有攝護腺肥大症候群（prostatism）的老人，併用兩個以上具有anticholinergic作用的藥品，如某些tricyclic antidepressants及antihistamines，則會誘發尿液滯留的現象。

藥效學交互作用也會造成藥效降低，如接受β-blockers、thiazides或ACE inhibitors降血壓藥品治療的老人，在併用NSAIDs後會使得降壓效果減少。

四、潛在與實際的藥品交互作用

潛在的藥品交互作用是藥品的藥理作用所預測而來的，未必每一個病患均會發生。所有的藥品交互作用也未必對於病患都是有害的，在美國針對某護理之家進行分析，發現只有一半的潛在性藥品交互作用是有臨床上的意義的。另一個研究結果顯示，經由電腦系統篩選出具有交互作用的處方中，只有10%是因交互作用而停止一個或一個以上的藥品之使用。研究發現只有15%的潛在性交互作用在臨床上是有意義的。針對353位住院的老人評估其用藥，發現有8.5%具有潛在性交互作用，但是真正有交互作用的只有0.8%（即三個：Aspirin®併用warfarin、phenytoin併用cotrimoxazole、spironolactone併用phenytoin）。

五、常見之藥品交互作用

常見潛在藥品交互作用之藥品有digoxin、diuretics、calcium antagonists、oral hypoglycaemic agents、tricyclic antidepressants、antiarrhythmic drugs、warfarin、NSAIDs（包括Aspirin®）、phenytoin、centrally acting analgesics、antacids、theophylline及antipsychotics。一般而言，以下藥品在使用時需特別注意，因為在臨床上這些藥品在老年病患身上可能會造成嚴重之交互作用：

1. 肝臟mono-oxygenase system抑制劑或促進劑。常見的抑制劑包括amiodarone、fluconazole、miconazole、ketoconazole、erythromycin、clarithromycin、sulphonamides、cimetidine及ciprofloxacin。常見的促進劑則有rifampicin、phenobarbital、phenytoin、primidone及carbamazepine。
2. 任何併用時會造成低血壓的藥品。如三環抗憂鬱劑、nitrates、鈣離子阻斷劑、ACEI、alpha-blockers，抗精神病藥品及抗巴金森氏症藥品。
3. 任何併用會造成加成鎮靜作用的藥品，加成的鎮靜作用會導致病人容易跌倒、意識混亂、dizzy spells、apathy、incontinence，以及吸入性肺炎。
4. 併用會造成抗膽鹼作用的藥品，包括抗精神病藥品、某些抗心律不整藥、三環抗憂鬱劑及抗巴金森氏症藥品。
5. 任何治療區間狹窄的藥品，如theophylline、phenytoin或digoxin。

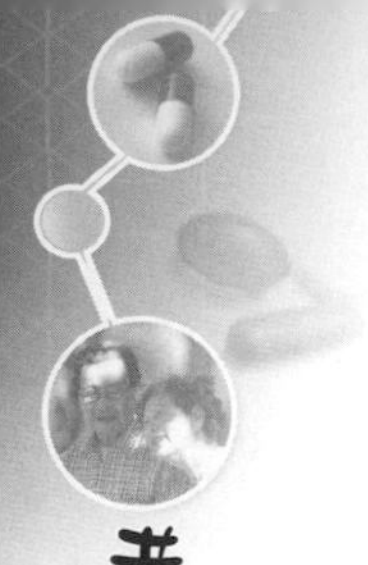

6.任何接受warfarin 抗擬血藥品的老年病人。

六、藥品與維生素之交互作用

維生素是人體不可或缺的物質，可維持細胞正常功能、生長及代謝。十三種人體必須維生素包括脂溶性維生素A、D、E、K及水溶性維生素B_1（thiamine）、B_2（riboflavin）、B_6（pyridoxine）、B_{12}（cyanocobalamin）、生物素（biotin）、葉酸、菸鹼酸（niacin）、泛酸（pantothenic acid）、C（ascorbic acid）等。多數民眾認為補充維生素可改善健康、增加活力、避免或治療疾病等，因而常逕行購買服用，但僅少數民眾於就醫時會主動告知醫師正在服用維生素製劑。

所有維生素都具有生理及藥理作用，因此可能與藥品產生交互作用。維生素與藥品可能之交互作用，多為影響藥品的吸收、代謝及排除等，造成藥品療效及副作用的改變，為不容忽視的潛在問題。維生素與藥品可能之交互作用，如**表11-8**所示。

七、藥品與acetylsalicylic acid（Aspirin®）之交互作用

Aspirin®藉由乙醯化血小板上的COX-1的絲氨酸（serine），以抑制COX-1的作用，此抑制反應為不可逆反應。在血小板上抑制COX-1的結果，使得血栓素A_2（thromboxane A_2）無法產生，進而使得血小板無法有效凝集和無法有效血管收縮，以達到抗凝血（anticoagulation）的功能。

Aspirin®和其他的非類固醇抗發炎藥品（NSAIDs）一樣，可以抑制內皮細胞（endothelial cell）產生前列環素（prostacyclin），而達到抗發炎（anti-inflammation）和止痛（analgesia）的效果。

1.血管張力素轉化酶抑制劑（ACE inhibtors）：臨床研究發現，Aspirin®在抗發炎的劑量下抑制前列腺素的生合成，如果併用ACE inhibitors會導致降低ACE inhibitors的降壓作用及血管

表11-8 維生素與藥品可能之交互作用

維生素	交互作用
維生素A	主要儲存於肝臟，攝取過量可能引起肝指數上升、肝臟傷害等。若高劑量維生素A併用可能引起肝臟毒性（如抗心律不整藥amiodarone、抗結核藥isoniazid）的藥品，會增加肝臟疾病的危險；而併用抗凝血劑warfarin可能增加出血的危險
維生素E	併用阿斯匹靈（Aspirin®）、非固醇類抗發炎藥品（如ibuprofen、naproxen）或warfarin可能增加出血機率。維生素D併用含鋁、鎂之制酸劑（俗稱胃藥）會增加腎功能不良者體內鋁、鎂堆積
維生素D	高劑量可能引起高血鈣，可能增加毛地黃（digoxin）引起心律不整的危險、降低verapamil用於心房顫動的療效；thiazide類利尿劑本身會減少鈣質從尿液排出，併用維生素D可能引起高血鈣
維生素K	會降低warfarin的效果，因食物中的深綠色蔬菜亦富含維生素K，因此服用warfarin者建議每日攝取之維生素K應儘量保持一致
葉酸	大劑量阿斯匹靈會降低血中葉酸濃度；葉酸可能降低抗癲癇藥品phenobarbital的療效；大劑量葉酸（每日大於1mg）可能增加抗癲癇藥品phenytoin的代謝，惡化癲癇的控制
維生素C	維生素C會降低乙型交感神經阻斷劑（如propranolol）之吸收。維生素C會增加鐵質吸收；維生素C會增加雌激素的吸收及降低其代謝、提高血中雌激素濃度
維生素B_6	可能增加抗癲癇藥品phenobarbital、phenytoin及抗巴金森氏症藥品levodopa的代謝，降低上述藥品的療效
菸鹼酸	可能增加statin類降血脂藥品引起肌肉病變的危險；菸鹼酸併用阿斯匹靈、非固醇類抗發炎藥品（ibuprofen、naproxen）或warfarin可能增加出血危險

擴張作用。建議併用ACE inhibitors時，應監測血壓及血液動力學之參數，注意是否喪失降壓作用，來進一步調降Aspirin®劑量；或改用sulindac較不影響ACE inhibitors的NSAIDs；或續用Aspirin®，以血管張力素受體阻斷劑（ARB）替代ACE inhibitors。

2.抗凝血劑（anticoagulants）：Aspirin®劑量大於3g/day時就會影響口服抗凝血藥品的作用強度，可能引起出血。當Aspirin®劑量超過500mg/day，本身對腸胃道出血的風險會增加，在劑量100

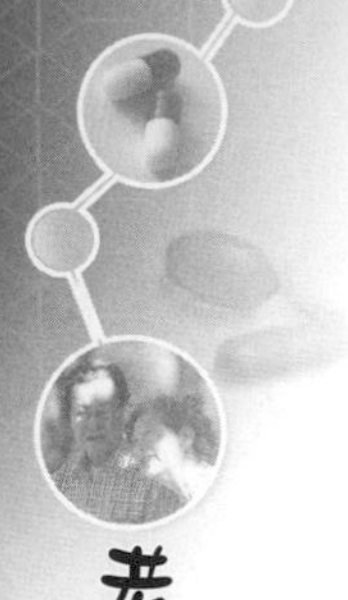

mg/day以下時其風險較低，但對降低血小板凝集的作用則在低劑量時就會產生。因此，在併用上述藥品時應教導病患可能發生的早期出血症狀，並密切觀測病患凝血參數。

3.乙型交感神經阻斷劑（β-blockers）：Aspirin®會抑制前列腺素的生合成，使加壓系統失去對抗，導致減弱β-blockers的降壓作用，而升高血壓，故文獻記載，大部分的病人在使用Aspirin®一週內，儘量縮短其療程，或者是提高β-blockers劑量，可減少交互作用之程度。

4.碳酸酐酶抑制劑（carbonic anhydrase inhibitors）：Aspirin®會將acetazolamide從其血漿結合蛋白的結合位點中取代出，並且抑制後者之腎臟清除率，增加其血中濃度，增加發生毒性反應，如代謝性酸中毒及中樞神經抑制等。因此，儘量避免併用此二類藥品，尤以老人及腎功能異常者。必要併用時則應監控Aspirin®的藥品血中濃度、酸鹼值及中樞神經狀態。

5.類固醇（corticosteroids）：corticosteroids會促進Aspirin®在肝臟的代謝及腎臟的排除，降低Aspirin®的血中濃度及增加血漿廓清率，在腸胃道潰瘍的風險也大大提高。因此二者併用時，改變corticosteroids之劑量與用法時，應監控病患的Aspirin®的血中濃度，必要時調整Aspirin®的劑量。

6.非類固醇抗發炎藥品（NSAIDs）：一個交叉試驗發現，併用Aspirin®與某些NSAIDs時，可能會降低NSAIDs的作用。其作用機轉為Aspirin®會增加NSAIDs的代謝及其蛋白質取代作用所致，不同的研究指出Aspirin®會減少naproxen、flurbiprofen、ibuprofen、meclofenamate及tolmetin的血中濃度，減少fenoprofen的濃度—時間曲線下面積與半衰期，降低indomethacin的生體可用率，對於臨床上併用並不建議。

7.磺醯尿素類降血糖劑（sulphonylureas）：多項臨床研究發現，Aspirin®與sulfonylureas類藥品併用，可加強後者之降血糖作用。此藥品交互作用，可能肇因於Aspirin®會：(1)降低基本血糖濃度；(2)加強insulin的作用；(3)抑制前列腺素的合成，而延長insulin對血糖的反應；(4)將sulfonylureas類藥品由其結合蛋白中游離出來。因此，若併用Aspirin®與sulfonylureas時，則應監控病患的血糖值，並適當調降sulfonylureas類藥品的劑量。

8.尿液鹼化劑（urinary alkalinizers）：臨床研究發現，尿液鹼化後，腎臟對Aspirin®之廓清增加，導致Aspirin®血漿濃度下降。對於急性與慢性水楊酸中毒的病人，將尿液鹼化即是臨床處理方式之一。曾有研究指出，尿液pH值自5.5升為6.5時，血漿Aspirin®濃度下降近2倍，當泌尿系統的pH值高於7時，Aspirin®之腎臟廓清率大增，使Aspirin®的療效與副作用消失，但尿液鹼化對diflunisal之排泄無影響。當病患服用salicylates類的藥品治療慢性發炎時，需要監測病患血清salicylates的濃度與尿液酸鹼值，以調整salicylates劑量。同時教育病患注意會改變其尿液酸鹼值之物質，當發生失去療效與中毒現象時（耳鳴、高燒、嘔吐、意志模糊），應儘速求治。

9.乙醇（alcohol）：乙醇與Aspirin®均會破壞胃黏膜，進而加重此項傷害，故有腸胃出血傾向之病患，很可能引發大出血。避免此交互作用，應將乙醇與Aspirin®使用的時間，間隔12小時以上，或服用具緩衝配方之Aspirin®製劑，或服用腸衣錠與延長釋放劑型之Aspirin®製劑，或選用非Aspirin®的水楊酸藥品等。

10.肝素（heparin）：Aspirin®具備防止thromboxane A_2合成的藥理活性，會造成不可逆的血小板凝集抑制作用，延長出血時間，所以會增強heparin的抗凝集作用，並增加出血的危險性。多項臨床研究的結果發現。合併使用Aspirin®及heparin時，應監控凝血參數，並觀察病患是否有出血徵象，否則儘量避免併用。

11.胰島素（insulin）：有研究指出，不論是正常人或是非胰島素依賴性糖尿病之病患，於服用Aspirin®後，體內insulin的分泌會快速而顯著增加。同時，葡萄糖刺激身體分泌insulin之反應，亦隨服用Aspirin®而增強。因此非胰島素依賴性糖尿病之病患

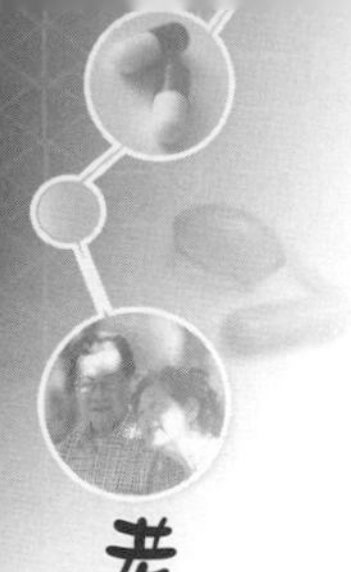

服用Aspirin®時，需密切監控血糖值，並適度的調整insulin的劑量，避免低血糖。

12.methotrexate：有臨床案例報告指出，Aspirin®在惡性腫瘤病人身上有降低methotrexate的蛋白質結合率達20～60%及降低其35%的腎臟排除率，因而使methotrexate發生毒性反應（白血球減少症、中毒性表皮壞死鬆解症及胃腸道毒性等）的機率增加。併用時應密切監測methotrexate血中濃度或是延長以leucovorin calcium治療副作用的療程。

13.probenecid：有文獻指出，服用低劑量的Aspirin®會抑制probenecid的排尿酸作用。此藥品交互作用，肇因於Aspirin®干擾尿酸於腎過濾作用，而抑制probenecid的促尿酸排泄作用，降低其作用與療效。故應避免低劑量Aspirin®與probenecid併用。如必須併用時，建議Aspirin®的劑量為325mg/day。

14.spironolactone：臨床研究發現，Aspirin®會導致鈉離子滯留與抑制spironolactone的利尿作用，但不會影響spironolactone的降血壓作用。臨床數據顯示，單一劑量Aspirin®可使尿液中canrenone（spironolactone主要生物活性代謝物）濃度降低26%；連續服用大劑量之Aspirin®，可使尿液鈉離子濃度降低30%。另有臨床研究發現，與對照組相較，長期服用高劑量Aspirin®所引發之原發性醛類脂醇過多症，於增加spironolactone的劑量後，情況獲得改善。因此，長期服用Aspirin®與spironolactone的病患，應監測血壓與血鈉濃度。增加spironolactone的劑量，應可消除長期服用Aspirin®所造成之藥品交互作用。

15.sulfinpyrazone：Aspirin®會將sulfinpyrazone從血漿結合蛋白質中置換出來，增加sulfinpyrazone的分布體積並促進sulfinpyrazone的排泄作用，造成sulfinpyrazone的血中濃度下降，降低尿酸的排出量。除此之外，Aspirin®會阻斷sulfinpyrazone在腎小管抑制尿酸重吸收的作用。因此併用此兩種藥品時，會干擾尿酸排泄作用，故應告知病患若使用sulfinpyrazone時，應避免使用Aspirin®。

16.valproic acid：Aspirin®可將valproic acid自白蛋白之結合位置取代出來，使體內游離之valproic acid增高30～65%，游離valproic acid廓清率下降。另外Aspirin®改變valproic acid之代謝途徑，使後者於體內生成具肝毒性之代謝物，而發生震顫、嗜眠、運動失調、眼球震顫與人格改變等中毒症狀。併用時，應監控valproic acid的血清濃度（含游離valproic acid），另建議acetaminophen可取代其止痛效果。

第 3 節　藥品副作用

世界衛生組織（WHO）定義藥品不良反應（adverse drug reactions, ADR）為藥品在正常劑量下，藥品使用於預防性給藥、診斷、疾病治療或改變生理功能時所產生的一種不舒服、有害性或未預期的反應。ADR區分成可預期（predictable；type A）及不可預期的（unpredictable；type B），如**表11-9**所示。

表11-9　藥品不良反應的分類

A型不良反應	B型不良反應
屬於藥理作用的延伸，多半與劑量相關	不屬於藥理作用，也與劑量無關
可預期的反應	不可預期的反應
藥品與藥品間的交互作用、藥品與食物間的交互作用、疾病改變藥品的藥動學特性	特異體質、免疫機轉、過敏反應
發生率與致病率高，但罕見生命威脅	發生率低，但較為嚴重且具生命威脅
藉由深入瞭解藥品的藥理性質，對治療濃度狹窄的藥品作血中濃度監測，盡可能避免多重藥品的使用	致病機轉不清楚，無法預防或避免

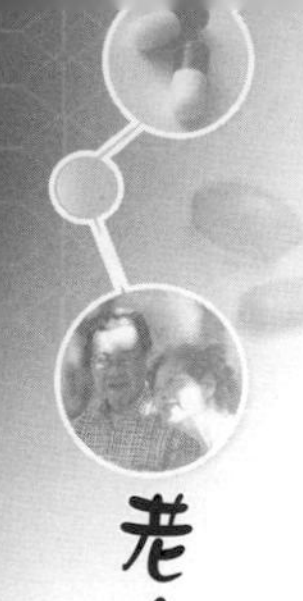

可預期的ADR通常與劑量及其藥理作用有關，如毒性、副作用、藥品交互作用；不可預期的ADR則通常與劑量或其藥理作用無關，如特異體質（idiosyncratic）反應及過敏（allergic）反應。

藥品過敏反應（drug allergy）又稱藥品免疫反應（immunologic drug reactions），依Coombs和Gell可分為四種形式（**表11-10**）：

1.Type I: IgE-mediated hypersensitivity。

2.Type II: cytotoxic hypersensitivity。

3.Type III: immune complex deposition。

表11-10　Coombs and Gell Immunologic reactions免疫反應分類

Type	Description	Mechanism	Clinical features
I immediate reaction (≤1 hour)	IgE-mediated, immediate-type hypersensitivity（IgE媒介型過敏）	antigen exposure causes IgE-mediated activation of mast cells and basophils, with release of vasoactive substances such as histamine, prostaglandins, and leukotrienes.	anaphylaxis, angioedema, bronchospasm, urticaria (hives)
II	antibody-dependent cytotoxicity（抗體引起之細胞毒殺型過敏）	an antigen or hapten that is intimately associated with a cell binds to antibody, leading to cell or tissue injury	hemolytic, anemia, thrombocytopenia, neutropenia
III	immune complex disease（免疫複合體媒介型過敏）	damage is caused by formation of antigen-antibody complexes in vessels or tissue.	serum sickness
IV	cell-mediated or delayed hypersensitivity（細胞媒介型過敏）	antigen exposure activates T cells, which then mediate tissue injury. different subtypes can be differentiated (ie, Types IVa-IVd)	contact dermatitis, some morbilliform reactions, severe exfoliative dermatoses (eg, SJS/TEN), DRESS, interstitial nephritis, drug-induced hepatitis

4.Type IV: T-cell-mediated hypersensitivity。

一、高警訊用藥

根據美國ISMP（Institute for Safe Medication Practices）定義，當一種藥品在使用錯誤時，有很高的機率對病人造成明顯傷害危險，就稱其為高警訊藥品（high-alert medications）（**表11-11**）。

表11-11　美國ISMP定義高警訊（高危險）藥品

Classes/Categories of Medications	Specific Medications
1.**adrenergic agonists, IV** (e.g., dopamine, dobutamine, ephedrine, epinephrine, isoproterenol, norepinephrine)	1.IV amiodarone
2.**adrenergic antagonists, IV** (e.g., amiodarone, beta-blockers such as propranolol, esmolol, labetalol)	2.colchicine injection
3.**anesthetic agents, general, inhaled and IV** (e.g., propofol, thiopental, methohexital, etomidate)	3.heparin, low molecular weight, injection (eg, dalteparin [Fragmin®], enoxaparin [Lovenox®], ardeparin [Normiflo®], danaparoid [Orgaran®], fondaparinux [Arixtral®]
4.**cardioplegic solutions**	4.heparin, unfractionated, IV
5.**cancer chemotherapy agents, injectable and oral** (e.g., carboplatin, cisplatin, cyclophosphamide, doxorubicin, daunorubicin, methotrexate, vinblastine, vincristine)	5.insulin, subcutaneous and IV
6.**dextrose, hypertonic, 20% concentration or greater**	6.lidocaine, IV
7.**dialysis solutions, peritoneal and hemodialysis**	7.magnesium sulfate injection
8.**epidural and intrathecal medications** (e.g., bupivicaine, opioids, baclofen, fentanyl, intrathecal antineoplastics)	8.methotrexate, oral, nononcologic use

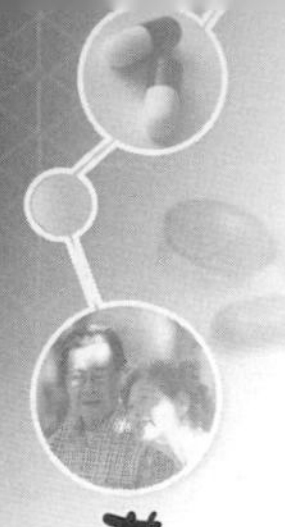

(續)表11-11 美國ISMP定義高警訊(高危險)藥品

Classes/Categories of Medications	Specific Medications
9.**glycoprotein IIb/IIIa inhibitors** (e.g., abciximab, eptifibatide, tirofiban)	9.nesiritide (Natrecor®)
10.**hypoglycemics, oral**	10.nitroprusside sodium for injection (Nitropress)
11.**inotropic medications, IV** (e.g., digoxin, milrinone)	11.potassium chloride for injection concentrate
12.**liposomal forms of drugs** (e.g., liposomal amphotericin B [Abelcet®, Ambisome®, Amphotec®], daunorubicin [DaunoXome®], doxorubicin [Doxil®])	12.potassium phosphates injection
13.**moderate sedation agents, IV** (e.g., midazolam)	13.sodium chloride injection, hypertonic, greater than 0.9% concentration
14.**moderate sedation agents, oral, for children** (e.g., chloral hydrate, midazolam syrup)	14.warfarin (Coumadin)
15.**neuromuscular blocking agents** (e.g., atracurium, doxacurium, pancuronium, pipecuronium, succinylcholine, vecuronium)	
16.**opioids, IV, epidural, transdermal, and oral, including liquid concentrates and immediate-release and extended-release forms** (e.g., morphine, fentanyl, hydromorphone [Dilaudid®], meperidine [Demerol®])	
17.**radiocontrast agents, IV** (iohexol [Omnipaquel®], diatrizoate meglumine [Hypaque®])	
18.**thrombolytics/fibrinolytics, IV** (eg, alteplase [Activase®], tenecteplase [TNKase®], reteplase [Retevase®])	
19.**total parenteral nutrition solutions**	

2003年JCAHO（The Joint Commission on Accreditation of Healthcare Organization）對病患安全的議題中僅將高濃度的電解質製品，包括氯化鉀、磷酸鉀、濃度高於0.9%的氯化鈉等列為高警訊藥品。2005年JCAHO之病患安全除了對高濃度的電解質管理外，擴大藥品管理範圍到藥品外型、藥名或發音類似，及靜脈注射應使用商業成品等。2006年JCAHO的病患安全強調無菌區藥品及其容器需貼標籤。

高危險藥品（high risk medications）係指藥理作用顯著且迅速、易危害人體者。因此狹窄治療指數藥品（narrow therapeutic index）及毒劇藥品均屬之。一般而言，所謂的高危險藥品即包含於高警訊藥品。

依照藥理分類將高警訊藥品分為十一項，其注意事項說明如下：

1.anticonvulsants、anxiolytics、sedatives（抗痙攣、抗焦慮及安眠藥），影響中樞神經系統，及具有藥品依賴性的藥品。

2.anticoagulants（抗凝血劑），需密切觀察是否發生出血的併發症。

3.cardiovascular agents（心臟血管用藥），不當使用易引起立即致命危險。

4.antineoplastics（抗腫瘤藥品），具細胞毒性。

5.anti-diabetic agents（降血糖藥），易引起低血糖症狀。

6.narcotic analgesics（麻醉性止痛藥），長期服用會有生理依賴性。

7.vasopressin（血管升壓素），主要毒性有低血鈉。

8.bronchodilators（支氣管擴張劑），治療的有效範圍狹窄，過量易引發致命性心律不整。

9.anesthetics、neuromuscular blocking agents（麻醉劑和神經肌肉阻斷劑），容易引發呼吸抑制，應確保病患之照護環境備有因應之呼吸支持系統或設備。

10.electrolyte（注射型電解質），使用不當易引發致命危險。

11.radiocontrast agents（靜脈注射血管顯影劑），可能有嚴重過敏性反應。

二、藥品引起的食道傷害

口服藥品要引起食道損傷必須要有藥品滯留於食道溶解，並且該藥品的成分是會對食道造成毒性的。任何人只要有服用caustic pills就存在有藥品引起食道損傷的危險，因為藥品延遲通過食道是常見的，甚至是在食道運動正常的病人。

造成藥品引起的食道傷害（drug-induced esophageal injury）因素有：飢餓的狀態、臥床的狀態、降低唾液的產生、藥品造成的唾液分泌低下（hyposialorrhoea）、服藥時未配服足夠液體、藥品與黏膜接觸時間的長短、原先存在有食道方面的疾病、年齡、服用多種藥品。

而藥品本身的因素有：藥品的濃度、藥品的pH值、是否為緩釋劑型（slow release formulation）、藥品的劑型（為tablet or capsule，doxycycline膠囊劑型通過食道時間是錠劑的3倍）、藥品的大小。

藥品引起的食道傷害最典型的症狀為突然發生的吞嚥疼痛及胸痛且病人先前大多無食道方面病史，無痛的吞嚥困難較少發生，其他症狀還包括吐血（haematemesis）、體重減輕、狹窄引起的吞嚥困難。

(一)服藥的注意事項

1.建議病患應該以直立姿勢服藥。

2.服藥時至少須配服100ml以上的水，且避免以冰水服藥。

3.服藥後至少保持十五分鐘的直立姿勢。

4.必要時可將藥品磨碎或溶於液體，以利通過食道。不過這並不適合所有藥品，如緩釋劑型、腸溶錠或腐蝕性藥品則不宜。

(二)食道炎高危險群

什麼樣的病患是引起食道炎的高危險群？下列因素都會增加藥品停留於食道的時間：

1.有食道阻礙或狹窄的病患，如食道附近腫瘤、食道痙攣、風濕性心臟病引起的左心室肥大、主動脈扭曲、開胸手術後因沾黏引起的狹窄。

2.食道動力障礙（motility disorder），如神經性病變的巴金森氏症、多發性硬化症（multiple sclerosis）或肌萎縮性脊髓側索硬化（amyotrophic lateral sclerosis）、硬皮症（scleroderma）。

3.需長期躺臥的病患，因常躺著服用藥丸，所以延遲藥品通過食道的比例比站立者高。

4.高齡者，較易伴隨主動脈扭曲、唾液分泌減少及其他系統性病變。

(三)常見引起食道傷害的藥品

1.抗生素：由抗生素引起的食道傷害占所有案例的60%以上，其中四環素類特別是doxycycline最常見（**表11-12**）。

2.nonsteroidal anti-inflammatory drugs and Aspirin®：在過去的研究發現各種NSAIDs（Aspirin®、indomethacin、piroxicam、diclofenac）皆會造成食道損傷。NSAIDs造成食道損傷占所有案例的8%，而造成損傷的案例中超過三分之一會有狹窄（stricture）或出血（haemorrhage）的併發症，甚至造成死亡。

3.alendronate：alendronate屬aminobisphosphonate類藥品，用於治療停經後婦女骨質疏鬆症及Paget's disease of bone。若藥品未順利通過食道，則會引起化學性的食道炎甚至腐蝕性的損傷及嚴重的潰瘍且可能會有發炎物質滲出而造成食道壁變厚。

4.鉀離子補充劑potassium chloride：potassium chloride pill會引起食道出血和狹窄甚至致命的危險。尤其是solid form當它卡在食道仍是最具傷害的物質。

三、藥品引起的發燒

藥品熱即使用藥品後直接或間接引起的發燒，為藥品過敏所導致之常見不良反應（**表11-13**），其主要引起之機轉大都為干擾

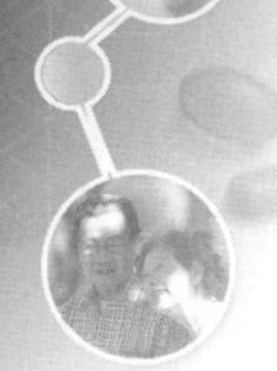

表11-12　引起食道傷害的藥品

antibacterials	NSAIDs[a]	other drugs
doxycycline tetracycline oxytetracycline minocycline penicillins amoxicillin ampicillin pivmecillinam clindamycin trimethoprim erythromycin lincomycin tinidazole rifampicin	Aspirin® indomethacin piroxicam ibuprofen naproxen diclofenac [a]all NSAIDs can cause drug-induced esophageal injury	potassium chloride quinidine alendronate calcium dobesilate ascorbic acid ferrous sulfate glibenclamide (glyburide) mexiletine captopril nifedipine estramustine phosphate sodium theophylline diazepam emepronium bromide thiazinamium thioridazine alprenolol warfarin phenytoin phenobarbital tryptophan clomethiazole naftidrofuryl

人體體溫中樞對熱的平衡調節所致。另外若為藥品引起的體溫過高（hyperthermia）且伴隨無法控制的體溫上升，超過身體降溫的極限時，若不積極治療，嚴重者可快速致死。

藥品熱一般占藥品不良反應案例之3～5%。尤以老人及HIV感染者特別容易出現。在產生不明熱的病人群中，65歲以上住院病人占5%，一般病人占3%。

臨床上藥品熱有時會被診斷為不明熱（fever of unknown origin, FUO）之診斷分類中，不明熱的定義為：

1.發燒超過三週以上。

2.發燒程度需多次高於38.3℃。

表11-13　可能產生藥品熱之相關藥品及分類

藥品熱分類	相關藥品及機轉
過敏反應	抗生素：cephalosporins, erythromycin, imipenem, penicillin, piperacillin, nitrofurantoin, sulfonamides, sulfamethoxazole, trimethoprim, streptomycin, tetracyclines, topical neomycin, vancomycin, 抗結核藥品：rifamycin, isoniazid, pyrazinamide
	心血管藥品：acetazolamide, ß-blocker, captopril, hydralazine, labetalol, methyldopa, nifedipine, procainamide, quinidine, thiazide 抗痙攣藥品：carbamazepine, phenytoin 其他：azathioprine, allopurinol, cimetidine, clofibrate, phenobarbitone, meperidine, methotrexate
影響體溫調節機制	降低熱的排除：anticolinergic agents, antihistamine, amphetamine, cocaine, phenothiazines, tricyclic antidepressants
	增加熱的產生：thyroid hormone, MAO-I, antidopaminergic agents
投藥方式相關	bleomycin, cephalothin, pollen extracts, pentazocine, vaccines, vancomycin
藥理反應延伸	antineoplastic agents
特異體質反應	butyrophenones, haloperidol, piperazines, phenothiazines, succinylcholine, thioxanthenes, volatile halogenated

3.住院三天以上或已看過三次門診，且經過詳細檢查仍無法確定診斷者。

具潛在性傷害的侵襲性診斷檢查或其他不適當的治療介入，為鑑別藥品熱失敗的常見原因。為了易於作出鑑別診斷藥品熱，除了需系統性的去探知病人在藥品過敏病史、疾病診斷、感染嚴重程度、藥品治療時程及病程變化上的相關資訊外，臨床上更應注意以下幾點：

1.鑑別可引起藥品熱的藥品種類：如抗生素、磺胺藥、抗結核藥、精神科用藥、降壓藥、化療藥等。

2.瞭解投藥後容易出現藥品熱的時間點及發燒形式：一般而言，藥品熱大多在第二次用藥後8～9天產生，但也可能在第一次用藥7～10天後就出現；如使用抗生素可能於7～14天後發燒，

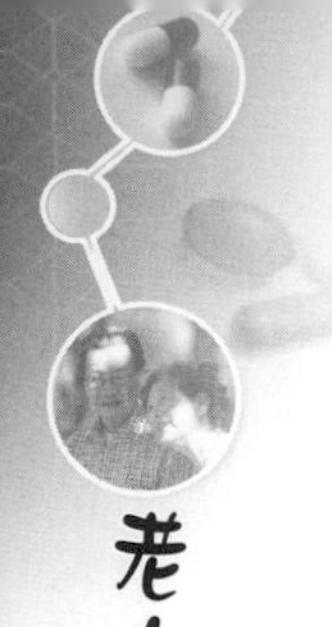

心血管藥品則可能在使用30～40天後發燒，病患體溫可能高達41℃。發燒形式可能為持續高燒或間歇性發燒；其典型的診斷狀況為停藥後14～72小時後即可退燒；但再次使用產生藥品熱之藥品時將在6～12小時之後再次發燒。

3.藥品熱一般為人體對藥品的過敏反應，除了發燒外、尚可能伴有皮疹、寒顫、淋巴結腫大、血管神經性水腫、肌肉痛、蕁麻疹等表徵；另外臨床檢驗亦可能出現嗜酸性白血球增加（eosinophilia）、紅血球沉降速度（ESR）上升、C-反應蛋白（CRP）上升等表現；但有時亦可能只有發燒的症狀而已。

4.在用藥治療過程中，若出現已退燒後再度發燒或持續性高燒，則應注意藥品熱的可能性；停用原來藥品或改用其他藥品後可退燒，則可助於診斷為藥品熱。

藥品熱的體溫曲線並無一定之規律可循，任何熱型均可出現；且患者可能僅出現發燒而無其他症狀；治療目標首重積極性的降溫及症狀療法。尤其在有心血管疾病、腦血管疾病及肺功能不良的病患，發燒將會導致氧氣需求的增加；當然若為藥品所引起，該當立即停藥；相反的，若為疾病引起，則當繼續用藥；一旦懷疑藥品熱產生時應同時或依序停用所有可能懷疑的藥品，以利鑑別診斷而儘早施行後續之相關治療。藥品引起發燒的臨床表徵如**表11-14**所示，易引起發燒的藥品如**表11-15**所示。

四、藥品引起的尿液滯留

人體在進行排尿時，需藉許多不同的神經傳導路徑，調節各肌肉的收縮與放鬆，才能完成全部的排尿動作。副交感神經藉由刺激逼尿肌上的M_2與M_3受器，使逼尿肌收縮並將膀胱內的尿液向外推出；同時尿道上的環狀括約肌放鬆使尿道管徑增加幫助尿液排出。平常膀胱需儲存尿液時，交感神經會結合括約肌上α_1受器使括約肌收縮，另一方面，交感神經同時也會結合逼尿肌上β_3受器，使逼尿肌放鬆而完成儲

表11-14　藥品引起發燒的臨床表徵

病史 • 某些病患是屬於特異性體質 • 過去曾因某種藥品引起發燒之經驗
身體檢查 • 輕微發燒或高燒 • 溫度大於38.9℃時會伴隨相對性的心跳變慢 • 發疹（不常見）
實驗室數據 • 白血球上升 • 嗜伊紅血球大部分情況皆會出現，但是發生嗜伊紅血球情況是不常見 • 紅血球沉降速率上升 • alkaline phosphate或serum transaminases輕微上升

表11-15　易引起發燒的藥品

常見	不常見	少見
atropine	allopurinol	salicylates
amphotericin B	azathipprine	corticosteroid
asparaginase	cimetidine	aminoglycosides
barbiturates	hydralazine	macrolides
methyldopa	iodides	tetracyclines
penicillins	isoniazid	clindamycin
cephalosporins	rifampin	chloramphenicol
phenytoin	streptokinase	vitamin preparations
procainamide	imipenem	
quinidine	vancomycin	
salicylates	nifedipine	
sulfonamides	NSAIDs	
interferon	metoclopramide	

存尿液。經由以上機轉可以發現，使用含抗膽鹼的藥品或是交感神經結合劑，會使膀胱常保持在儲存尿液的狀態，使尿液較不容易排除。

容易導致尿液滯留的藥品有以下幾類：痲醉性鴉片類、抗膽鹼性藥品以及交感神經結合劑（包含α-agonists及β-agonists），除此之外，還有benzodiazepines（BZDs）、selective serotonin reuptake inhibitors（SSRIs）、nonsteroidal anti-inflammatory drugs（NSAIDs）及calcium

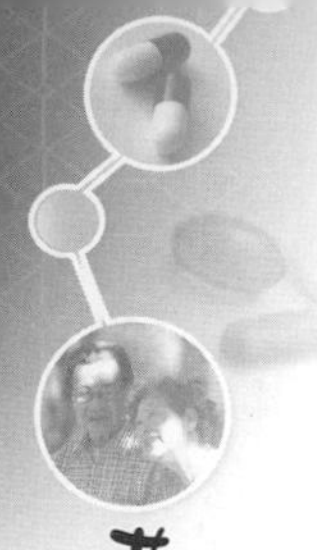

channel blockers（CCBs）等。

(一)麻醉性鴉片類藥品

使用麻醉性鴉片類藥品，一直被認為是造成手術後尿液滯留的最重要原因。若因術後使用鴉片類藥品導致急性尿液滯留，建議可使用methylnaltrexone治療，methylnaltrexone不會穿過血腦障壁進到中樞，只作用在周邊鴉片接受器，發揮其拮抗作用以緩解尿液滯留。

(二)抗膽鹼性藥品

包括anticholinergics、antispasmodics、muscle relaxants、tricylic antidepressants、第一代（傳統型）抗組織胺藥品，這些藥品都有研究報告指出，具有急性尿液滯留的潛在風險。具有強抗膽鹼性的藥品不適合老人使用，因為老人容易有泌尿系統疾病，再使用強抗膽鹼藥品會使急性尿液滯留發生率增加。

(三)交感神經結合劑

α-agonists可用於治療姿態性低血壓，當α-agonists結合血管平滑肌上的α_{1B}受器，刺激血管平滑肌收縮，造成血壓上升。然而在尿道上也有為數不少的$\alpha_{1A/D}$受器，當非選擇性的α-agonists與之結合時，會使尿道上的內括約肌收縮，增加排尿的困難性，嚴重時可能會導致急性尿液滯留發生。α-agonists（如pseudoephedrine、phenylephrine等）常被用於緩解鼻炎症狀，利用α-agonists可使血管收縮，作用於鼻黏膜減少血流達到緩解症狀的效果。許多治療感冒症狀藥品常同時含有α-agonists與抗組織胺，也因此更增加尿液滯留的風險，故老年患者或是攝護腺肥大患者在使用時，必須特別注意其安全性。

五、引起脫髮的藥品

許多藥品會干擾毛髮的生長週期而造成脫髮，然通常在停藥後是可回復的。藥品經由兩種形式影響毛髮生長期的濾泡：(1)在快速分裂的基質細胞誘導有絲分裂突然停止（再生期脫髮）；(2)加速濾泡早期進入休止期（靜止期脫髮）。

再生期脫髮通常發生於投藥後數天至數週，禿頭的發生一般是突然且嚴重的，但幾乎是可逆的。靜止期脫髮通常在給藥後2～4個月才有明顯掉髮，且屬於暫時且溫和的，因而不需要任何的治療，但是若引起靜止期脫髮的藥品無法停藥，則可能加重症狀或惡化雄性禿。

目前常見引起脫髮的藥品如下：

1.抗癌藥品：再生期脫髮是抗癌藥品的主要副作用之一，而其他大部分藥品則發生靜止期脫髮。使用抗癌藥品的患者皆會產生某種程度的禿髮，多種藥品合併比單一藥品易發生也較嚴重，脫髮通常發生於第一次給藥後的7～14天，1～2個月後禿髮會變得較明顯，於接受多次療程的病患頭髮幾乎會完全掉光。最常發生禿頭的抗癌藥為doxorubicin、cyclophosphamide、mechlorethamine、methotrexate、fluorouracil、vincristine、daunorubicin、bleomycin及hydroxyurea。
2.抗凝血劑：各種抗凝血劑皆會引起脫髮，包括heparin、heparinoids、coumarins、dextran及indandiones。50%的患者會發生靜止期脫髮，與劑量有關，且好發於女性。
3.抗甲狀腺藥品：治療甲狀腺毒血症引起的甲狀腺功能低下患者亦常見可逆性禿頭，在未造成甲狀腺低下的患者亦偶爾可見；會引起靜止期脫髮的抗甲狀腺藥品包括iodine、thiouracils及carbimazole，且經常有頭髮乾燥、易斷的現象。
4.雌激素：雌激素可使毛髮的生長期延長。
5.lithium carbonate：約10%患者會在開始治療的數月後發生脫髮，但通常與劑量無關。
6.interferons：接受治療的患者約20～30%會發生靜止期脫髮，且其劑量與脫髮的時間及嚴重程度無關，在某些病患雖繼續治療，但脫髮卻可緩解。

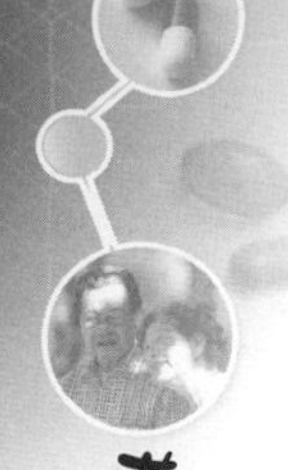

7.維生素A及其衍生物：retinol（vitamin A）高劑量長期使用經常引起廣泛性的脫髮，包括頭皮、恥骨、腋下等處。在etretinate治療的患者亦常發生廣泛性的脫髮，約只有20%的患者會產生明顯的禿髮，常發生於使用高劑量的婦女，停藥或減量即可改善；etretinate也有造成後天毛髮鬈縮的報告。雖然isotretinoin較不會引起脫髮的副作用，但曾有一報告使用高於4倍建議劑量而發生完全脫髮之案例。

其他藥品亦有一些零星案例報告，請參考**表11-16**。

表11-16　引起脫髮的藥品

allopurinol	indomethacin
amiodarone	ibuprofen
amphetamine	itraconazole
androgens	levodopa
bromocriptine	maprotiline
butyrophenones	methyldopa
carbamazepine	methylsergide
cimetidine	metoprolol
clofibrate	nadolol
clonazepam	nicotinic acid
colchicine	nitrofurantoin
danazol	propranolol
ethambutol	salicylates
fluoxetine	sulfasalazine
gentamicin	terfenadine
imipramine	valproic acid

六、類固醇與骨質疏鬆症

類固醇可用來治療很多過敏與自體免疫系統疾病，如類風濕關節炎、紅斑性狼瘡、僵直性脊椎炎等。類固醇治療會引起一些副作用，其中以引起骨質疏鬆及所造成的骨折較為嚴重。老化及類固醇導致骨質流失的機轉如**表11-17**所示。

表11-17　老化及類固醇導致骨質流失的機轉

老人	類固醇使用
↓骨生長	↓骨生長
↑骨耗損	↑骨耗損
↓骨骼密度	↓骨骼密度
營養不良	異化分解反應
↓鈣質攝取	
維生素D缺乏	維生素D代謝受損
微量營養素缺乏	?微量營養素缺乏
性腺低下	原發或繼發性性腺低下
↑副甲狀腺激素	↑副甲狀腺激素

↑：增加，↓：減少，?：可能。

根據研究，臺灣約有0.5～1%之人口使用口服類固醇藥品，55歲以上婦女更是高達1.75%，但知道有骨鬆風險的病患比例卻不到兩成。

類固醇引起的骨質疏鬆症（glucocorticoid induced osteoporosis, GIOP），發生率僅亞於停經相關的骨質疏鬆症，同時也是藥品引起骨質疏鬆症中，最常見的種類之一。有研究指出，口服類固醇六個月以上病患，骨折盛行率約為30～50%。類固醇會影響骨骼的質與量，而骨質低下的結果為發生嚴重的骨折。類固醇引起骨質疏鬆症治療方針如表11-18所示。

表11-18　類固醇引起骨質疏鬆症治療方針

藥品	機轉
calcium 1,500mg/day	改善鈣平衡，↓骨質耗損
vitamin D＞400iu/day	增加鈣吸收
thiazide diuretic	↓高鈣尿症
hormone replacement therapy	↓骨質耗損
bisphosphonates	↓骨質耗損
calcitonin	↓骨質耗損

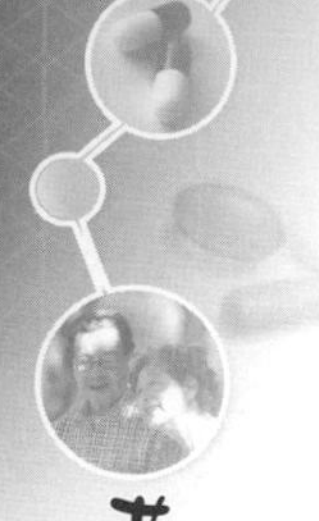

骨質迅速流失的現象，在使用類固醇的前三個月內就會開始，且用藥後的前六個月，通常是處於骨質快速流失的階段。據研究統計，在類固醇治療下，第一年骨質約流失5%；持續使用後，每年則流失1～2%；骨折的風險也在治療後三個月內急劇增加，腰椎、近端股骨及腕骨，特別容易發生類固醇所導致的骨質疏鬆及骨折。而暴露於類固醇的時間一久，皮質骨則開始受到類固醇的影響，因此長骨也會變得脆弱。

類固醇引起骨質流失與劑量有關，但即使使用等同prednisolone劑量介於每日2.5～7.5mg，脊椎骨折風險較未使用者仍增加2.5倍，因此類固醇在使用上可能無所謂「安全劑量」。隨著劑量的增加及使用時間的延長，骨折風險也隨之上升，局部投予方式，如關節內注射或使用吸入型類固醇，可以降低類固醇的全身性不良反應；但使用鼻噴劑型或吸入性類固醇仍會發生骨質流失的現象。美國風濕科醫學會之GIOP預防建議如**圖11-1**所示，各國GIOP治療指引如**表11-19**所示。

七、藥品造成的耳毒性

一般的聽力喪失可分為感覺神經性聽力喪失（sensorineural hearing loss），傳導性聽力喪失（conductive hearing loss），以及中樞型耳聾（central deafness）。藥品所引起的感覺神經性聽力喪失是指因耳蝸或第八對腦神經受損導致的聽力喪失。

這些由藥品所引起感覺神經性聽力喪失，主要是因為傷害了耳蝸或是聽覺神經後造成的藥品不良反應（**表11-20**、**表11-21**）。臨床經常使用的loop類利尿劑，如furosemide耳毒性會有耳鳴、暈眩或者是暫時性且可逆的聽力喪失，但是有些案例中會造成永久的聽力缺損。

八、藥品性肝炎

因為肝臟是人體代謝中樞，幾乎所有的藥品或化學物質都會經由

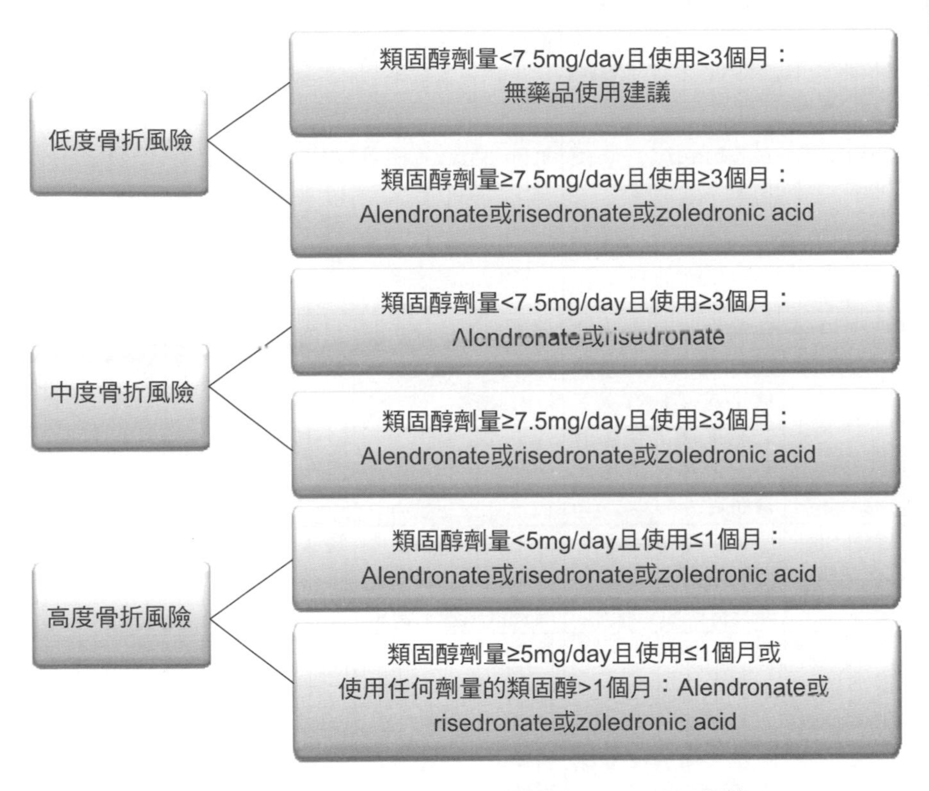

圖11-1　美國風濕科醫學會之GIOP預防建議

肝臟生物轉換（biotranformation）後排泄出人體，其中部分藥品有可能引起肝臟傷害；根據文獻報告約有5%的黃疸病患是因藥品引起，此外10%的急性肝炎住院病患也是因藥品造成的。這些數據顯示在高齡化社會及藥品種類急遽增加的今日，藥品性肝炎的重要性也與日俱增（**表11-22**）。

直接性傷害是因化學物質對肝細胞（hepatocyte）或膽管上皮（ductal epithelium）產生功能或構造上直接破壞，其型態學的變化包括肝細胞壞死（necrosis）、脂肪變性（steatosis）或膽汁鬱積（cholestasis）等，相關化學物質如：CCl_4、paraquat；間接性傷害是因化學物質干擾肝細胞某些特殊代謝或膽汁排泄，造成肝細胞壞死或膽管上皮受損，其型態學的變化包括肝細胞壞死、脂肪變性或膽汁鬱積等，相關藥品如acetaminophen或steroids。

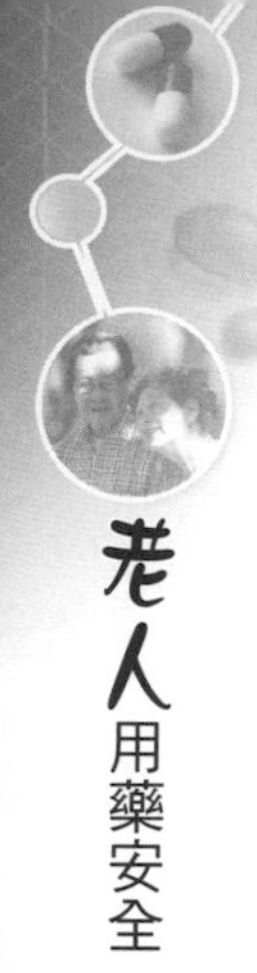

表11-19　各國GIOP治療指引

	美國風濕科醫學會	美國國家骨質疏鬆症基金會	英國倫敦皇家內科醫學院	比利時骨骼俱樂部
建議接受初級預防	prednisolone劑量≧7.5mg/day，使用至少三個月者	prednisolone劑量≧5mg/day，使用至少三個月者	年齡≧65歲且服用類固醇至少三個月者；曾發生脆弱性骨折者（fragility fracture）	prednisolone劑量≧9.3mg/day，使用至少三個月者
建議接受次級預防	目前有脊椎骨折或依WHO骨折風險評估工具（FRAX）之結果加上類固醇每日劑量、累積劑量而定	目前有脊椎骨折或T-score＝-2.5	目前有脊椎骨折或T-score＝-1.5	目前有脊椎骨折或T-score＝-1～-1.5
建議用藥	雙磷酸鹽類；teriparatide保留給高骨折風險者使用	雙磷酸鹽類；teriparatide保留給高骨折風險者使用	雙磷酸鹽類為第一線藥品，其次為teriparatide	雙磷酸鹽類
是否建議每年進行BMD量測	是	是	是	是
鈣質以及維生素D攝取量（來自飲食及補充品）	對象：所有接受類固醇治療者 鈣：1,200～1,500 mg/day；維生素D：800～1,000 U/day	對象：所有接受類固醇治療者 鈣：1,200 mg/day；維生素D：2,000 U/day	對象：低鈣質攝取量者（每天小於1g）以及維生素D缺乏者建議量：NA	NA

表11-20　易造成耳毒性的藥品

利尿劑	furosemide; ethacrynic acid; bumetanide; acetazolamide; mannitol; chlorothiazides
抗生素／aminoglycosides	streptomycin; dihydrostreptomycin; neomycin; gentamicin; kanamycin; tobramycin; amikacin; sisomicin; netilmicin; dibekacin; vancomycin; erythromycin; chloramphenicol; ristocetin; polymixin B; viomycin; framycetin; colistin; ampicillin; cycloserine; kanendomycin.
消炎止痛藥／antipiretics	Aspirin®; salicylates; quinine; chloroquine
其他	pentobarbital; antiparkinsonians; mandelamine

表11-21　各種aminoglycoside造成聽毒性的機率

藥品	耳蝸毒性（%）	前庭毒性（%）
amikacin	3～24	1.3
gentamicin	2～24	30
kanamycin	10～60	1.3
neomycin	10～61	1.3
netilmicin	0.5～10	1.3
streptomycin	4～15	20～75
tobramycin	0.4～22	4.6

表11-22　引起肝毒性的藥品

藥名	說明
抗憂鬱劑，雜環類	膽汁鬱滯
口服避孕藥	膽囊疾病。兩大研究並未偵測出肝的疾病
ACE inhibitors	膽汁鬱滯、肝細胞受損
acetaminophen	小葉中心的肝壞死
alcohol	脂肪肝
allopurinol	肝肉芽腫、肝炎、肝壞死
amiodarone	轉氨酶、LDH↑、黃膽、噁心、嘔吐、肝腫大、體重↓
androgens	小管性膽汁鬱滯
augmentin	膽汁鬱滯
Baktar®	膽汁鬱滯、猛暴性肝炎
carbamazepine	肝壞死、肉芽腫、膽汁鬱滯
cephalosporins	ALT、AST、Alkaline P↑
chlorzoxazone	特異質的肝細胞損害
cisplatin	肝酵素↑
erythromycin	黃膽
ferrous salts	肝壞死
H_2-blockers	肝酵素↑
INAH	轉氨酶↑
ketoconazole	肝酵素↑
lamotrigine	肝毒性、肝衰竭（至少1例）
methotrexate	大血管性脂肪變性、壞死、架橋纖維化（bridging fibrosis）
methyldopa	女人常發生肝炎

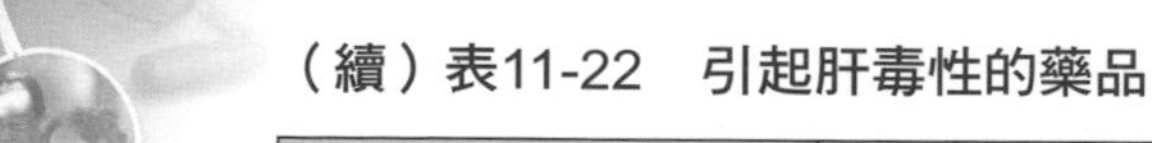

（續）表11-22　引起肝毒性的藥品

藥名	說明
minocycline	肝炎
NSAIDs	sulindac大於其他NSAIDs。肝細胞損害、膽汁鬱滯
octreotide	膽石病和／或軟泥狀膽囊
penicillins	膽汁鬱滯肝炎，停藥後可持續好幾個月
phenothiazines	肝酵素↑
phenytoin	肝細胞壞死
progestins	小管性膽汁鬱滯
propoxyphene	膽汁鬱滯
propylthiouracil	ALT↑
pyrazinamide	肝炎
quinidine	肝細壞死、膽汁鬱滯、肉芽腫
salicylates	小血管性脂肪變性、肝受損
steroids，C-17-α-alkyl	小管性膽汁鬱滯、肝發炎
sulfasalazine	肝壞死、死亡
sulfonamides，抗菌的	肝炎，曾用過者發生率較高
terbinafine	FDA曾接到肝衰竭和死亡案例
tetracycline	小血管性脂肪變性、肝毒
valproic acid	肝酵素↑、致死肝毒性
vitamin A	肝酵素↑、肝腫大、門脈高壓

(一)抗結核藥品肝傷害

傳統上用來治療結核病之三種第一線藥品：isoniazid（INH）、rifampicin（RIF）、pyrazinamide（PZA），均有可能造成程度不一之肝傷害，其發生率依服藥之數目、時間與肝傷害之不同而異，輕度肝功能上升約10～20%，而嚴重肝傷害則約為1%，因而導致肝衰竭死亡者，並不罕見。臺灣、大陸、印度、南非等地，此藥品性肝傷害均占藥品性肝傷害之首位。

此種肝傷害可發生於服藥一週至十個月，但以一個半月至兩個月最常見，肝傷害之表現一般與病毒性肝炎類似，以血清ALT（GPT）與AST（GOT）升高為主，嚴重時會產生黃疸與肝衰竭，如肝昏迷、腹水等。臨床上病人有時有倦怠、噁心、上腹不適、食慾不振、茶色尿等症狀，有時則無症狀。

國內外研究顯示，慢性B型肝炎、C型肝炎感染、長期飲酒、高齡、營養不良以及某些先天基因型等可能會增加此藥品性肝傷害之機會與嚴重度，因此衛生福利部疾病管制署已在「結核病防治指引」建議國人在服用抗結核藥之前，能檢查肝功能與B型肝炎、C型肝炎狀況，在服藥後最好亦能定期追蹤肝功能，以期早期偵測肝傷害，嚴重時須儘早停藥，以免導致肝衰竭。

然而結核病之治療亦不容忽視，因此若只是輕度之肝功能上升（ALT、AST上升在3倍以內，且無症狀或黃疸），則一般可嚴密追蹤肝功能，繼續用藥，不要遽然停藥，以免造成結核病之難控制與抗藥菌種之產生。但若肝功能上升至5倍以上，或3倍以上且合併有黃疸等症狀，則建議停藥或換藥，以免產生肝衰竭。

(二)抗生素肝傷害

幾乎所有上市之抗生素，均有引起肝傷害之報告，但是一般發生率不高。此肝傷害可輕可重，一般亦以血清ALT與AST之升高為主，部分會有血清鹼性磷酸酶升高與黃疸。依據歐美之統計，最常導致肝傷害之抗生素為augmentin，乃amoxicillin與clavulanate之混合藥，其次為紅黴素、四環素與磺胺劑等。

據國內外研究，抗生素引起之肝傷害可能與個體之先天基因與免疫反應有關，如某些人類白血球抗原（human leucocyte antigen, HLA）與藥品代謝酶之基因等。

(三)非類固醇消炎止痛藥肝傷害

這一類藥品引起之肝傷害之發生率因藥品之種類、服藥之時間、與個體之差異而有所不同，一般約在十萬分之一至十萬分之二十。若發生肝傷害，其程度亦可輕可重，一般亦以血清ALT與AST之升高為主，有時亦可見血清磷酸酶上升與黃疸。依歐美之研究報告顯示，

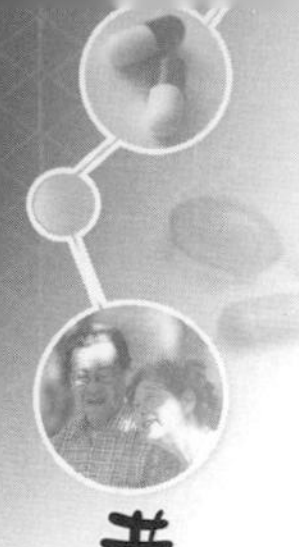

diclofenac為此類藥品性肝傷害之最常見藥品。

國外研究發現diclofenac肝傷害亦與個體帶有某些特殊之人類白血球抗原有關。除此藥外，近年來較受矚目的藥品為nimesulide（商品名Nimed®、Mesulid®等），此藥在歐洲發現有數百例肝傷害，其中有數十例較嚴重，有因肝衰竭而死亡者。

非類固醇消炎止痛藥均不宜長期使用，否則易有肝、腎、消化道、心臟之藥品不良反應。若臨床上不得已須長期服用，宜在醫師指示下服用，並宜減少至最低有效劑量，且定期追蹤肝腎功能，以減少此類藥品造成之不良反應。

(四)乙醯氨酚肝傷害

乙醯氨酚（acetaminophen）是目前最廣泛使用之解熱鎮痛劑，它有許多不同之商品名，如普拿疼（Panadol®）、Scanol®、Tylenol®等。在歐美多年來一直是藥品導致肝傷害之第一名藥品。美國之急性肝衰竭有一半是因此藥所致。此藥導致之肝傷害與劑量有關，服用劑量過大可預期一定會有肝傷害，通常一次服用10公克以上即會引起肝傷害，若有長期飲酒史，則會加重此藥之肝毒害。有醫學報告認為長期飲酒者即使服用正規之劑量（每日2公克），亦有少數人會有肝毒害，因此有長期飲酒習慣者最好不要服用此藥。

臺灣此藥造成肝傷害雖不像歐美這麼多，服用此藥中毒之病人，多為年輕女性自殺所致，其中至少有兩人因此而猛暴性肝炎死亡。本藥若服用過量，初期會有噁心、嘔吐、神智不清之症狀，到第二至三天可能會產生急性肝炎，ALT、AST急遽增加，嚴重者會有黃疸。中毒者宜趁早注射乙醯半胱氨酸（N-acetylcysteine），若非服用劑量過大，早期注射，多能使肝傷害或其他症狀恢復。

(五)抗精神病藥品

chlorpromazine造成的肝臟損害是由於身體對藥品的過敏反應和代

謝物的毒性共同作用的結果。大多數三環抗憂鬱藥都有潛在的肝毒性。

一般而言，藥品誘發肝毒性好發於老人、女人和之前存在肝損害者。

影響藥品肝毒性常見因素：

1.藥品劑量：一般對肝細胞有直接毒性的藥品，劑量越大，肝損害越嚴重。

2.應用期限：有些藥品引起肝損害與用藥持續時間有關，如異煙肼引起的肝損害多在用藥三個月以上發生。

3.年齡：一般老人易發生藥品肝毒性，主要原因是，肝細胞內微粒體酶系統的活性降低，對某些藥品的代謝能力降低。老人常採用多種藥品合用，藥品彼此干擾。有些藥品主要經腎排出，老人的腎小球濾過作用常減退，腎排泄減少，除了造成藥品的血液濃度增高外，尚可出現代償性膽汁排出量增加。

4.性別：特異性變態反應性引起的藥品性肝損害多見於女性。

5.營養狀態：營養缺乏，尤其是蛋白質缺乏，可使肝內具有保護作用的分子，如谷胱甘肽減少，增加機體對藥品肝毒性的易感性。

6.肝臟的原有疾病：如肝硬變患者對許多藥品的代謝作用均降低，以致於藥品易蓄積在肝內，造成肝損害。肝功能嚴重損害的肝病患者，往往對一般劑量的鎮靜藥（如嗎啡類藥品）特別敏感，甚至可誘發肝性腦病。

九、藥品導致之腎臟疾病

腎臟是排除許多藥品及化學物質的重要器官，除此之外對於控制體內電解質平衡，維持許多荷爾蒙之穩定，也多是腎臟之重要功能，所以許多藥品很容易產生腎臟之毒性反應。估計約有30%之急性腎衰竭病人是因藥品或某些化學物質所造成。藥品導致慢性腎衰竭之症

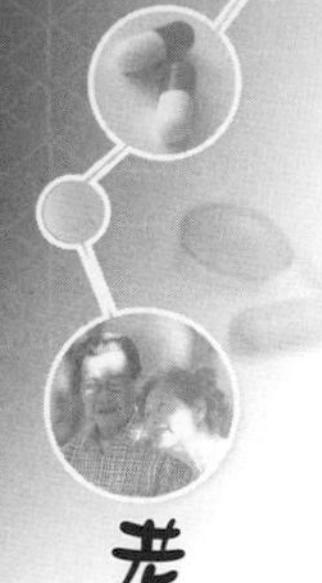

狀如**表11-23**所示，使用時須特別注意腎功能監測之藥品如**表11-24**所示，導致腎臟疾病藥品如**表11-25**所示。

化療的毒副反應分近期毒性反應和遠期毒性反應兩種。近期毒性反應又分為局部反應（如局部組織壞死、栓塞性靜脈炎等）和全身性反應（包括消化道、造血系統、免疫系統、皮膚和黏膜反應、神經系統、肝功能損害、心臟反應、肺毒性反應、腎功能障礙及其他反應等）。遠期毒性反應主要是生殖功能障礙及致癌作用、致畸作用等。此外，化療由於其毒副作用，有時還可出現併發症，常見的有感染、出血、穿孔、尿酸結晶等。

常見的毒副作用有：

1.局部反應：一些刺激性較強的化療藥品當靜脈注射時可引起嚴重的局部反應。

(1)靜脈炎：表現為所用靜脈部位疼痛、發紅，有時可見靜脈栓

表11-23　藥品導致慢性腎衰竭之症狀

anaemia	breathlessness
drowsiness	electrolyte disturbances
hypertension	malaise
muscle cramps	nausea/ vomiting
oedema	paraesthesia
polyuria	pruritus
renal bone disease	restless legs syndrome
seizures	tiredness

表11-24　使用時須特別注意腎功能監測之藥品

amphotericin	aminoglycoside
carboplatin	cisplatin
cyclophosphamide	cyclosporin
methotrexate	penicillinamine
tacrolimus	vancomycin
gold (injectable and oral)	

表11-25　導致腎臟疾病藥品

藥品	說明
acetaminophen	腎小管壞死
ACE Inhibitors	尿蛋白，功能不足
acetazolamide	↑腎結石
acyclovir	濃縮尿液→沉澱物→結石
allopurinol	腎絲球腎炎、間質性腎炎
aminoglycocides	遠端腎小管壞死
amphotericin B	↓腎血流→腎絲球、腎小管受損
analgesics	乳頭狀壞死、間質性腎炎
carboplatin	↓GFR、↑電解質流失，應多給水
cephalosporins	間質性腎炎，↑BUN、Cr_s
cisplatin	↓Clcr、遠端腎小管受損
顯影劑	↑Cr_s
fluoroquinolones	急性間質性腎炎，可能過敏反應
furosemide	refractory（頑固、難治）CHF伴隨↓Clcr、腎石病
immune globulin	急性腎衰竭，可能因腎臟突然負荷高滲溶質
lithium	腎性尿崩症
mannitol	雖低劑量會腎血管擴張，但高劑量腎血管收縮，常造成急性寡尿腎衰竭
methotrexate	急性腎小管壞死
mitomycin	腎小管壞死
NSAIDs	↓Clcr
omeprazole	間質性腎炎
penicillins	間質性腎炎
rifampin	急性腎小管壞死→急性腎衰竭，可能過敏反應
sulfonamides，抗菌的	尿結晶
tacrolimus	↓GFR，急性腎毒性
tetracycline	腎小管損害造成蛋白尿、糖尿、氨尿、電解質失調，導致Fanconi症候群（高鈣血症、低磷血症和高鹼性磷酸酶血症）
thiazides利尿劑	間質性腎炎，可能過敏反應
topiramate	腎石病
vancomycin	腎毒性

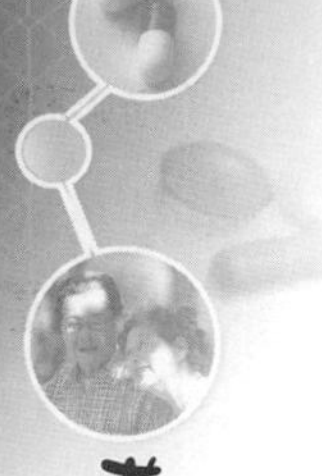

塞和沿靜脈皮膚色素沉著等。

(2)局部組織壞死：當刺激性強的藥品漏入皮下時可造成局部組織化學性炎症，紅腫疼痛甚至組織壞死和潰瘍，經久不癒。

2.骨髓抑制：大多數化療藥品均有不同程度的骨髓抑制，而骨髓抑制又常為抗腫瘤藥品的劑量限制性毒性。骨髓抑制在早期可表現為白細胞尤其是總細胞減少，嚴重時血小板、紅細胞、血紅蛋白均可降低，不同的藥品對骨髓作用的強弱、快慢和長短不同，所以反應程度也不同，同時患者還可有疲乏無力、抵抗力下降、易感染、發熱、出血等表現。

3.胃腸毒性：大多數化療藥品可引起胃腸道反應，表現為口乾、食慾不振、噁心、嘔吐，有時可出現口腔黏膜炎或潰瘍。便祕、麻痺性腸梗阻、腹瀉、胃腸出血及腹痛也可見到。

4.免疫抑制：化療藥品一般多是免疫抑制藥，對身體的免疫功能有不同程度的抑制作用，當免疫功能低下時，腫瘤不易被控制，反而加快復發或轉移進程。

5.腎毒性：部分化療藥品可引起腎臟損傷，主要表現為腎小管上皮細胞急性壞死、變性、間質水腫、腎小管擴張，嚴重時出現腎功衰竭。患者可出現腰痛、血尿、水腫、小便化驗異常等。

6.肝損傷：化療藥品引起的肝臟反應可以是急性而短暫的肝損害，包括壞死、炎症，也可以由於長期用藥，引起肝慢性損傷，如纖維化、脂肪性變、肉芽腫形成、嗜酸粒細胞浸潤等。臨床可表現為肝功能檢查異常、肝區疼痛、肝腫大、黃疸等。

7.心臟毒性：臨床可表現為心率失常、心力衰竭、心肌病綜合症（病人表現為無力、活動性呼吸困難，發作性夜間呼吸困難，心力衰竭時可有脈快、呼吸快、肝大、心臟擴大、肺水腫、浮腫和胸水等），心電圖出現異常。

8.肺毒性：少數化療藥品可引起肺毒性，表現為肺間質性炎症和肺纖維化。臨床可表現為發熱、乾咳、氣急，多急性起病，伴有粒細胞增多。

9.神經毒性：部分化療藥品可引起周圍神經炎，表現為指（趾）麻木、腱反射消失，感覺異常，有時還可發生便祕或麻痺性腸梗阻。有些藥品可產生中樞神經毒性，主要表現為感覺異常、振動感減弱、肢體麻木、刺痛、步態失調、共濟失調、嗜睡、精神異常等。

10.脫髮：有些化療藥品可引起不同程度的脫髮，一般只說脫頭髮，有時其他毛髮也可受影響，這是化療藥品損傷毛囊的結果。脫髮的程度通常與藥品的濃度和劑量有關。

11.其他如聽力減退、皮疹、面部或皮膚潮紅、指甲變形、骨質疏鬆、膀胱及尿道刺激症、不育症、閉經、性功能障礙、男性乳腺增大等也可由部分化療藥品引起。

十、會使尿液或糞便變色的藥品

會使尿液或糞便變色的藥品如**表11-26**所示。

表11-26　會使尿液或糞便變色的藥品

藥品	尿液	糞便
抗凝血劑 warfarin heparin	橘、粉紅或紅褐色	粉紅到紅到黑色（內出血）
氫氧化鋁製劑 口服抗生素 barium sulfate		白色或斑點
鐵製劑 磺胺藥 bismuth salt charcoal digitoxin theophylline		黑色
amitriptyline	藍綠色	
cascara、senna	褐到黑色	

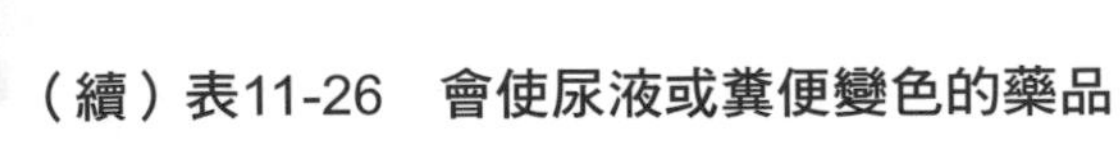

(續)表11-26　會使尿液或糞便變色的藥品

藥品	尿液	糞便
chloramphenicol methylene blue		藍色
chlorzoxazone	橘或紫紅色	
corticosteroids		黑色（內出血）
indomethacin	綠色	綠色
isoniazid	黑色	
levodopa	深褐到黑色	
metronidazole	黑色	
nitrofurantoin	黃褐色	
chlorpromazine fluphenazine thioridazine trifluoperazine phenytoin	粉紅到紅到紅褐色	
riboflavin（vitamin B_2）	橘黃到黃綠螢光	
rifampin	棕紅到橘紅色	橘紅到紅色
salicylates		粉紅到紅到黑色（內出血）
triamterene	藍色	

十一、藥品引起的姿態性低血壓

藥品引起的姿態性低血壓如**表11-27**所示。

表11-27　藥品引起的姿態性低血壓

藥品	說明
nitrate	老人使用nitrate時，劑量要低
抗巴金森氏症藥品	levodopa、bromocriptine、selegiline，年齡越高越常發生
抗憂鬱劑	doxepin＞trimipramine＞amitriptyline＞nortriptyline，最好晚上給予
抗精神病藥品	老人使用低強度的抗精神病藥品（promazine、clozapine）常發生姿態性低血壓，高強度的抗精神病藥品反而少有，老人使用的起始劑量為年輕人的20～25%

十二、藥品導致之皮膚疾病

皮膚病變是最常見之藥品不良反應，根據兩家醫院之研究，約占所有藥品不良反應的三分之一（31.7～41%）。大部分藥品導致之皮膚疾病是較輕微之藥品不良反應，比較嚴重可能產生致命性的有以下幾種：紅皮症（erythroderma）、脈管炎（vasculitis）、多行性紅斑（erythema multiforme）、過敏症（hypersensitivity syndrome）、血清病（serum sickness）或類似血清病之反應、Stevens-Johnson syndrome和毒性表皮壞死（toxic epidermal necrolysis）。可能導致嚴重皮膚疾病之藥品如**表11-28**。

大多數藥品偶爾會發生皮疹或其他皮膚反應，皮膚異常和複雜度使正確診斷困難，因此難以估計治療和這些反應發生頻率的相關性。

皮膚異常如：acneiforms eruption（痤瘡狀）、alopecia（禿頭）、exfoliative dermatitis（鱗屑狀，剝落性皮膚炎）、fixed eruptions（固定性藥疹）、lupus erythematosus-like reaction（紅斑性狼瘡）、photosensitivity and phototoxicity reaction（光敏感和光毒性反應）及Stevens-Johnson syndrome/toxic epidermal necrolysis（SJS/TEN）。如**表11-29**～**表11-34**所示。

hydralazine是一種周邊血管擴張劑，常併用β-抑制劑和thaizide利尿劑治療高血壓，長期使用hydralazine，尤其是高劑量，可能發生類似全身紅斑性狼瘡的症狀，藥品（**表11-35**、**表11-36**）造成紅斑性狼瘡（drug-induced lupus erythematousus, DILE）的症狀通常較輕微，或只有部分類狼瘡樣症候群，在停藥幾天或幾週內會改善，但若持續用藥，症狀則會加重。要降低hydralazine造成DILE的危險，應注意易發生DILE的危險族群，早期發現狼瘡症狀和使用其他取代用藥。

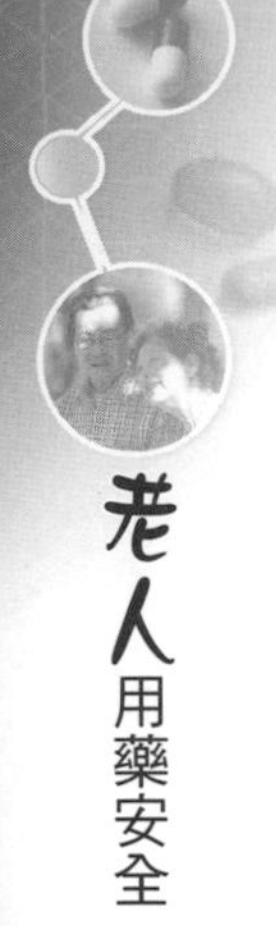

表11-28　可能導致嚴重皮膚疾病之藥品

allopurinol (Zyloprim®)	furosemide (Lasix®)
anticonvulsants	piroxicam (Feldene®)
bumetanide (Bumex®)	thiol medications
NSAIDs	captopril (Captoten®)
penicillins	penicillamine (Cuprimine®)
sulfonamides	thiazide diuretics

表11-29　可能引起痤瘡狀的藥品

抗憂鬱劑，雜環類	dactinomycin
androgens	danazol
barbiturates	iNAH
chloral hydrate	lithium
corticosteroids	phenytoin
cyclosporine	quinidine
	rifampin

表11-30　可能引起禿頭的藥品

acetaminophen	interferon α (2a, 2b)
amantadine	ketoconazole
amiodarone	levodopa
androgens	lithium
bleomycin	methotrexate
bromocriptine	mitomycin
capoten	nitrofurantoin
carboplatin	NSAIDs
colhicine	paclitaxel
cyclophosphamide	propranolol
doxorubicin	propylthiouracil
etoposide	tamoxifen
fluorouracil	valproic Acid
heparin	vitamin A
	warfarin

表11-31　可能引起剝落性皮膚炎的藥品

capoten	phenothiazines
barbiturates	phenytoin
INAH	quinidine
lithium	streptomycin
penicillins	sulfonamides

表11-32　可能引起固定性藥疹的藥品

acetaminophen	NSAIDs
allopurinol	penicillins
barbiturates	phenothiazines
chloral hydrate	phenytoin
chlordiazepoxide	propanolol
INAH	quinidine
metronidazole	salicylates
nitrofurantoin	streptomycin
	sulfonamides
	tetracyclines

表11-33　可能引起紅斑性狼瘡的藥品

phenothiazines	phenytoin
hydralazine	procainamide
INAH	propylthiouracil
methyldopa	quinidine
minocycline	sulfonamides

表11-34　可能引起光敏感和光毒性反應的藥品

抗憂鬱劑，雜環類	minocycline
amantadine	nalidixic Acid
	NSAIDs
amiodarone	phenothiazines
thiazide類利尿劑	quinidine
fluoroquinolones	sulfonamides
fluorouracil	sulfonylureas
INAH	tetracyclines
isotretinoin	tretinoin
methotrexate	

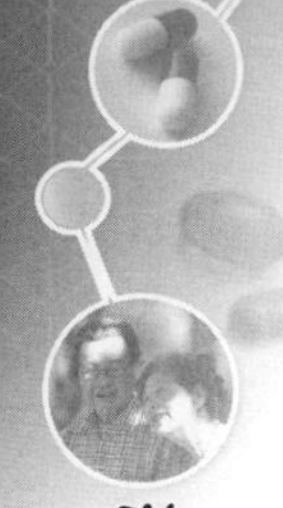

表11-35　造成紅斑性狼瘡症狀的藥品

藥品	危險性	藥品	危險性
抗心率不整藥品		抗甲狀腺藥品	
procainamide	高度	propylthiouracil	低度
quinidine	中度	抗生素	
disopyramide	很低度	isoniazid	低度
propafenone	很低度	nitrofurantoin	很低度
抗高血壓藥品		minocycline	低度
hydralazine	高度	抗發炎藥品	
methyldopa	低度	D-penicillamine	低度
captopril	低度	sulfasalazine	低度
acebutolol	低度	phenylbutazone	很低度
enalapril	很低度	抗精神藥品	
clonidine	很低度	chlorpromazine	低度
atenolol	很低度	perphenazine	很低度
labetalol	很低度	phenelzine	很低度
pindolol	很低度	chlorprothixene	很低度
minoxidil	很低度	lithium carbonate	很低度
prazosin	很低度	其他	
利尿劑		lovastatin	很低度
chlorthalidone	很低度	levodopa	很低度
hydrochlorothiazide	很低度	aminoglutethimide	很低度
抗痙攣藥品		alpha-interferon	很低度
trimethadione	很低度	timolol eye drops	很低度
phenytoin	很低度		
primidone	很低度		
carbamazepine	低度		
ethosuximide	很低度		

十三、影響性功能的藥品

評估由藥品誘導的性功能不良並不容易，一般性功能不良包括：性慾降低、陽痿（男人不能達到或維持硬挺）、異常勃起（持續和總是很痛的直立）、延遲或不能射精、逆行性射精（射入尿道膀胱），

表11-36　全身紅斑性狼瘡與DILE之臨床表徵與特色

	特異性全身紅斑性狼瘡	藥品造成紅斑性狼瘡（DILE）
女：男比例	9：1	1：1
好發年齡	年輕；中年人	老年人
特色		
關節痛	常見	常見
發燒	常見	常見
漿液膜炎	常見	常見
肝炎	不常見	不常見
血液病	常見	罕見
腎臟病	不常見	罕見
中樞神經系統疾病	不常見	罕見
ANA	常見	常見
dsDNA	常見	不常見
antihistone antibodie	常見	常見

及女人無法達到高潮和陰道潤滑度降低，女樣男乳。雖然不會威脅生命，但由藥品誘導的性功能不良對生活品質是負面影響，也是病人服藥順從性差相當重要的因素。常見造成性功能障礙副作用之藥品如**表11-37**所示，可能影響性功能的藥品如**表11-38**所示。

表11-37　常見造成性功能障礙副作用之藥品

藥品／化合物[藥理分類]	性功能障礙副作用	說明
影響精神物質		
alcohol [中樞神經抑制劑]	大量攝取：無法勃起 酗酒者：性慾減少、陽萎、睪丸萎縮、不孕	
marijuana [中樞神經迷幻劑]	陽萎、精子過少	
opiates [中樞神經抑制劑]	性慾減少、無法勃起、延遲射精	
amphetamines, cocaine, PCP (phencyclidine [中樞神經興奮劑]	勃起及射精障礙	

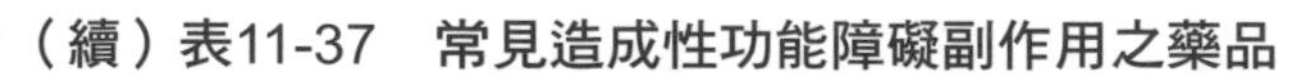

（續）表11-37　常見造成性功能障礙副作用之藥品

藥品／化合物[藥理分類]	性功能障礙副作用	說明
降血壓藥		
propranolol [非選擇性的乙型腎上腺受體阻斷劑]	性慾減少、勃起障礙	發生的機率與劑量相關；親脂性低之非選擇性的乙型腎上腺受體阻斷劑（atenolol、metoprolol），發生機率相對較少
amlodipine, nifedipine, felodipine, isradipine, nicardipine [鈣離子阻斷劑（dihydro-pyridines 類）]	射精困難	鈣離子阻斷劑發生勃起障礙的機率低，但dihydropyridines結構者，因機轉之故，較易發生射精困難情形
methyldopa [中樞性交感活性抑制劑]	性慾減少、射精困難	
spironolactone. [醛固酮（aldosterone）的競爭性抑制]	性慾減少、陽萎	發生的機率與劑量相關
精神用藥		
antipsychotics	勃起及射精障礙、性慾減少	服用thioridazine者，發生機率相對最大
amitriptyline,imipramine, nortriptyline, desipramine, protriptyline,amoxapine, clomipramine [三環抗憂鬱劑]	勃起及射精障礙	
trazodone [血清素接受器及再回收抑制劑（SARI）]	陰莖持續勃起	
paroxetine, fluvoxamine,sertraline, fluoxetine [選擇性血清素再回收抑制劑（SSRIs）]	性慾減少、延遲高潮及射精、無法達到高潮	SSRIs曾用於治療過早射精
lithium [情緒穩定劑]	陽萎、性慾減少	同時服用lithium和benzodiaz-epines之患者，發生性功能障礙之機率幾近50%

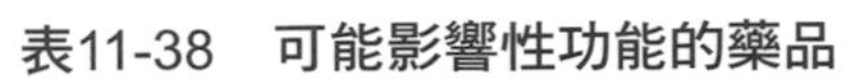

表11-38　可能影響性功能的藥品

藥品	說明
抗憂鬱劑，雜環類	陽痿、延遲射精、射精痛、延遲或無高潮
anabolic steroids	陽痿、女樣男乳
anticonvulsants	性慾↓
β-blockers	陽痿
Ca-blockers	女樣男乳，verapamil最常，nifedipine和diltiazem也會
acetazolamid	喪失性慾
cyproterone	抗雄性激素效應、女樣男乳
cimetidine	陽痿、女樣男乳
danazol	性慾↓
digoxin	具有類似estrogen活性，性慾↓、陽痿、女樣男乳
estrogens	治前列腺癌、男人陽痿、女樣男乳、性慾↓
finasteride	女樣男乳
flutamide	女樣男乳
leuprolide	性慾↓
ketoconazole	抑制testosterone合成，致女樣男乳
methyldopa	陽痿、不能射精、性慾↓
HMG-CoA reductase抑制劑	陽痿
thiazides利尿劑	陽痿
metoclopramide	女樣男乳、↑乳汁分泌
narcotics	性慾↓、陽痿、無高潮
nitrates & nitrites	血管擴張、↑高潮，但隨即喪失硬挺
omeprazole	陽痿、女樣男乳
phenothiazines	陽痿、異常勃起、逆行性射精、不能射精、射精痛、MC不規則、性慾↓
progestins	陽痿
reserpine	陽痿、性慾↓
sedative-hypnotics	類似酒精
SSRIs	無或延遲高潮。Prozac & Zoloft最常發生
spironolactone	女樣男乳、月經不規則
tamoxifen	↑陰道乾燥和性交痛
trazodone	異常勃起
alcohol	低劑量：行為不能抑制。高劑量：性反應受損。↓陰道血管擴張，無或延遲高潮、不能硬挺。慢性酒精：性功能差，長期效應是神經性和內分泌性，且長期會傷肝 酒精會↓tstosterone、↑黃體hormone

Chapter 12

保健食品與中藥

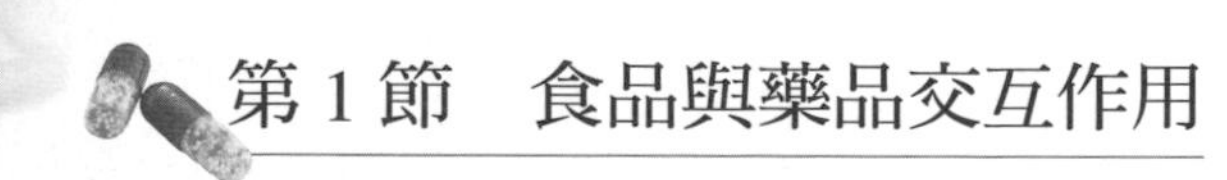

第1節　食品與藥品交互作用

口服藥品與食物一樣，經口入胃，並在腸胃道中吸收，再進入體內經過代謝或排除，因此不難想像食物會與藥品產生交互作用。藥品對於食物吸收代謝的影響結果通常是緩和的；然而食物對藥品吸收代謝所產生的影響，則往往會立即「降低」或「提高」藥品的治療作用，輕者影響藥品的臨床治療效果，嚴重的則可能會危及生命安全。

藥品與藥品或藥品與食物之間的交互作用一般可區分為影響藥品藥效學或藥品動力學兩大類機轉。藥效學上的交互作用可能使藥效增加，產生毒性或副作用；另外，交互作用的結果亦可能降低藥效使得治療失敗。

最常見的藥品與食物交互作用，以改變藥品吸收及代謝最為常見，會與藥品直接結合，或是改變胃液酸鹼值、胃排空的食物，往往會改變藥品的吸收而使臨床療效受到影響。因此千萬不要輕忽藥品與飲食的交互作用。

一、食物對藥品藥效的影響

食物中的成分也常會與藥品直接產生相互作用，進而妨礙或促進藥品的吸收。在食物妨礙藥品吸收的例子中，如四環素（tetracycline）與牛奶或奶製品同時進食，牛奶中之鈣質會與四環素結合成複合物，干擾四環素之吸收。

紅麴中所含monacolin K成分具有降膽固醇的效果。此種成分也用於降血脂的statin類藥品，所以在服用statin類藥品期間，最好不要再併服紅麴製品。

高蛋白質的食物，如肉類、大豆等，與痛風藥allopurinol、多巴胺製劑levodopa併用會改變藥品吸收，影響治療效果。而治療氣喘的茶鹼（theophylline），與高蛋白質的食物併用時會提高肝臟代謝，降低藥品作用（**表12-1**）。

表12-1　食物對藥品之影響

影響	舉例
吸收速率／效果加強	脂溶性藥品vs.高脂肪食物
吸收速度增快	acetaminophen vs.空腹服用
治療效果減少	tetracycline vs.牛奶、制酸劑
延遲藥品吸收	cimetidine vs.食物

二、飲料對藥品藥效的影響

茶中所含的單寧酸、茶鹼也會與多種藥品產生沉澱而阻礙吸收，一般不建議以茶吞服藥品，如治療貧血的鐵質藥劑即是。此外，含有高碳水化合物的食物及膳食性纖維，會使某些藥品的顆粒附著，並增加胃液之黏滯性而延緩藥品吸收，因此有些希望能快速達到效果的藥品，像是解熱鎮痛劑乙醯胺酚，就應避免與餅乾、果汁等高碳水化合物食物併服，以免減緩吸收，無法迅速發揮藥效。

咖啡亦不適合與藥品併服，最好間隔兩個小時以上。部分抗生素（如ciprofloxacin）、口服避孕藥、胃腸藥（如cimetidine），可能會使咖啡因代謝減緩而在體內濃度增高，導致心跳加速、噁心、暈眩。

葡萄柚汁中黃酮類成分，會抑制細胞色素酵素（cytochrome P-450 3A4）的作用，因此服用葡萄柚汁時，若併服由細胞色素酵素代謝的藥品，將會提高藥品的血中濃度及生體可用率，產生藥品過量之情形。

三、葡萄柚汁的生理作用

(一)抑制小腸中CYP3A4（cytochrome P 3A4）的活性

CYP（cytochrome P）是一群存在人體內的酵素，可以將藥品氧化成較水溶性的物質，以促進藥品的排除。目前，約有超過50%的口服藥，在人體內會受到CYP3A4的氧化代謝。

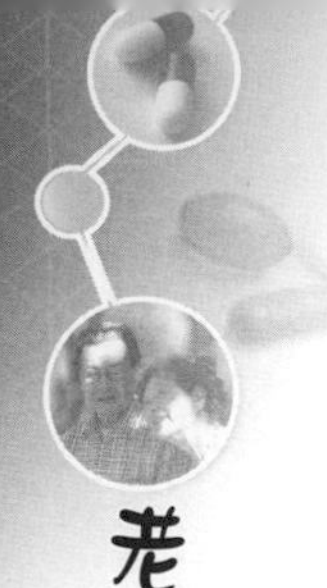

葡萄柚汁會抑制及破壞小腸內CYP3A4的活性，減少藥品在腸壁被CYP3A4破壞，降低藥品之first pass effect（首渡效應），因而可以增加藥品之bioavailability（生體可用率）、血中濃度及AUC。不過，除非是長期大量飲用，否則葡萄柚汁對肝臟CYP3A4的活性影響不大，所以並不會明顯影響口服藥品的分布及半衰期（half-life），另外，對注射投予的藥品，亦不會影響其藥品動力學。

(二)抑制P-glycoprotein（P-gp）的作用

P-gp是一種存在於小腸、肝臟及腎小管的醣蛋白，可藉由ATP的參與，將物質或藥品從細胞內排出細胞外。目前推論，P-gp跟體內的內生性物質的釋放及化療藥品抗藥性的產生有關。

高濃度之葡萄柚汁會抑制小腸中P-gp的活性，減少P-gp將已吸收之藥品（如digoxin、loperamide等）排回腸腔中，因而增加藥品之吸收；反之，低濃度之葡萄柚汁則會增加小腸中P-gp的活性。

(三)抑制organic anion transporting polypeptides（OATP）的作用

OATP存在於腸道中，與特定之藥品（如digoxin、fexofenadine等）的吸收有關。而葡萄柚汁會抑制小腸中OATP的活性，減少特定藥品之吸收。

(四)減緩胃的排空

葡萄柚汁會減慢胃的排空，延遲藥品之吸收。目前推論，造成胃排空減慢的原因，可能跟葡萄柚汁的低pH值及高滲透壓有關。

(五)其他

葡萄柚汁亦會抑制腸道CYP1B18及flavin-containing monooxygenase的活性，因而可能有抗癌作用及抑制caffeine的代謝。

根據研究顯示，服用一杯（250毫升）葡萄柚汁即會對腸道的酵素產生最大的抑制作用，而且此種抑制作用最多可長達三天；這些受抑制之酵素活性，需至少停止飲用葡萄柚汁三天，才能完全恢復其活性，其恢復之半衰期（$T_{1/2}$）約為23～24小時。

四、常見與葡萄柚汁產生交互作用的藥品

常見與葡萄柚汁產生交互作用的藥品如**表12-2**所示。

(一)鈣離子通道阻斷劑

felodipine（dihydropyridine類）是第一個被發現會與葡萄柚汁產生交互作用的藥品。葡萄柚汁會增加felodipine的AUC及血中濃度達300%至400%；其他同類的nisoldipine、nicardipine、nitrendipine、pranidipine及nimodipine，nifedipine和amlodipine因具有較高之生體可用率，故交互作用較不明顯。至於verapamil及diltiazem雖屬於nondihydropyridine類，但亦會與葡萄柚汁產生交互作用。

表12-2　易與葡萄柚汁產生交互作用之藥品

藥品類別	藥品
抗感染劑	albendazole, artemether, erythromycin, clarithromycin, halofantrine, praziquantil, saquinavir, itraconazole
抗發炎藥品	methylprednisolone
降血脂劑	atorvastatin, lovastatin, simvastatin
心血管藥品	amiodarone, carvedilol, felodipine, nifedipine, nimodipine, nicardipine, nisoldipine, nitrendipine, sildenafil, verapamil
中樞神經作用劑	amitriptyline, buspirone, carbamazepine, diazepam, midazolam, scopolamine, sertraline, triazolam
荷爾蒙製劑	ethinylestradiol
腸胃道藥品	cisapride
抗組織胺	astemizole, terfenadine
免疫抑制劑	cyclosporine, tacrolimus
性功能障礙藥品	sildenafil, tadalafil

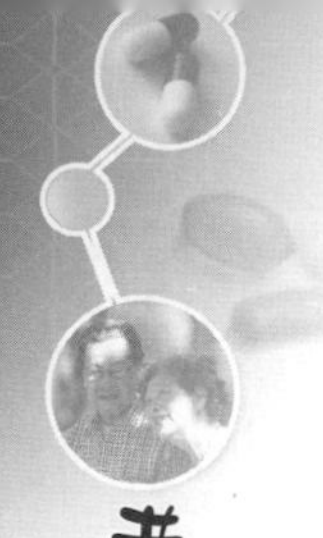

(二)中樞神經抑制劑

飲用一杯正常濃度之葡萄柚汁，會增加diazepam的AUC達3倍；同樣的劑量下，也會增加triazolam及midazolam的AUC 50%，但若持續飲用則AUC會增加達150%。不過，葡萄柚汁並不會明顯改變alprazolam的藥品動力學參數，推測可能與其高生體可用率有關。其他如carbamazepine、buspirone、sertralin等，都會與葡萄柚汁產生交互作用。

(三)statins類降血脂劑

葡萄柚成分naringenin可以抑制simvastatin的代謝；每天飲用三次200毫升2倍強度之濃縮葡萄柚汁，連續三天後再服用simvastatin，則simvastatin及simvastatin acid的AUC會增加達16倍及7倍；在同樣的條件下，lovastatin及lovastatin acid的AUC則會增加達15倍及5倍，atorvastatin的AUC會增加達2.5倍，但pravastatin則無明顯變化。

(四)cyclosporine

cyclosporine會被小腸壁及肝臟的CYP3A4所代謝，而且也對P-gp具有高度親和性。葡萄柚汁會增加cyclosporine的AUC超過60%，但對於注射投予之cyclosporine則無明顯作用。由於cyclosporine是一種治療濃度範圍很窄的藥品，所以併用葡萄柚汁可能會產生中樞神經毒性、腎毒性及高血壓等副作用。

(五)saquinavir

saquinavir是一種蛋白酶抑制劑，口服投予後會被小腸的CYP3A4所代謝，所以具有較低之生體可用率。葡萄柚汁會增加saquinavir的生體可用率，但對於注射投予之saquinavir則無明顯作用。至於其他的蛋白酶抑制劑，因為具有較高之生體可用率，故較不受葡萄柚汁的影響。

(六)sildenafil

飲用250ml葡萄柚汁後一小時再服用sildenafil，則sildenafil的生體可用率會增加23%；100mg的sildenafil與葡萄柚汁併服後，Cmax會增加42%，但AUC則無明顯改變。

(七)amiodarone

amiodarone在體內會被CYP3A4代謝成活性代謝物N-desethylamiodarone（N-DEA）。amiodarone與300ml的葡萄柚汁併服後，N-DEA的生成會被抑制。

五、葡萄柚汁造成嚴重藥品交互作用的危險因子

雖然葡萄柚汁造成嚴重藥品交互作用的報導並不多，但對於下列情形之病人，仍需特別注意：

1.初次且大量服用葡萄柚汁者。
2.嚴重之肝臟疾病患者。
3.特異性體質（腸道有較高的酵素濃度）者。
4.老人。

葡萄柚汁對各藥品藥品動力學之影響及機轉（以老年人為研究對象）如**表12-3**所示，葡萄柚汁對不同生體可用率藥品的影響如**表12-4**所示，葡萄柚汁產生之藥品交互作用及其替代藥品如**表12-5**所示。

六、臨床需注意之事項

一般人腸道中CYP3A4的濃度，有高達8～13倍的個體差異性，所以葡萄柚汁對每個人的影響程度皆不盡相同；腸道酵素濃度越高者，藥品的生體可用率會越低，受葡萄柚汁的影響會越大。

葡萄柚汁雖然會明顯增加藥品之血中濃度，但病人之臨床反應往

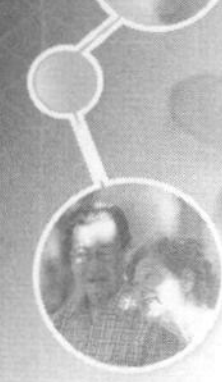

表12-3　葡萄柚汁對各藥品藥品動力學之影響及機轉（以老人為研究對象）

藥品	影響	機轉	藥品	影響	機轉
amiodarone	↑Cmax 84% ↑AUC 50%	抑制 CYP3A4	lovastatin	↑Cmax 12倍 ↑AUC 15倍	抑制 CYP3A4
cyclosporine	↑Cmax 0～78% ↑AUC 8～71% ↑Tmax 93%	抑制 CYP3A4 減緩胃排空	nifedipine	↑Cmax 15% ↑AUC 40%	抑制 CYP3A4
midazolam	↑Cmax 56% ↑AUC 52%	抑制 CYP3A4	felodipine	↑Cmax 127～310% ↑AUC 123～330%	抑制 CYP3A4
sertraline	↑plasma trough levels 47%	抑制 CYP3A4	amlodipine	↑Cmax 15% ↑AUC 14%	抑制 CYP3A4
fluoxamine	↑Cmax 1.3倍 ↑AUC 1.6倍	抑制 CYP3A4	verapamil	↑Cmax 40～57% ↑AUC 28～36%	抑制 CYP3A4
buspirone	↑Cmax 4倍 ↑AUC 6倍 ↑Tmax	抑制 CYP3A4 減緩胃排空	saquinavir	↑Cmax 100% ↑AUC 50%	抑制 CYP3A4
carbamaze-pine	↑Cmax 40% ↑AUC 40.8%	抑制 CYP3A4	erythromycin	↑Cmax 52% ↑AUC 49%	抑制 CYP3A4
scopolamine	↑Cmax 30% ↑Tmax 188%	抑制 CYP3A4 減緩胃排空	estradiol	↑Cmax 37% ↑AUC 28%	抑制 CYP3A4
methadone	↑Cmax 17% ↑AUC 17%	抑制 CYP3A4	sildenafil	↑AUC 23%	抑制 CYP3A4
dextro-methorphan	↑AUC 5.4倍	抑制 CYP3A4	cilostazol	↑Cmax 50%	抑制 CYP3A4
simvastatin	↑Cmax 9倍 ↑AUC 16倍	抑制 CYP3A4	quinidine	↑Tmax1.6～3.3小時 ↓AUC	抑制 CYP3A4及OATP

※老人每天飲用250～750ml葡萄柚汁，連續5～7天。

表12-4　葡萄柚汁對不同生體可用率藥品的影響

藥品原本生體可用率	藥品	AUC (%)（葡萄柚汁／水）	Cmax (%)（葡萄柚汁／水）
＜5%	nisoldipine nimodipine terfenadine saquinavir	198 151 249 150～220	406 124 343 -
15～20%	felodipine nicardipine nitrendipine propafenone 17β-oestradiol	145～345 134～196 140～206 133 116	170～538 125～153 140～199 123 131
30～40%	cyclosporin diltiazem ethinylestradiol midazolam triazolam verapamil	108～162 110 128 152 148 143	104～132 102 137 156 130 161
60%～70%	nifedipine quinidine	134～203 108	104～194 93
＞80%	acenocoumarol amlodipine prednisolone theophylline	98 108～116 150 103	- 115 139 97

往不會與藥品之血中濃度成正比，所以臨床上在評估葡萄柚汁之藥品交互作用時，除了監測藥品血中濃度外，更要特別注意病人之臨床反應。

另外，葡萄柚的品種（白肉＞紅肉）、部位（果皮＞果肉＞種子）、加工過程（機器壓榨＞人工壓榨）及濃度（濃縮果汁＞一般果汁），都會影響葡萄柚汁的作用強度。

七、蔓越莓汁與藥品交互作用

蔓越莓汁與藥品併用會產生交互作用（**表12-6**），機轉可能是蔓

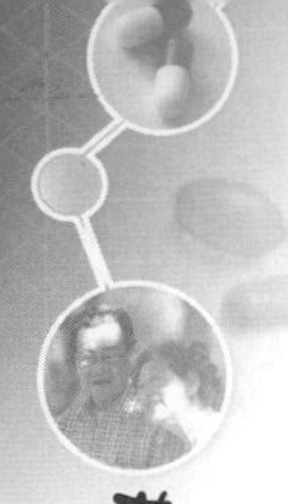

表12-5　葡萄柚汁產生之藥品交互作用及其替代藥品

藥品類別	藥品	藥品交互作用	替代藥品
抗心律不整	amiodarone, disopyramide, quinide	1.增加amiodarone的血中濃度，可能引起甲狀腺毒性、肺毒性、肝損傷、QT波延長及心跳變慢 2.增加quinidine及disopyramide的血中濃度，可能引起心臟毒性	digoxin, diltiazem, verapamil, β-blockers
鈣離子通道阻斷劑	felodipine, nicardipine, nifedipine, nimodipine, nisoldipine,	增加藥品的血中濃度，造成潮紅、周邊水腫、頭痛、心跳加快、姿態性低血壓及心肌梗塞	amlodipine, diltiazem, verapamil
降血脂（statin類）	atorvastatin, lovastatin, simvastatin	增加藥品的血中濃度，可能造成頭痛、腸胃不適、肝炎及肌病變（肌痛）	fluvastatin, pravastatin, rosuvastatin, fibric acids, nicotinicacid, bile acid sequestrants
免疫抑制劑	cyclosporine, tacrolimus	增加藥品的血中濃度，可能造成腎毒性、肝毒性及增加免疫抑制作用	無其他適合之替代藥品
蛋白酶抑制劑	saquinavir	增加藥品的血中濃度，可能造成頭痛、疲累、不眠及焦慮	amprenavir, atazanavir, fosamprenavir, indinavir, lopinavir/ritonavir, nelfinavir, ritonavir

越莓中所含的抗氧化物如類黃酮及前花青素等，抑制肝臟之cytochrome P450酵素活性，尤其是CYP2C9，影響藥品代謝，導致藥品濃度非預期性的增加或降低，而產生毒性或藥效降低，陸續有相關文獻探討與蔓越莓汁可能發生交互作用的藥品如口服抗凝血劑warfarin、氫離子幫浦抑制劑（proton pump inhibitor, PPI）、組織胺H_2受體拮抗劑（histamine H_2-blocker）等。

表12-6 蔓越莓汁與藥品交互作用

併用藥品	嚴重度	證據	結論
warfarin	major（合併使用可能危及生命或需要藥品介入使副作用降至最小）	具有強烈證據證明此交互作用但是缺乏well-control study	合併使用會增加出血的危險性
omeprazole lansoprazole pantoprazole rabeprazole esomeprazole	moderate（合併使用可能造成病情惡化或需替代治療）	具有強烈證據證明此交互作用但是缺乏well-control study	合併使用會降低氫離子幫浦抑制劑藥品的療效
cimetidine ranitidine famotidine nizatidine	moderate（合併使用可能造成病情惡化或需替代治療）	證據不佳但是基於藥理作用相似的考量	合併使用會降低H_2-blockers的療效

八、食物與藥品的交互作用

(一)作用機轉

食物與藥品的交互作用可分為藥動學（是指食物影響藥品的吸收、分布、代謝、排泄）與藥效學兩方面，藥品或膳食本身的特性將決定其交互作用的結果。

1.characteristics of the drug：一般而言，單憑藥品的物化性質，是無法預測食物和藥品的交互作用。

2.characteristics of the meal：親脂性藥品的生體可用率，常會因高脂含量之一餐而增加，或是增加藥品的溶解（如albendazole和isotretinoin），或刺激膽酸分泌（例如griseofulvin和halofantrine）；另外，含高纖維膳食，則會減低若干藥品的生體可用率（如digoxin和lovastatin）。

3.pharmacokinetic effect parameters：生體可用率端視吸收和首渡代謝來決定，藥動學方面最重要的食物與藥品之交互作用，是藥

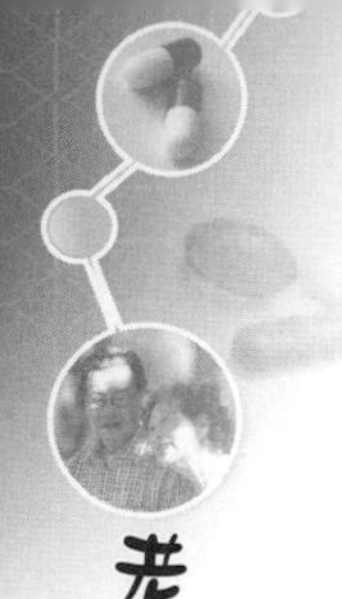

品和食物間的化學反應（如螯合），或是進食引起的生理反應（例如胃酸改變、刺激膽汁分泌、胃腸蠕動改變）導致藥品吸收的變化。

(二)影響消化道與代謝的製劑

1.進食間服用misoprostol會降低吸收速率，但不影響生體可用率。

2.餐後投予ondansetron，則生體可用率上升14%。

3.同時或餐後馬上服用troglitazone，則生體可用率增加59%。

(三)影響血液與血液形成器官的製劑

富含維生素K的食物，包括甘藍菜、花椰菜、動物肝臟和一些食品添加物，會在藥理學上拮抗warfarin的藥效，若僅一餐還不至於造成，持續一週每天進食富含維生素K的食物，則必須要調整warfarin的劑量。另外，酪梨雖含低量的維生素K，卻有拮抗warfarin的作用，其確實機轉仍不明瞭。phenprocoumon在藥效學方面和warfarin相似，因此亦被假設與富含維生素K的食物有相同的交互作用。

(四)影響心臟血管系統的製劑

◆強心配醣體與抗心律不整藥品

正規的飲食不會影響digoxin的生體可用率，但以纖維為主且大量進食（如hypercholesterolaemia患者所採用的膳食性纖維），則會減低16～32%digoxin的生體可用率，因此，可能要調整劑量，以免治療失敗。

quinidine gluconate緩釋劑型的生體可用率幾乎不受進食影響或僅微量增加（10～12%）；對於quinidine sulfate，食物亦不影響，但會減緩吸收速率。由於quinidine的副作用與藥品偏高的起始尖峰濃度相關，因此餐後服用quinidine sulfate可以減輕副作用。

◆抗高血壓藥品

有關食物和hydralazine生體可用率之間的關係，各方結果不一致，大體而言，「服藥時間和用餐時間維持恆定關係」是預防此藥產生不良作用的最好方法。

◆利尿劑

進食時服用furosemide，其生體可用率將減少16～45%，但在臨床作用上無重要改變，bumetanide則不受食物影響。

若是正在服用保鉀型利尿劑，同時大量進食富含鉀離了的食物，像是香蕉和菠菜，則可能造成高血鉀；特別是對於正在服用spironolactone的病患，又過度使用含鉀的食鹽替代品，則會產生嚴重高血鉀和心律不整。

◆鈣離子通道阻斷劑

食物對nifedipine吸收的影響視其組成而定。nifedipine的副作用包括hypotension、flushing、headache，常見於高的藥品尖峰濃度，若在用餐時投予其膠囊或錠劑，則可以減低藥品偏高的起始尖峰濃度，因此減少副作用發生。

食物會使nifedipine sustained release的生體可用率增加28～31%，但是對於modified release（例如Adalat®）或controlled release劑型無明顯影響。

葡萄柚汁會抑制felodipine的首渡代謝，而增加其生體可用率達284%，臨床上對血壓和心跳的作用即加倍；葡萄柚汁對其他dihydropyridine類的鈣離子阻斷劑亦有上述相似作用，除了diltiazem和verapamil。

◆血管收縮素轉化酶抑制劑

對於captopril的生體可用率而言，膳食使其降低42～56%，同樣的作用在perindopril會降低35%；但是，cilazapril、enalapril和lisinopril之生體可用率則不受食物影響。

然而，所有的ACE inhibitors都常會發生高血鉀的副作用，若是同時攝食富含鉀離子的食品或其食鹽替代品，則可能惡化此副作用。

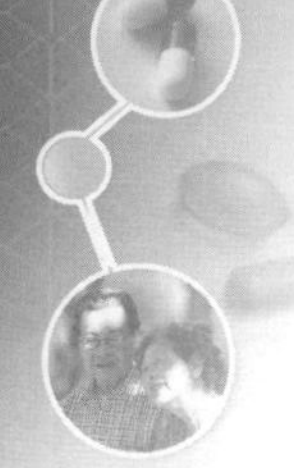

◆降血脂藥品

lovastatin的生體可用率會因一般的進食而增加50%，導致藥效增加，但是主要以水果或纖維類作為降低脂質的膳食，卻可能明顯地減少lovastatin吸收，且增加治療失敗之危險；用餐時服用pravastatin，其生體可用率減低31%，不過其降血脂作用並不因此而改變；對於atorvastatin和fluvastatin，其生體可用率和降低血脂作用都不受食物影響。

飲用過多的葡萄柚汁，將分別使lovastatin、atorvastatin和simvastatin的生體可用率增加1400%、200%和1500%，這是因為抑制了首渡代謝，此現象可能導致藥品之蓄積而產生副作用。

pravastatin和fluvastatin因為非僅藉由CYP3A4代謝，不會與葡萄柚汁產生上述交互作用。

(五)皮膚科用藥

若是飯中或飯後立即服用isotretinoin（食物會促使藥品溶解），其生體可用率將增加72～86%。

(六)全身性抗感染藥品

◆tetracyclines

tetracycline之生體可用率，因隨餐服用而減少46～57%，在同時進食乳製品和鐵質補充劑時各減少50～65%與81%，另外，也會和陽離子產生螯合作用，甚至是併用茶或咖啡中少量的牛奶，亦足以造成其生體可用率49%的降低，因此，建議空腹服用。

doxycycline與一般的餐飲併用的影響很有限，但乳製品會降低其生體可用率30%，不過就算是同時喝牛奶，其藥品血中濃度大多還能維持在MIC之上，因此，可以隨餐服用，不受限制。

但是對於所有的tetracyclines類抗生素皆有一種可能性，就是和可能存在於特定食品添加物中的多價陽離子形成螯合物（如鐵、鈣、鎂、鋁）。

◆penicillins

phenoxymethylpenicillin之生體可用率會因進食、纖維食物或牛奶／乳製品而減低25～37%，但臨床作用不隨之產生較大的改變；ampicillin之生體可用率同樣會減少22～50%（因為胃排空延遲），吸收速率則不受影響，但吸收劑量減少；ampicillin懸浮劑不受牛奶／乳製品影響；amoxicillin的生體可用率僅受到高纖食物影響減低21%，且在臨床上無顯著意義。

pivampicillin與食物沒有任何交互作用的報導。

◆cephalosporins

cefuroxime axetil的生體可用率會因進食或喝牛奶而分別增加28～70%與25～97%，然而，由於其充足的抗菌濃度常不受飲食影響，因此這項交互作用的臨床意義不大。

◆macrolides

erythromycin base在酸中十分不穩定，故製成各類耐酸的鹽類和酯類，據大多研究顯示，erythromycin stearate會由於隨餐或餐後馬上服用，而使生體可用率降低18～79%，因此，一般建議空腹服用；其腸溶錠劑型最好也不要和食物同時併用，以減少胃中停留時間。

然而在標準劑量下，食物造成erythromycin治療失敗的影響很有限，所以在大多數情況下，病患較喜歡用餐時服藥，如此可以降低胃腸道的副作用，azithromycin膠囊劑型之生體可用率會因進食而調降50%，但是對於錠劑和懸浮劑型無影響，另外，clarithromycin和roxithromycin則與食物無交互作用。

由於抑制首渡代謝，故當erythromycin與葡萄柚汁併用時，生體可用率增加49%，但是clarithromycin不受影響。

◆quinolones

ciprofloxacin的生體可用率不受食物之影響，但會因併用乳製品產生螯合作用而降低30～36%，此現象有可能造成治療失敗；同樣

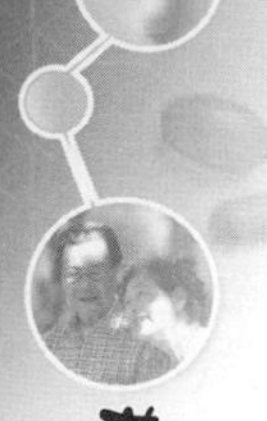

地，norfloxacin也會因與乳製品的螯合作用而減少38～52%；但是，ofloxacin不會因同時吃飯或乳製品而受到影響。

若干含有陽離子成分（如鐵、鎂、鋅）的管灌食品，有可能與quinolones產生螯合作用。

◆antimycotics

itraconazole是一種僅在酸性pH下才溶解的弱鹼，其膠囊劑型的生體可用率，會由於同時進食（胃酸分泌作用）而增加31～163%，然而，其溶液劑型卻會因進食而減少28～30%，空腹服用則增加；這項陳述，對於無法攝取足量食物的嚴重厭食症病患可能有所幫助。

ketoconazole和食物的關係仍模糊不清，但目前證據無法支持隨餐服用會導致治療失敗。

患有achlorhydria（胃酸缺乏症）之病患，其itraconazole和ketoconazole的吸收會嚴重減弱（常見於AIDS gastropathy），這種現象可以同時喝一些像是可樂的酸性飲料來改善（增加胃酸分泌），如此可使生體可用率上升38～220%。但是葡萄柚汁不可作此用途，甚至可能降低itraconazole之生體可用率。

griseofulvin的水溶性低，若同時與富含脂肪成分的食物一起服用，其生體可用率將增加37～120%（刺激膽酸分泌），可得到較高的血中濃度，但是醣類和蛋白質食物則無此作用；對於兒童，同時喝牛奶甚至使生體可用率上升900%。

空腹服用此藥，可能導致治療失敗。

◆antimycobacterials

進食會降低isoniazid生體可用率12～43%，而導致治療失敗，同時，本劑也是一種monoamine oxidase inhibitor（MAOI），故須小心富含tyramine的食品；rifampicin生體可用率亦因食物影響而降低，但如此導致治療失敗的例子很少；ethambutol可不考慮用餐的影響。

進食可以增加clofazimine（anti-leprosy agent）生體可用率62%，以致減少達到治療濃度所需時間。

◆antivirals

ganciclovir和didanosine的生體可用率，因同時用餐而分別增加20～22%與減少41～55%（螯合作用）；但對HIV感染的兒童，didanosine不受食物影響。

餐中服用saquinavir（屬於protease inhibitor），會造成生體可用率增加600～1800%，若空腹時給予，在八位受測者中有四位無法測得藥品濃度；當給予高劑量（如600mg）的saquinavir，則配合油膩的一餐其生體可用率是清淡飲食的2倍，另外，藉著抑制CYP3A4影響藥品的首渡代謝，葡萄柚汁可能增加本品之生體可用率達53%；相反地，進食使indinavir的生體可用率降低78%，可能造成治療失敗。

(七)抗腫瘤劑與免疫調節藥品

◆immunosuppressive agents

進食對於cyclosporin microemulsion劑型的生體可用率，幾乎不影響，對傳統劑型則無一致的答案；隨餐服用tacrolimus則生體可用率會降低33%，因此為了避免其濃度上不良之變動，服藥與用餐時間應維持恆定關係；另外，同時喝葡萄柚汁，會使cyclosporin生體可用率調高47～60%，而由於tacrolimus也是藉CYP3A4代謝，若假設與cyclosporin反應一致，則同時喝葡萄柚汁也可能導致tacrolimus毒性副作用產生，因此不建議為了減少投予劑量而同時喝葡萄柚汁。

(八)影響肌肉／骨骼系統用藥

◆anti-inflammatory and antirheumatic agents

大多數的NSAIDs不會（或微弱地）因同時進食而影響其吸收或作用，因此服藥還可以減少局部胃腸道之副作用。

penicillamine之生體可用率會由於隨餐服用降低51～59%，若同時服鐵補充劑則因螯合作用會減少生體可用率82%，且影響到臨床作用及其用於治療Wilson's disease的效果。

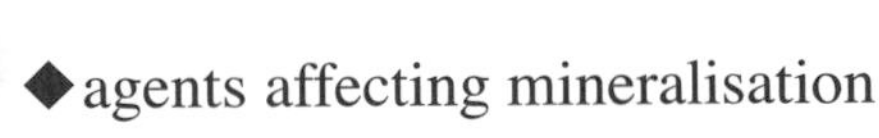

◆agents affecting mineralisation

bisphosphonate對於螯合膳食中的2價陽離子，具有特別高的親和力；餐前半小時服用clodronic acid，其生體可用率會降低31%，隨餐服藥則降低90%，就算是飯後2小時服藥也會產生66%的下降。

用餐時或在餐後2小時內服用alendronic acid，其生體可用率降低85～90%，甚至是同時喝咖啡或橘子汁也有60%的下降。

結論是，clodronic acid和alendronic acid應在餐前（早餐較佳）至少30分鐘到1小時，空腹且以白開水服用。

隨餐服用etidronic acid會造成100%吸收不良，若能在服藥前或後保持4小時之空腹，則能維持藥效。

(九)影響中樞神經系統的藥品

◆antiepileptic drugs（癲癇治療藥品）

接受phenytoin治療的病人，同時使用管灌餵食，有可能使治療失敗（因phenytoin與食物中成分形成膠質或沉澱），亦可能在管灌餵食停止時，未將調高的劑量隨之減低，而發生突然中毒的現象。若經由空腸造口管路同時給予phenytoin和管灌食品亦將造成phenytoin接近100%的吸收不良。

carbamazepine是屬於有效治療指數狹窄的藥品，和hydralazine、tacrolimus一樣，對某些敏感的病患來說，甚至是屬於中度的食物、藥品間交互作用，亦將影響劑量調整的問題，因此維持服藥與用餐時間的恆定關係，才能避免此藥品濃度產生不良變動；然而，carbamazepine之較新的slow release和controlled release劑型不受食物影響；而由於抑制經過CYP3A4之首渡代謝，葡萄柚汁會使carbamazepine的生體可用率增加41%。

◆anti-Parkinsonian agents（巴金森氏症用藥）

Parkinson's患者常有嚴重便祕，然而，高纖食物卻會使levodopa之生體可用率增加71%（藉由增進胃腸道蠕動）。

為了到達位於腦部的dopamine receptors，levodopa必須穿過blood brain barrier（血腦障壁），此過程藉由為所有large neutral amino acids（LNAA）所作的選擇性傳輸，若同時配以高蛋白食物，則可能彼此競爭LNAA carrier，因而減少levodopa被傳輸進入腦部的劑量。

但是，長期使用此藥治療的病患，可能會發生「on-off」現象，由於前述高蛋白飲食之胺基酸會和levodopa競爭吸收運輸系統，因此限制蛋白質飲食以及降低levodopa劑量可能有幫助。

◆antipsychotics and antidepressants（**精神病用藥與抗憂鬱劑**）

用餐時服zuclopenthixol或ziprasidone，其生體可用率分別上升26%與43～97%，但對此兩種藥品的臨床上的影響仍不清楚。

服用MAOIs若是同時食用含tyramine（經由MAO代謝）的食物，則有可能發生高血壓危象，這類報導中，80%是由於cheese所造成的反應，一篇報導與MAOI有關的高血壓危象二十五位病人中，四名病患併發顱內出血。

◆antidementia agents（**癡呆症用藥**）

因為產生不良的胃腸道作用，tacrine空腹服用常無法忍受，但是，同時用餐會減少26%生體可用率，甚至是飯後2小時服藥。

(十)antiparasitic agents（除蟲劑）

◆antiprotozoal agents（**抗原蟲劑**）

隨餐服用mefloquine，其生體可用率將增加33～40%，進食明顯地增加halofantrine之生體可用率達190%（因為刺激膽酸分泌），以及尖峰濃度提升超過500%，以致產生嚴重心臟毒性（心律不整甚至心跳停止），因此，絕對不能與食物併用。

同樣地，食物會造成atovaquone錠劑之生體可用率上升200～290%，各種懸浮劑型升高26～174%（含高脂肪的一餐對懸浮劑之增加吸收是空腹時2.3倍）。

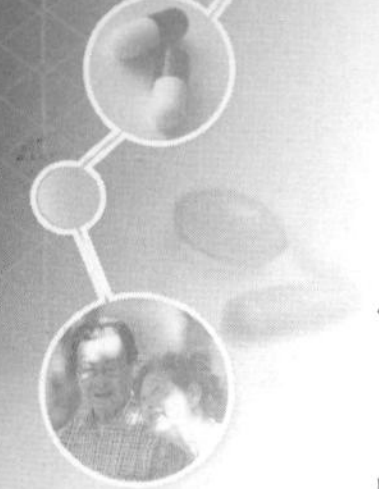

◆anthelmintics（驅蟲劑）

隨餐服用albendazole使生體可用率升高295～299%，因此最好空腹服用，而mebendazole之生體可用率則不受進食影響。

(十一)呼吸系統用藥

◆anti-asthmatics（氣喘用藥）

高蛋白、低醣類飲食可能會增加theophylline的肝清除率，以致增加其排泄。對於每日投予一次且藥效維持24小時以上的所謂theophylline ultraslow釋放劑型，例如第一代的Theo-24®和Uniphyl®，食物會增加theophylline的生體可用率達43～81%，同時由於劑量突然大量釋出，會造成所謂「dose-dumping」現象，甚至造成毒性；但是較新一代的此類製劑，例如每日服用一次的Dilatrane®和Uni-Dur®，以及限制溶解速率製劑的Monospan®等，則較不用考慮食物的影響。

◆antihistamines（抗過敏劑）

terfenadine幾乎完全由CYP3A4代謝，同時喝葡萄柚汁可能產生心律不整作用（發生QTc interval prolong，進而心室心律不整），astemizole同樣有此交互作用。

健康食品與中西藥品交互作用表如**表12-7**所示，藥品對食物的作用機轉與影響如**表12-8**所示。

表12-7　健康食品與中西藥品交互作用表

健康食品成分	西藥	交互作用
人參、銀杏、大蒜	抗凝血劑	作用加成，易造成溶血及出血反應
益生菌	抗生素	抗生素會將腸道益生菌殺死
紅麴	statin類降血脂藥	造成藥品濃度增加，肝損傷、肌肉酸痛、橫紋肌溶解
納豆酵素	Aspirin®、ginkgo、抗凝血劑	造成嚴重出血

表12-8　藥品對食物的作用機轉與影響

藥品	食物	作用機轉／影響	建議
ACEI	高鹽類食物[1]	增加血鉀，使心律不整機會增加	避免食用含高量鹽類食物
acetamino-phen	酒精	抑制代謝，易增加肝毒性	避免併服
	高碳水化合物	減緩吸收，使療效降低	避免併服
ampicillin	正常飲食	降低藥品吸收，使療效降低	飯前1小時或飯後2小時服用，或改用amoxicillin
astemizole, cisapride, loratadine, terfenadine	葡萄柚汁	抑制藥品代謝，易增加藥品導致心律不整的不良反應	避免與葡萄柚汁併服
azithromycin	正常飲食	降低藥品吸收，使療效降低	飯前1小時或飯後2小時服用
bisacodyl	牛奶	使藥品提早在胃崩解，造成胃刺激、腹痛	避免併服
captopril	正常飲食	降低藥品吸收，使療效降低	飯前1小時或飯後2小時服用，或改用enalapril
cefuroxime	正常飲食	增加藥品吸收	與食物併服
digoxin	正常飲食	降低藥品吸收，使療效降低	飯前半小時或飯後2小時服用
erythromycin base	高脂肪飲食	降低藥品吸收，使療效降低	避免與高脂肪食物併用
erythromycin stearate	正常飲食	降低藥品吸收，使療效降低	飯前1小時或飯後2小時服用
eelodipine[2]	葡萄柚汁	抑制藥品代謝，使藥品血中濃度平均增加280%，易造成低血壓	避免與葡萄柚汁併服，或改用amlodipine
fluoroquino-lone	正常飲食	降低藥品吸收，使療效降低	飯前1小時或飯後2小時服用
griseofulvin	高脂肪飲食	增加藥品吸收	與食物併服
levodopa	高蛋白質飲食	彼此競爭吸收，造成吸收量不穩定	注意臨床反應或避免食用高蛋白質食物
lithium	低鹽類食物	減少其排泄，易增加中毒機會（噁心、嘔吐、腹瀉、心律不整）	避免併服

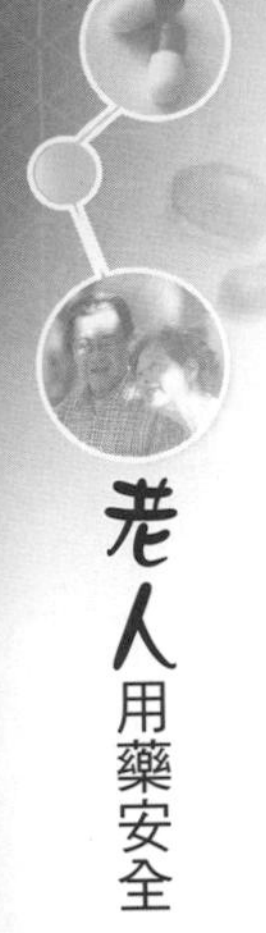

（續）表12-8　藥品對食物的作用機轉與影響

藥品	食物	作用機轉／影響	建議
MAOI	富含tyramine食物[3]	抑制tyramine代謝，易造成高血壓危象	避免服用富含tyramine食物
metronida-zole	酒精	抑制aldehyde dehydrogenase，造成disulfiram-like reaction[4]	避免併服
rifampin	正常飲食	食物會降低rifampin的吸收，使療效降低	飯前1小時或飯後2小時服用
sulfonylureas	酒精	1.抑制醣質生合成，會加重低血糖現象 2.抑制aldehydede-hydrogen-ase，造成disulfiram-like reaction[5]	避免併服
tetracyclines (doxycycline, minocycline, tetracycline)	正常飲食	降低藥品吸收，使療效降低	飯前1小時或飯後2小時服用
theophylline	高醣低蛋白質飲食	可能會降低藥品代謝，增加theophylline血中濃度	監測血中濃度及臨床反應
	低醣高蛋白質飲食	可能會增加藥品代謝約30%，降低theophylline血中濃度	監測血中濃度及臨床反應
	高脂肪食物	增加藥品吸收，使theophylline血中濃度增高	監測血中濃度或避免食用高脂肪食物
	含咖啡因食物	降低藥品清除率及代謝，使theophylline血中濃度增高	使血中濃度增加20～30%，建議每天服用咖啡不可超過六杯
vitamin D	高脂肪飲食	增加藥品吸收	與食物併服
warfarin	富含維生素K食物	拮抗warfarin的抗凝血作用，使療效降低	避免服用過量富含維生素K食物（花椰菜、豆莢、包心菜等）
中樞神經抑制劑[6]	酒精	加重中樞神經抑制作用	避免併服
安眠藥	酒精	加重中樞神經抑制作用	避免併服

(續)表12-8　藥品對食物的作用機轉與影響

藥品	食物	作用機轉／影響	建議
含MTT結構之cephalosporins[7]	酒精	抑制aldehyde dehydrogenase，造成disulfiram-like reaction[4]	避免併服
含鋁制酸劑	正常飲食	減少磷的吸收	適當補充含磷食物
保鉀利尿劑	高鹽類食物[1]	增加血鉀，使心律不整機會增加	避免食用高鹽類食物
磺胺藥	酸性食物	使藥品沉積於泌尿道，易造成尿路結石	避免併服(如柳丁汁、花生、肉類、核桃、李子、蛋類)
膽酸結合劑	脂溶性維生素	減少維生素吸收	適當補充脂溶性維生素
礦物油止瀉劑	脂溶性維生素	減少維生素吸收	適當補充脂溶性維生素

[1] 高鹽類食物：加工食品、內臟、貝殼、鹽、味精等。

[2] 其他如nifedipine、nimodipine、verapamil、midazolam、quinidine、simvastatin、tacrolimus、warfarin、saquinavir等，衛生福利部亦公告不可與葡萄柚汁併服。

[3] 富含tyramine食物：乳酪、起司、酵母、雞肝、煙燻魚肉、啤酒等。

[4] disulfiram-like reaction：臉潮紅、心跳加快或心悸、頭痛、噁心及嘔吐等症狀。

[5] sulfonylureas中尤其以chlorpropamide造成的disulfiram-like reaction最嚴重。

[6] 中樞神經抑制劑：包括benzodiazepines、phenothiazines及tricyclic antidepressants。

[7] MTT：methylthiotetrazole，如moxalactam、cefoperazone、cefamandole、cefotetan、ceftriaxone及cefmetazole。

九、藥品對於營養物質的影響

(一)藥品改變食物的攝取

◆引起味覺或嗅覺的功能障礙

1. 有些藥品被分泌進入唾液，會引起不愉快的味道，如活性維生素B_1。
2. 有些藥品有不快的感覺，如potassium preparations、cholestyramine。

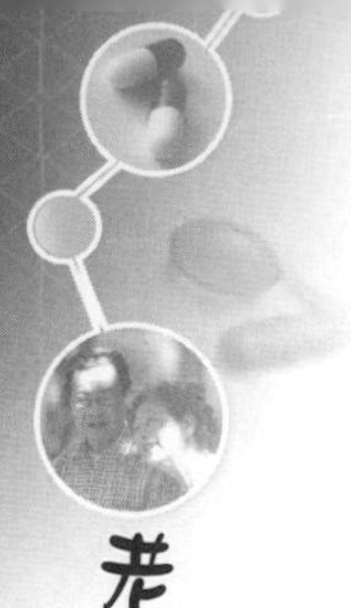

3.味覺的異常可能由於接受體的改變，如captopril、penicillamine。

4.由於長期使用antihistamines或bronchodilators會減低嗅覺接受體的反應。

5.藥品減低口腔的功能。

◆藥品引起口腔環境的改變

下列情形是藥品可能引起的口腔環境改變：

1.藥品會引起唾液減低或口乾，如tricyclic antidepressants。

2.藥品會引起牙齦增生（gingival hyperplasia），如phenytoin。

3.藥品會引起口內炎（stomatitis）及延遲傷口的癒合，如antineoplastics。

4.口服治療念珠菌病（candidiasis）藥品，如廣效抗生素ciprofloxacin。

5.抗腫瘤治療劑如antineoplastics。

6.傾向出血性牙齦的藥品anticoagulants。

7.藥品對胃的刺激。

8.口服的藥品可能對胃黏膜引起嚴重的刺激，如NSAIDs。

9.藥品引起噁心嘔吐。

10.多種藥品會引起噁心嘔吐，如levodopa、sulfasalazine、antineoplastics；而antineoplastics可直接興奮chemoreceptor trigger zone引起噁心嘔吐；psyllium會直接刺激胃腸道引起噁心嘔吐。

11.藥品對食慾的抑制。影響代謝導致食慾的抑制，如anorexiants、antineoplastics、serotonin reuptake inhibitor antidepressants。

12.藥品對食慾的促進。影響代謝致食慾的促進或進食的喚醒，如長期使用phenothiazines、tricyclic antidepressants。

(二)藥品改變對營養物質的吸收

1.改變胃腸道的pH值：制酸劑長期使用增加pH值。如thiamine在鹼性pH值是不穩定的。

2.膽酸的活性：抗高血脂的膽酸抑制劑，可改變對脂肪及脂溶性維生素的吸收。

3.改變胃腸道的蠕動：緩瀉劑及瀉下劑，引起過度的胃腸道蠕動，影響營養物質的吸收。

4.對腸黏膜形成保護膜（coating）：礦物油，對腸黏膜形成物理性的屏障，以及被視為是一種脂肪的溶解媒，減低對脂溶性維生素的吸收。

5.對於酵素的抑制：有些抗生素會抑制腸的雙醣酵素（disaccharidases）或葉酸結合酵素（folate conjugase）導致營養由糞便喪失及下痢。

6.對於黏膜細胞壁之損傷：抗腫瘤藥品（antineoplastic agents）會引起結構上的損傷，甚至於腸黏膜的傷害。

7.與營養物質形成不溶解性的複合物：如氫氧化鋁凝膠（aluminum hydroxidegel）與磷酸鹽或鐵形成不溶解性的複合物影響吸收。

(三)藥品改變對營養物質的代謝

1.藥品對維生素的拮抗作用：如isoniazid、penicillamine和hydralazine減低pyridoxine的正常代謝。

2.藥品誘發維生素的不活性化：如anticonvulsant（phenytoin）可誘發hepatic microsomal enzymes加速維生素D轉換為不活性之衍生物。

(四)藥品改變對營養物質的排泄

1.藥品影響營養物質由尿液的消失：如hydrocortisone或排鉀利尿

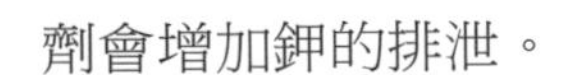

劑會增加鉀的排泄。

2.藥品影響營養物質由糞便的消失：長期使用緩瀉劑引起電解質的不平衡。

十、菸與藥品

抽菸會增加許多藥品的代謝速率，縮短藥品的半衰期，即使藥品因濃度降低而失去藥效，另外，飲酒也會改變許多藥品的代謝速率及造成肝毒性。急性的飲酒會抑制肝中的一種代謝酵素，令某些藥品如某種降血壓藥（propranolol）在肝臟中被代謝量減少，提高血中濃度；然而慢性長期飲酒卻又會誘發這種代謝酵素，縮短若干藥品的半衰期，或導致藥品毒性代謝物增加。

由吸菸產生的主要肺部致癌物之一：多環芳香烴（PAH），是肝細胞色素P450（CYP）酶1A1、1A2的誘導劑，因此，CYP1A2、CYP3A4、CYP2C19、CYP2D6等均是與吸菸和藥品相互作用有關的酶。吸菸還可影響其他代謝途徑，如葡萄糖醛酸苷結合作用。其他化合物（如丙酮、吡啶、重金屬、苯、一氧化碳和尼古丁）也可能與酶相互作用，但其作用比PAH弱。

從藥代動力學角度分析，吸菸與藥品相互作用可能會導致吸菸者需要調整所使用藥品的劑量，包括抗凝藥、H_2受體阻滯劑、中樞興奮藥、擬膽鹼藥、平喘藥、麻醉藥、苯二氮平類藥品、精神治療藥品、抗心律失常藥、降血糖藥等。

十一、酒與藥品

(一)酒精代謝途徑

酒精在體內之代謝，目前所知有兩種最主要途徑：

1.經由酒精脫氫酶（alcohol dehydrogenase）氧化成乙醛，再經醛脫氫酶（aldehyde dehydrogenase）氧化成醋酸。

2.細胞色素P450（CYP450）酵素系統。

抑制酒精脫氫酶作用之藥品，如H_2拮抗劑中之Tagamet®、Zantac®、Gaster®會降低酒精之首渡效應，故喝酒同時投予此類藥品，可能增加胃腸道之酒精吸收，促使其血中濃度升高。若喝酒同時併服具有醛脫氫酶抑制作用之藥品，如某些cephalosporins、Bakter®或metronidazole等，可能形成乙醛之體內蓄積，使病人潮紅、心悸、心跳加快、噁心、嘔吐。

一般社交之偶爾喝酒，可能促進藥品之吸收與抑制肝臟細胞色素P450作用，降低藥品之代謝，而增高藥品血中濃度，治療作用或毒性反應因此而增強。如服用巴比妥類（barbiturate）藥品之病人若同時喝酒，有可能因巴比妥血中濃度升高而意外中毒，甚或死亡；其他安眠鎮定劑亦可能有類似反應；酒精也會加強其他中樞神經抑制劑之作用。

(二)與酒精發生交互作用反應之藥品

與酒精可能發生交互作用反應的各種藥品：

◆中度至輕度反應

中樞神經作用劑，諸如benzodiazepines類鎮靜劑或其他類似作用的藥品，包括一些抗精神病藥品、中樞止痛劑或抗組織胺類藥品，其鎮靜作用可能因併服酒精而加強，甚至加強嗜睡作用，這種交互作用通常發生快速（**表12-9**）。

另有一些作用在中樞神經系統的藥品，如抗憂鬱藥品、抗癲癇藥品或抗精神病藥品等，可能因併服酒精而加強其中樞神經系統方面的副作用，其中可能出現嗜睡、中樞神經系統的抑制過度，有些還可能使精神或運動能力受損的藥品（**表12-10**）。

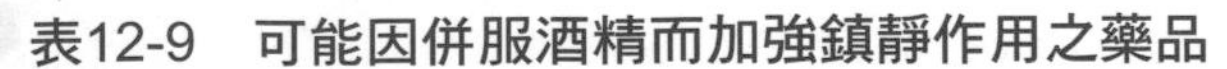

表12-9　可能因併服酒精而加強鎮靜作用之藥品

diazepam	chlorpromazine	lorazepam
amoxapine	triazolam	chlorazepate
codeine	alprazolam	chlordiazepoxide
oxycodone	meprobamate	morphine
glutethimide	hydrocodone	diphenhydramine
meperidine	pentazocine	methadone
hydromorphone	dimethidene	sodium Oxybate
chloral Hydrate	zolpidem	

表12-10　可能因併服酒精而加強其中樞神經系統方面副作用之藥品

trimipramine	dothiepin	pentobarbital
clomipramine	protriptyline	amobarbital
tramadol	lofepramine	primidone
propoxyphen	secobarbital	thiopental
nortriptyline	desipramine	methohexital
imipramine	aprobarbital	butabarbital
butalbital	mephobarbital	amitriptyline
flunitrazepam	eterobarb	mirtazapine
olanzapine	zaleplon	doxepin
tizanidine	phenobarbital	sertraline
paroxetine	venlafaxine	nefazodone

可能加強對中樞神經系統的抑制效應，同時可能增加發生錐體外反應等之中樞神經的副作用之藥品，尤以抗精神病藥品為主（**表12-11**）。

表12-11　可能因併服酒精而加強錐體外反應之藥品

methotrimeprazine	mesoridazine	thioridazine
prochlorperazine	fluphenazine	trifluperazine
pipotiazine	perphenazine	thiethylperazine
triflupromazine	acetophenazine	propiomazine
promazine	ethopropazine	

◆中度反應者

1.可能受酒精影響而加強藥效或增加毒性者：

(1)warfarin：INR或prothrombin Time可能增加或降低，通常作用發生延遲。

(2)nitroglycerin：可能導致低血壓症的發生，此作用發生快速。

(3)cocaine：可能使心跳速率及血壓上升，此作用發生快速。

(4)insulin：加強降血糖作用，此作用發生快速。

2.可能受以下藥品影響而加強酒精效應或毒性者：

(1)verapamil：可能加強酒精的毒性，使精神及運動功能受損，此作用發生快速。

(2)cisapride：可能升高酒精的血中濃度，此作用發生快速。

(3)quetiapine：可能加強酒精在認知及運動方面的負面影響，此作用發生快速。

(4)cimetidine：可能升高酒精的血中濃度，此作用發生快速。

3.可能受酒精影響而降低藥效者：

(1)alfentanil：療效降低，通常作用發生延遲。

(2)phenytoin：血中濃度可能降低而增加癲癇發作的可能性，並加強中樞抑制的效應，此作用發生快速。

(3)fosphenytoin：phenytoin的血中濃度可能降低而增加癲癇發作的可能性，並加強中樞抑制的效應，此作用發生快速。

4.可能受酒精影響而增加副作用者：

(1)paraldehyde：可能發生代謝性酸中毒，此作用發生延遲。

(2)metformin：可能發生代謝性酸中毒，此作用發生延遲。

(3)tranylcypromine：可能導致高血壓危象之急症，此作用發生快速。

(4)phenelzine：可能導致高血壓危象之急症，此作用發生快速。

(5)Aspirin®：可能增加腸胃道出血的副作用，此作用發生快速。

(6)acetaminophen：可能增加肝毒性發生的危險性，此作用發生延遲。

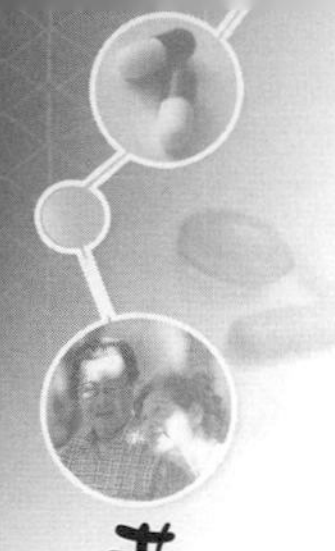

(7)methotrexate：可能增加肝毒性發生的危險性，此作用發生延遲。

5.其他：

fomepizole：兩者的排除率都降低，而可能加強彼此的效應，此作用發生延遲。

酒精與許多藥品之間都可能發生交互作用，輕則造成身體上的不適，重則可能致命。概括各種可能的反應而論，主要是代謝方面的交互作用，如類二硫龍反應（disulfiram-like effect）或藥品血中濃度的改變，其次藥理作用的加成，如與鎮靜藥品或抗精神病藥品之間的交互作用。總之，對於中樞神經系統有抑制作用的藥品，需特別注意其副作用的加成，包括鎮靜、嗜睡等作用，最好避免併服酒精。

而結構式具有磺醯胺或磺醯醇基結構之藥品則與酒精之間可能發生disulfiram反應，這是一種嚴重的酒精耐受不全的症狀，重則可能致命，其與酒精間有重大的併服禁忌。服用藥品時最好以冷開水併服，茶或酒精都可能與其他藥品發生交互作用。

第 2 節　中西藥交互作用

中西藥間的交互作用一般可分為藥效學和藥動學上的配伍反應。

一、中西藥併用藥效動力學

中西藥併用所產生的交互作用有：(1)產生生理性的拮抗或協同作用；(2)藥品毒性增強等問題。如具有中樞神經興奮作用的中藥（麻黃），不宜與鎮靜安眠藥及降血壓藥併用，否則會因作用拮抗而使藥效降低；含有酒精類的藥酒也不宜和鎮靜安眠藥同用，因為容易產生中樞神經抑制作用，而導致呼吸或心跳異常等不良反應；含有氰苷的杏仁、枇杷葉等中藥，則不宜長期與具中樞抑制作用的鎮咳劑，如codeine等藥品併用，因為氰苷經過水解反應會產生氫氰酸（HCN），此物質亦會造成呼吸中樞抑制，而導致藥品毒性增強。

二、中西藥併用藥品動力學

(一)吸收方面

1.胃腸道pH值變化：酸性藥品容易在胃中吸收，鹼性藥品則需在腸道吸收才會增加。如含有皂苷的人參、三七、遠志、桔梗等中藥則不宜與酸性較強的藥品（如Aspirin®）併用，因為在酸性的環境中，皂苷很容易在酶的催化下產生水解反應而失效。

2.胃腸蠕動和排空時間的改變：如服用大黃、麻子仁等瀉下藥時，因為會造成胃腸蠕動增加，使得藥品吸收下降；一些含有生物鹼成分的中藥如麻黃、洋金花等會抑制胃腸蠕動和排空，造成鹼性藥品停留在胃的時間延長而被胃酸所破壞，導致降低吸收。

3.螯合物的形成：含有Ca、Mg、Al等金屬離子的中藥與西藥tetracycline併用時，容易產生難溶性的螯合物，使得藥品的吸收降低，造成療效下降。

(二)分布方面

1.影響血漿蛋白結合：血漿蛋白結合率高的藥品（如warfarin、當歸）容易將血漿蛋白結合率低的藥品（如cyclosporin）置換出來，導致難以預料的副作用或療效降低。

2.影響組織結合：鹼性中藥（如龍骨、牡蠣）與aminoglycosides藥品併用時會因為後者的排泄降低，吸收增加，同時增加腦組織中的藥品濃度，結果造成耳毒性作用增加。

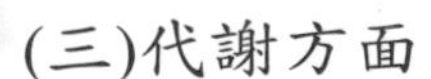

(三)代謝方面

藥品代謝與肝臟微粒酶（CYP）的活性有關。

1.誘導劑（enzyme inducer）：具有酶誘導劑（enzyme inducer）作用的中藥（如人參、甘草）及含有酒精成分的藥酒與warfarin、barbiturates併用時會加速後者的代謝，使得血中濃度降低，藥效減弱。

2.抑制劑（enzyme inhibitor）：具有酶抑制劑（enzyme inhibitor）作用的中藥（如熟地黃、山藥、附子）與具有鎮靜安眠作用的barbiturates併用時會減緩barbiturates藥品的代謝作用，使得鎮靜安眠效果增強。

(四)排泄方面

如甘草會促進aminophylline的排除，因此兩者併用時需增加aminophylline的使用劑量；如青皮、五味子、金銀花、烏梅、山楂等酸性中藥在體內代謝後使得尿液酸化，因此會增加酸性藥品（如Aspirin®、磺胺藥）的再吸收，造成血中濃度增加；鹼性中藥（如龍骨、牡蠣）與酸性藥品（如磺胺藥）併用時則減少藥品的吸收，使得療效降低。

三、臨床上中西藥併用之交互作用

(一)中西藥併用導致療效降低

石膏、瓦楞子、石決明、海螵蛸、龍骨、牡蠣等含有鈣離子中藥及其組成的中藥，滑石、磁石、代赭石等含鐵、鎂、鋁金屬離子中藥與tetracyclines、isoniazid、rifampicin同時服用時，容易產生難溶性化合物或螯合物而影響療效，甚至失去作用；丹參及含有其成分的中藥也應避免與含有$Al(OH)_3$成分的西藥併服，因為丹參的主要成分丹參酮、丹參酚容易與$Al(OH)_3$生成螯合物；鞣質類中藥，如地榆、虎杖、五倍子、大黃、訶子、萹蓄等不宜與tetracyclines、erythromycin、rifampicin抗菌類藥品併用，否則易產生沉澱物，抑制胃腸道的吸收。

(二)中西藥併用導致毒性增強

桃仁、白果、杏仁、木薯、枇杷葉等氰苷類（cyanide）中藥與中樞抑制劑、中樞鎮咳劑、鎮靜安眠藥，如morphine、codeine、barbiturates同時服用時，可能造成氰苷類所引起呼吸中樞抑制作用增強。

曼陀羅、洋金花等顛茄類中藥及蟾酥、夾竹桃等具有強心作用中藥與含有強心苷成分藥品同用時，會增強其強心苷類作用，特別是對於強心苷類作用敏感的心臟疾患的病人容易引起中毒反應。

烏頭類中藥（草烏、附子、烏頭）與aminoglycosides類藥品同用會增加聽覺神經毒性，造成藥品中毒。含有牛黃成分的中藥（如安宮牛黃丸）應避免與鎮靜安眠類（如barbiturates）西藥併服，因為牛黃會增強鎮靜安眠類藥品的中樞神經抑制作用，產生毒性反應。

含有麻黃素類中藥不能與強心藥品（如digoxin）併用，因為可能使得強心藥的作用增強，造成心律不整的毒性作用增強；服用麻黃素類中藥時也要特別注意其降血壓藥的使用，因為兩者併用時會產生拮抗作用，導致降壓藥療效降低。

使用含有腎上腺皮質激素的中藥，如甘草、鹿茸，若同時併服降血糖藥則會產生拮抗反應，造成人體組織對葡萄糖的利用減少，而降低降血糖藥品的作用，導致血糖升高。含有皂苷成分的人參、甘草也因為皂苷會產生糖質新生作用，使人體組織對於葡萄糖的分解作用降低，導致血糖上升。

具有活血化瘀功效的中藥，如當歸、獨活、丹參與抗凝血作用的西藥同時服用時，可能會增加出血性的危險；銀杏葉、大蒜因具有抑制血小板凝集功效，若與Aspirin®、抗凝血藥品（如warfarin）併用時，恐會造成出血性的危險增加。

貫葉連翹（St. John's wort）又稱金絲桃草，具有治療憂鬱症及失

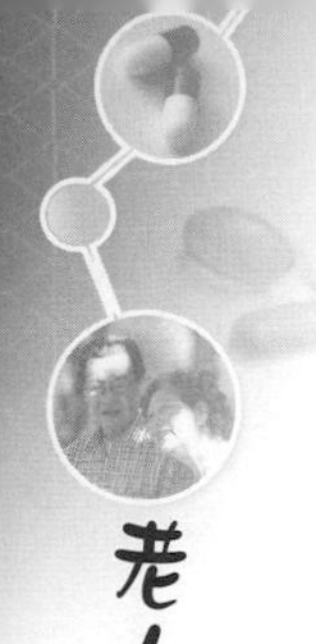

眠療效，若與西藥抗憂鬱劑（SSRI）併服時，會導致藥品血中濃度增加造成不良反應的發生，美國FDA告知健康照護人員應該對於St. John's wort可能造成的藥品交互作用提醒民眾注意；另外，臨床證實St. John's wort與免疫抑制劑cyclosporin併用時會造成cyclosporin的血中濃度降低，最後造成移植器官的排斥。

(三)中西藥併用導致酸鹼中和反應

酸性中藥與鹼性西藥併用時，易造成酸鹼中和反應及結晶尿。

酸性中藥如五味子、山楂、青皮、山茱萸、白芍、女貞子、金銀花、烏梅。

鹼性西藥如碳酸氫鈉、碳酸鈣、氫氧化鋁、aminophylline、磺胺類藥品。

鹼性中藥與酸性西藥併用時，易造成酸鹼中和反應及結晶尿。

鹼性中藥如海螵蛸、龍骨、牡蠣。

酸性西藥如阿斯匹靈。

(四)中西藥併用產生水解反應

皂苷類中藥與酸性西藥併用時，會造成水解反應，使得皂苷類中藥品成分破壞而失效。

皂苷類中藥如人參、川七、遠志、桔梗。

(五)中西藥併用形成螯合物

金屬離子類中藥（鈣、鐵、鎂），與tetracycline併用時，會形成螯合物，使得藥效降低。

金屬離子類中藥（鈣）如石膏、石決明、龍骨、牡蠣、海螵蛸、牛黃。

金屬離子類中藥（鋁、鐵、鎂）如代赭石。

(六)中西藥併用導致嚴重出血

抗凝血類中藥，與warfarin、Aspirin®併用時，會增加出血性危險。

抗凝血類中藥如當歸、獨活、丹參、紅花、桃仁、五靈脂。

中西藥配伍禁忌作用機制表如**表12-12**所示。

表12-12　中西藥配伍禁忌作用機制表

中藥成分	中藥	不宜併用之西藥	配伍禁忌作用機制
酸性	五味子、山楂、青皮、山茱萸、白芍、女貞子、金銀花、烏梅、木瓜 保和丸、六味地黃丸、腎氣丸	制酸劑、氫氧化鋁、碳酸氫鈉 磺胺類藥 aminophylline erythromycin rifampicin	造成酸鹼中和，降低或失去藥效；結晶尿；加重腎毒性
鹼性	海螵蛸、龍骨、牡蠣	tetracyclines、isoniazid、rifampicin Aspirin® 胃蛋白酶類製劑	造成酸鹼中和，降低或失去藥效；結晶尿
鈣、鐵、鎂、鋁	石膏、石決明、龍骨、牡蠣、海螵蛸、牛黃解毒丸	tetracyclines macrolides 強心苷類	降低四環素類的抗菌作用；增強強心苷類作用，甚至中毒
麻黃	麻黃素	MAOI	頭痛、頭暈、心律不整、血壓升高、腦出血
		鎮靜安眠藥 降壓藥	產生拮抗，降低藥效
		aminophylline	毒性增加，噁心、嘔吐、心動過速、頭痛、頭昏、心律失常
		強心苷類藥品	強心藥作用增強，易導致心律不整、心衰竭
腎上腺皮質激素	甘草、鹿茸、紫河車	Aspirin® 水楊酸類	噁心、嘔吐、腹痛、腹瀉；腸胃出血潰瘍；血壓升高
		降血糖藥	降低降血糖療效

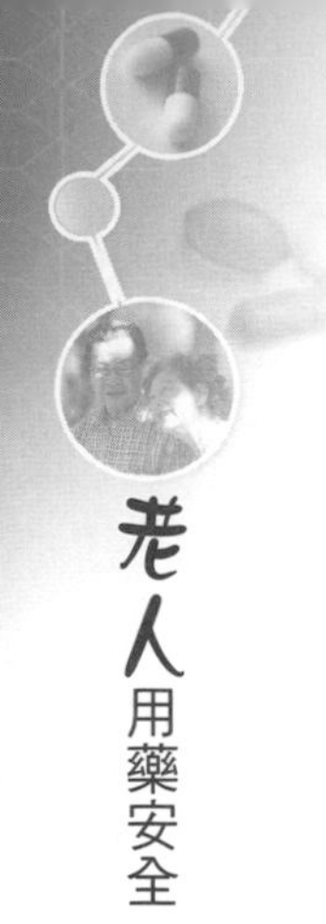

（續）表12-12　中西藥配伍禁忌作用機制表

中藥成分	中藥	不宜併用之西藥	配伍禁忌作用機制
鞣質類	地榆、虎杖、五倍子、大黃、訶子、萹蓄	四環素類 巨環類抗生素 enzymes digoxin	產生沉澱物、抑制胃腸道吸收
槲皮素類	桑葉、槐花、山楂、側柏葉、旋覆花 龍膽瀉肝湯、補中益氣湯、逍遙散	碳酸鈣 氫氧化鋁	形成螯合物，影響藥品吸收
皂苷類	人參、川七、遠志	酸性較強的藥品	使得皂苷水解失效
	胖大海、甘草	Aspirin®	加重對胃腸道的刺激性
顛茄類	曼陀羅、洋金花	強心苷類	增強強心苷類作用，甚至中毒
氰苷類	桃仁、白果、杏仁、枇杷葉	中樞抑制劑 鎮靜安眠藥	增強氰苷類所造成的呼吸抑制作用、損害肝功能
發汗解表藥	桂枝、麻黃	Aspirin®	汗出過多，耗傷津液
烏頭鹼類	草烏、附子、馬錢子、川烏、小活絡丹	aminophylline 阿托品（atropine） 氨基苷類抗生素（aminoglycosides）	增加毒性，造成藥品中毒；神經毒性，甚至失去聽覺
	複方甘草片	強心苷類	易導致心臟對強心苷的敏感，而引起中毒
腎上腺皮質激素	甘草	steroids	會抑制steroids的代謝，造成水腫
		digoxin	造成低血鉀，使得digoxin毒性增加
鉀離子	夏枯草、白茅根、牛膝、益母草、澤瀉 知柏地黃丸、濟生腎氣丸	保鉀利尿劑	高血鉀
消化酶、酵母菌	神曲、麥芽、淡豆豉	抗生素	破壞酶作用影響療效
	金銀花、黃芩、魚腥草	菌類製劑 生菌素 乳酸菌	降低或抑制菌類製劑活性
	巴豆	解熱鎮痛藥	消化道出血穿孔
	蒼耳子、雷公藤	抗癲癇藥	加重肝損害

（續）表12-12　中西藥配伍禁忌作用機制表

中藥成分	中藥	不宜併用之西藥	配伍禁忌作用機制
消化酶、酵母菌	大蒜、丹參、木瓜	抗血栓藥	凝血功能失常
	銀杏	阿斯匹靈 warfarin	誘發顱內出血 消化性潰瘍
	西洋參	烈性酒	酒精中毒
	大黃	抗生素（neomycin）	抑制腸道細菌，影響大黃的瀉下作用
	金銀花	penicillin	抗菌作用增強
碘	海棠、昆布	抗甲狀腺藥品（methimazole、propylthiouracil）	促進tyrosine的碘化作用，增加甲狀腺素的合成
	藥酒	鎮靜安眠藥 降血糖藥	中樞神經抑制，導致呼吸困難、心跳異常；低血糖
	牛黃	morphine、鎮靜安眠藥 phenobarbital	增強中樞抑制作用；增加phenobarbital的毒性
蒽醌類	大黃、虎杖、何首烏	鹼性藥品	造成anthraquinone易氧化而失效

四、中藥肝損害

中藥造成肝損害的原因可分成中藥的特性及人的因素等兩大類。

(一)中藥本身因素

容易引起肝損害的中藥有薑半夏、蒲黃、桑寄生、山慈姑、天花粉、雷公藤、黃藥子、川楝子、蓖麻子、蒼耳子、石菖蒲、八角茴香、花椒、千里光、木通、毛冬青、丹參、澤瀉、大黃、虎杖、生首烏、合歡皮、土荊芥、肉荳蔻、商陸、常山、朱砂、望江南子等。

(二)人為因素

除了藥品本身因素，因為人的觀念或失誤造成肝損害的案例也不少，可區分以下四類：

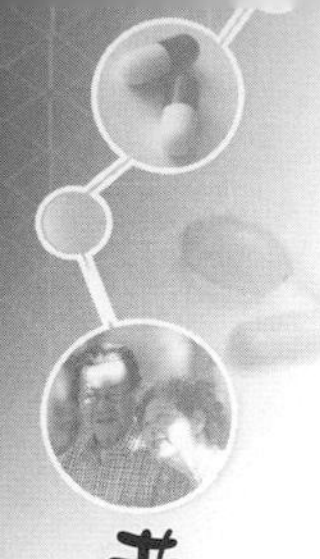

1.病人自服、誤服或聽信坊間偏方服用有毒中藥、偏方，或用量過大或服藥時間過長造成肝損害，例如何首烏誤食為黃藥子或為了防止癌症復發，過量服用黃藥子。

2.因性別、年齡不同，一般認為男女身體代謝差異因素在於雌激素，例如雌激素會抑制CYP3A4，所以年輕女性的CYP3A4活性低於同齡男性，但隨著年齡增加，雌激素的降低，造成CYP3A4的活性也隨之增加；因此雌激素影響CYP3A4活性，能間接地影響藥品的代謝。

3.健康狀況或個體差異，體弱、酗酒或特異體質間會因身體狀況、肝功能的不同造成代謝差異。

4.醫生對病患同時服用中藥和西藥而不知情，長期或大量使用後有肝毒害，導致肝臟代謝障礙，增加肝臟損害的機率。

併服warfarin後具有潛在交互作用的中藥，如**表12-13**所示。

中藥可能具有一些潛在能力會干擾warfarin的臨床療效，然而對於中藥的藥理機轉、治療效果、副作用尚未完全被證實，導致難以推敲中藥產品併服warfarin後交互作用的臨床意義。

有許多自然植物具有香豆素（coumarin）、水楊酸鹽（salicylate）或抗血小板性質（antiplatelet properties），因此若和warfarin一起使用，理論上會發生加強warfarin活性的危險。被認為含有香豆素或香豆

表12-13　影響warfarin抗凝血作用之中藥

增加抗凝血作用者	減少抗凝血作用者
當歸	貫葉連翹
銀杏	輔酶Q10（coenzyme Q10）
丹參	綠茶
大蒜	
生薑	
菊花	
魔鬼爪	
木瓜蛋白酶（papain）	

素衍生物（coumarin derivatives）性質的自然植物包括：白芷、金車草花、茴香、阿魏、芹菜、甘菊、葫蘆巴、七葉樹、甘草、拉維紀草、皺葉歐芹、西番蓮、苦木、紅苜蓿和芸香。而綉線菊、白楊和柳樹皮含有高濃度的水楊酸。而雀麥、丁香、洋蔥和鬱金曾經被報導過含有抗血小板活性。

琉璃苣子油（borage seed oil）因為含有亞麻油酸（γ-linoleic acid），因此可能會增長凝血時間。辣椒曾經被報導過會引起降低凝血能力（hypocoagulability）而可能引起溶血，雖然沒有確定的案例報告指出warfarin和哪一種藥用植物會發生交互作用，但病人食用上述藥用植物時，若同時使用具有抗凝血效果的藥品，如warfarin，建議應小心監測任何出血的症狀和INR。甜苜蓿（sweet clover）含有香豆素衍生物，若和warfarin合併使用，便可能會增加出血的危險性。

然而到目前為止卻不曾有甜苜蓿和warfarin產生交互作用或在人類間造成出血性疾病的案例報告。而在家畜間卻有好幾例嚴重出血和死亡的病歷被報導過，因此病人食用甜苜蓿和抗凝劑時應該謹慎監測INR和預防出血發生。

中西藥交互作用查詢如**表12-14**所示。

表12-14　中西藥交互作用查詢

中藥名	西藥學名	可能交互作用機轉	可能交互作用結果	建議處理方式
八味地黃丸	spironolactone	中藥含鉀鹽	易造成高血鉀	避免併用
八味地黃丸	hypoglycemic drug	中藥也可降血糖	降血糖作用加成	調整劑量
土茯苓	rosiglitazone	增強insulin敏感性，降低insulin抗性	作用加成	調整劑量
大黃	antacids	中藥含tannin與西藥產生結合反應	喪失療效	隔開服用
大黃	rosiglitazone	增強insulin敏感性，降低insulin抗性	作用加成	調整劑量
大黃	chlorampenicol	西藥使腸內菌失衡，大黃失去致瀉作用；tannin使西藥生沉澱，不易吸收	中西藥療效皆降低	避免併用
大黃	antihyperlipidemic	中藥具降血脂作用	作用加成	調整劑量

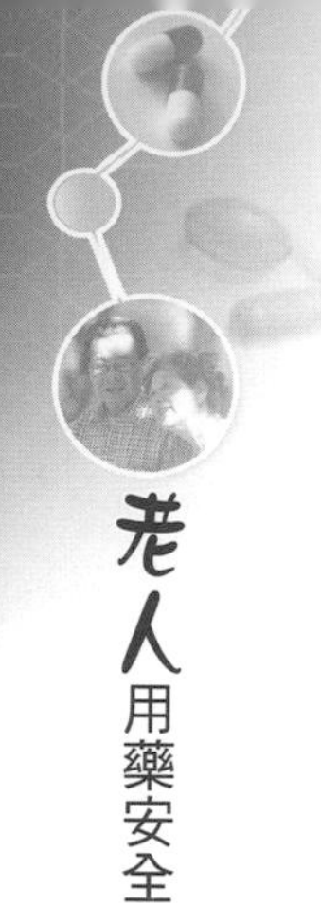

（續）表12-14　中西藥交互作用查詢

中藥名	西藥學名	可能交互作用機轉	可能交互作用結果	建議處理方式
大黃	B complex	中藥含tannin，與thiamine產生沉澱	西藥療效降低	隔開服用
大黃	vit B-co	中藥含tannin，與thiamine產生沉澱	西藥療效降低	隔開服用
大黃	riboflavin	vitamin B_2在鹼性中不安定	西藥效果降低	避免併用
大黃	erythromycin	tannin使西藥生沉澱，不易吸收	西藥療效降低	隔開服用
大黃	rifampicin	tannin使西藥生沉澱，不易吸收	西藥療效降低	隔開服用
大黃	Aspirin®	中藥呈鹼性，使西藥溶離，胃排空和腸吸收加快	西藥吸收加快	隔開服用
大黃	Biofermin ®	tannin使西藥生沉澱，不易吸收	西藥療效降低	隔開服用
大黃	tetracycline	tannin使西藥生沉澱，不易吸收。鹼性環境下西藥溶解度降低	西藥療效降低	隔開服用
大黃（生）	chlorampenicol	西藥使腸內菌失衡，大黃失去致瀉作用；tannin使西藥生沉澱，不易吸收	中西藥療效皆降低	避免併用
大黃（生）	B complex	中藥含tannin，與thiamine產生沉澱	西藥療效降低	隔開服用
大黃（生）	erythromycin	tannin使西藥生沉澱，不易吸收	西藥療效降低	隔開服用
大黃（生）	Biofermin ®	tannin使西藥生沉澱，不易吸收	西藥療效降低	隔開服用
大黃（生）	Aspirin®	中藥呈鹼性，使西藥溶離，胃排空和腸吸收加快	西藥吸收加快	隔開服用
大黃（生）	riboflavin	vitamin B_2在鹼性中不安定	西藥效果降低	避免併用
大黃（生）	antacids	中藥含tannin與西藥產生結合反應	喪失療效	隔開服用
大黃（生）	rosiglitazone	增強insulin敏感性，降低insulin抗性	作用加成	調整劑量
大黃（生）	antihyperlipidemic	中藥具降血脂作用	作用加成	調整劑量
大黃（生）	tetracycline	tannin使西藥生沉澱，不易吸收。鹼性環境下西藥溶解度降低	西藥療效降低	隔開服用
大黃（生）	rifampicin	tannin使西藥生沉澱，不易吸收	西藥療效降低	隔開服用
大黃（生）	vit B-co	中藥含tannin，與thiamine產生沉澱	西藥療效降低	隔開服用
大黃（酒）	erythromycin	tannin使西藥生沉澱，不易吸收	西藥療效降低	隔開服用
大黃（酒）	Aspirin®	中藥呈鹼性，使西藥溶離，胃排空和腸吸收加快	西藥吸收加快	隔開服用
大黃（酒）	rosiglitazone	增強insulin敏感性，降低insulin抗性	作用加成	調整劑量

（續）表12-14　中西藥交互作用查詢

中藥名	西藥學名	可能交互作用機轉	可能交互作用結果	建議處理方式
大黃（酒）	chlorampenicol	西藥使腸內菌失衡，大黃失去致瀉作用；tannin使西藥生沉澱，不易吸收	中西藥療效皆降低	避免併用
大黃（酒）	tetracycline	tannin使西藥生沉澱，不易吸收。鹼性環境下西藥溶解度降低	西藥療效降低	隔開服用
大黃（酒）	rifampicin	tannin使西藥生沉澱，不易吸收	西藥療效降低	隔開服用
大黃（酒）	riboflavin	vitamin B_2在鹼性中不安定	西藥效果降低	避免併用
大黃（酒）	antihyperlipidemic	中藥具降血脂作用	作用加成	調整劑量
大黃（酒）	B complex	中藥含tannin，與thiamine產生沉澱	西藥療效降低	隔開服用
大黃（酒）	antacids	中藥含tannin與西藥產生結合反應	喪失療效	隔開服用
大黃（酒）	Biofermin®	tannin使西藥生沉澱，不易吸收	西藥療效降低	隔開服用
大黃（酒）	vit B-co	中藥含tannin，與thiamine產生沉澱	西藥療效降低	隔開服用
大黃牡丹皮湯	tetracycline	tannin使西藥生沉澱，不易吸收	西藥療效降低	隔開服用
大黃牡丹皮湯	vit B-co	中藥含tannin，使thiamine產生沉澱	西藥療效降低	隔開服用
大黃牡丹皮湯	rosiglitazone	增強insulin敏感性，降低insulin抗性	作用加成	調整劑量
大黃牡丹皮湯	rifampicin	tannin使西藥生沉澱，不易吸收	西藥療效降低	隔開服用
大黃牡丹皮湯	erythromycin	tannin使西藥生沉澱，不易吸收	西藥療效降低	隔開服用
大黃牡丹皮湯	chlorampenicol	西藥使腸內菌失衡，大黃失去致瀉作用；tannin使西藥生沉澱，不易吸收	中西藥療效皆降低	避免併用
大黃牡丹皮湯	Biofermin®	tannin使西藥生沉澱，不易吸收	西藥療效降低	隔開服用
大黃牡丹皮湯	antihyperlipidemic	中藥具降血脂作用	作用加成	調整劑量
大腹皮	fluphenazine	中藥含arecoline	tremor, stiffness, akathisia.	避免併用
大腹皮	prednisolone	arecoline令支氣管收縮，為劑量相關性	惡化氣喘	避免併用
大腹皮	flupentixol	中藥含arecoline	rigidity, bradykinesia, jaw tremor.	避免併用
女貞子	sulfonamides	中藥呈酸性，令尿液酸化，使磺胺藥易結晶析出	尿道刺激、血尿、尿痛、尿閉	避免併用
女貞子	antacids	中西藥產生中和反應	喪失療效	隔開服用
小活絡丹	atropine	西藥會增強中藥生物鹼的毒性	引起藥品中毒	避免併用

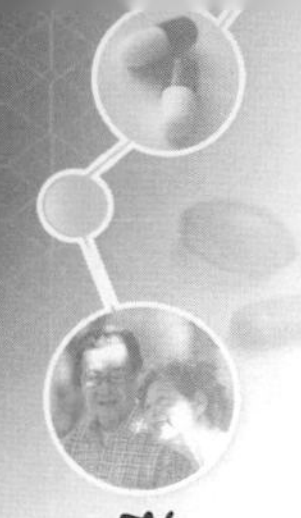

（續）表12-14　中西藥交互作用查詢

中藥名	西藥學名	可能交互作用機轉	可能交互作用結果	建議處理方式
小柴胡湯	steroids	中藥會降低西藥的AUC	減弱西藥療效	避免併用
山茱萸	antacids	中西藥產生中和反應	喪失療效	隔開服用
山茱萸	sulfonamides	中藥呈酸性，令尿液酸化，使磺胺藥易結晶析出	尿道刺激、血尿、尿痛、尿閉	避免併用
山茱萸	streptomycin	中藥酸化尿液，使西藥效價降低，排泄增加	西藥效果降低	治療UTI時避免併用
山茱萸	gentamycin	中藥酸化尿液，使西藥效價降低，排泄增加	西藥效果降低	治療UTI時避免併用
山茱萸	hypoglycemic drug	中藥也可降血糖	降血糖作用加成	調整劑量
山茱萸	antacids	中西藥產生中和反應	喪失療效	隔開服用
山茱萸	gentamycin	中藥酸化尿液，使西藥效價降低，排泄增加	西藥效果降低	治療UTI時避免併用
山茱萸	hypoglycemic drug	中藥也可降血糖	降血糖作用加成	調整劑量
山楂	clonidine	中藥擴張血管而降血壓	降壓作用加成	調整劑量
山楂	antacids	中西藥產生中和反應	喪失療效	隔開服用
山楂	aluminum hydroxide	酸鹼中和	降低療效	避免併用
山楂	erythromycin	中藥降低血中pH值，減弱西藥抗菌效果	西藥效果降低	避免併用
山楂	theophylline	酸鹼中和	降低療效	避免併用
山楂	Rifinah®	中藥呈酸性，增加rifampicin在腎臟的重吸收	西藥腎毒性增加	避免併用
山楂	sulfonamides	中藥呈酸性，令尿液酸化，使磺胺藥易結晶析出	尿道刺激、血尿、尿痛、尿閉	避免併用
山楂	rifampicin	中藥呈酸性，增加rifampicin在腎臟的重吸收	西藥腎毒性增加	避免併用
山楂	aminophylline	酸鹼中和	降低療效	避免併用
山楂	tetracycline	西藥呈鹼性，和酸性中藥同服會有中和反應	中西藥作用降低	隔開服用
山楂	gentamycin	中藥酸化尿液，使西藥效價降低，排泄增加	西藥效果降低	治療UTI時避免併用

（續）表12-14 中西藥交互作用查詢

中藥名	西藥學名	可能交互作用機轉	可能交互作用結果	建議處理方式
山楂	prazosin	中藥擴張血管而降血壓	降壓作用加成	調整劑量
山楂	antihypertensive	高劑量山楂會產生低血壓	作用加成	調整劑量
山楂	Rifater®	中藥呈酸性，增加rifampicin在腎臟的重吸收	西藥腎毒性增加	避免併用
山楂	streptomycin	中藥酸化尿液，使西藥效價降低，排泄增加	西藥效果降低	治療UTI時避免併用
山楂	doxazosin	中藥擴張血管而降血壓	降壓作用加成	調整劑量
山楂	antihypertensive	高劑量山楂會產生低血壓	作用加成	調整劑量
山楂	doxazosin	中藥擴張血管而降血壓	降壓作用加成	調整劑量
山楂	sulfonamides	中藥呈酸性，令尿液酸化，使磺胺藥易結晶析出	尿道刺激、血尿、尿痛、尿閉	避免併用
山楂	rifampicin	中藥呈酸性，增加rifampicin在腎臟的重吸收	西藥腎毒性增加	避免併用
山楂	theophylline	酸鹼中和	降低療效	避免併用
山楂	Rifinah®	中藥呈酸性，增加rifampicin在腎臟的重吸收	西藥腎毒性增加	避免併用
山楂	prazosin	中藥擴張血管而降血壓	降壓作用加成	調整劑量
山楂	Rifater®	中藥呈酸性，增加rifampicin在腎臟的重吸收	西藥腎毒性增加	避免併用
山楂	erythromycin	中藥降低血中pH值，減弱西藥抗菌效果	西藥效果降低	避免併用
山楂	clonidine	中藥擴張血管而降血壓	降壓作用加成	調整劑量
山楂	aluminum hydroxide	酸鹼中和	降低療效	避免併用
山楂	aminophylline	酸鹼中和	降低療效	避免併用
山藥	barbiturates	中藥為肝臟酵素抑制劑，使西藥代謝減緩	延長睡眠時間	避免併用或調整劑量
山藥	hypoglycemic drug	中藥也可降血糖	降血糖作用加成	調整劑量
川芎	anticoagulant	中藥具抗凝血作用	作用加成	monitor INR
川芎	antihyperlipidemic	中藥具降血脂作用	作用加成	調整劑量
川芎茶調散	antacids	中西藥產生中和反應	喪失療效	隔開服用

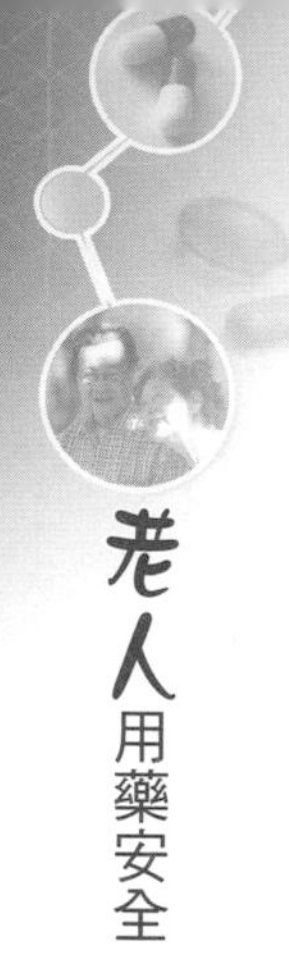

（續）表12-14　中西藥交互作用查詢

中藥名	西藥學名	可能交互作用機轉	可能交互作用結果	建議處理方式
川芎茶調散	sulfonamides	中藥呈酸性，令尿液酸化，使磺胺藥易結晶析出	尿道刺激、血尿、尿痛、尿閉	避免併用
川芎茶調散	streptomycin	中藥酸化尿液，使西藥效價降低，排泄增加	西藥效果降低	避免併用
川芎茶調散	gentamycin	中藥酸化尿液，使西藥效價降低，排泄增加	西藥效果降低	避免併用
丹參	aluminum hydroxide	產生結合反應	降低療效	隔開服用
丹參	antihyperlipidemic	中藥具降血脂作用	作用加成	調整劑量
丹參	hypoglycemic drug	中藥也可降血糖	降血糖作用加成	調整劑量
丹參	MgO	產生結合反應	降低療效	隔開服用
丹參	warfarin	增加INR，增加PT/PTT	丹參降低warfarin的排除	避免併用
丹參	urokinase	抗血小板作用加成	容易出血	監測INR
丹參	calcium carbonate	產生結合反應	降低療效	隔開服用
丹參	urokinase	抗血小板作用加成	容易出血	監測INR
丹參	MgO	產生結合反應	降低療效	隔開服用
五味子	aminophylline	酸鹼中和	降低療效	避免併用
五味子	aluminum hydroxide	酸鹼中和	降低療效	避免併用
五味子	gentamycin	中藥酸化尿液，使西藥效價降低，排泄增加	西藥效果降低	治療UTI時避免併用
五味子	antacids	中西藥產生中和反應	喪失療效	隔開服用
五味子	tetracycline	西藥呈鹼性，和酸性中藥同服會有中和反應	中西藥作用降低	隔開服用
五味子	sulfonamides	中藥呈酸性，令尿液酸化，使磺胺藥易結晶析出	尿道刺激、血尿、尿痛、尿閉	避免併用
五味子	theophylline	酸鹼中和	降低療效	避免併用
五味子	streptomycin	中藥酸化尿液，使西藥效價降低，排泄增加	西藥效果降低	治療UTI時避免併用
五味子	aminophylline	酸鹼中和	降低療效	避免併用
五味子	aluminum hydroxide	酸鹼中和	降低療效	避免併用

（續）表12-14 中西藥交互作用查詢

中藥名	西藥學名	可能交互作用機轉	可能交互作用結果	建議處理方式
五味子	antacids	中西藥產生中和反應	喪失療效	隔開服用
五味子	gentamycin	中藥酸化尿液，使西藥效價降低，排泄增加	西藥效果降低	治療UTI時避免併用
五苓散	diuretics	中藥具利尿作用	作用加成	調整劑量
六味地黃丸	diuretics	中藥具利尿作用	作用加成	調整劑量
六味地黃丸	hypoglycemic drug	中藥也可降血糖	降血糖作用加成	調整劑量
天麻	antihypertensive	中藥具降壓作用	作用加成	調整劑量
天麻鉤藤飲	antihypertensive	中藥具降壓作用	作用加成	調整劑量
少腹逐淤湯	anticoagulant	中藥具抗凝血作用	作用加成	monitor INR
木瓜	warfarin	未明	INR增加	調整劑量
木通	spironolactone	中藥含鉀鹽	易造成高血鉀	避免併用
木通	diuretics	中藥具利尿作用	作用加成	調整劑量
牛膝（川）	diuretics	中藥具利尿作用	作用加成	調整劑量
牛膝（川）	antihypertensive	中藥具降壓作用	作用加成	調整劑量
牛膝（懷）	diuretics	中藥具利尿作用	作用加成	調整劑量
牛膝（懷）	antihypertensive	中藥具降壓作用	作用加成	調幣劑量
代赭石	chlorampenicol	西藥具硝基苯，抑制細胞對鐵的吸收，干擾骨髓細胞和血紅蛋白的合成	中藥效果降低	避免併用
仙鶴草	anticoagulant	中藥具抗凝血作用	作用加成	monitor INR
半夏厚朴湯	streptomycin	中藥含木蘭箭毒鹼，西藥含箭毒鹼	呼吸抑制作用加成	避免併用
甘草	hydrocortisone	glycyrrhizin會抑制hydrocortisone代謝，而增加其濃度	造成鈉水滯留之水腫，血壓控制不良	避免併用
甘草	estrogen	中藥具類estrogen作用	作用加成	調整劑量
甘草	barbiturates	兩者皆為肝臟酵素誘導劑，使西藥代謝加速	西藥療效降低	避免併用或調整劑量
甘草	contraceptives	增加西藥對glycyrrhizin的敏感度，女比男更敏感	造成水腫，高血壓，低血鉀	避免併用

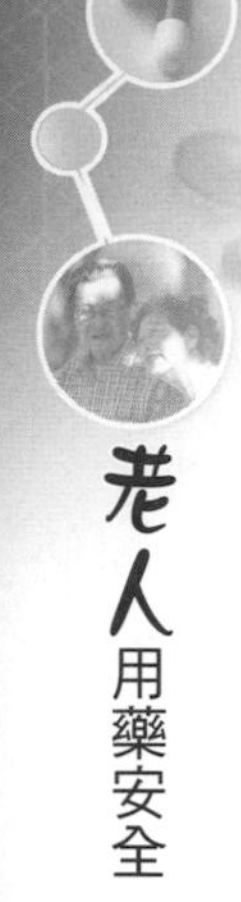

（續）表12-14　中西藥交互作用查詢

中藥名	西藥學名	可能交互作用機轉	可能交互作用結果	建議處理方式
甘草	fluitran	中藥會產生低血鉀，並拮抗利尿劑作用	作用減弱	調整劑量或避免併用
甘草	prednisolone	glycyrrhizin會降低prednisolone清除率，而增加其濃度	造成鈉水滯留之水腫，血壓控制不良	避免併用
甘草	digoxin	甘草易使鉀離子流失	西藥在低血鉀下易產生毒性	避免併用
甘草	Aspirin®	胃酸，胃蛋白酶的分泌增加，刺激胃黏膜	加重潰瘍，甚至引起上消化道出血	避免併用
甘草	diuretics	中藥會產生低血鉀，並拮抗利尿劑作用	作用減弱	調整劑量或避免併用
甘草	spironolactone	中藥會拮抗利尿劑作用	作用減弱	調整劑量
甘草	moclobemide	中藥含擬交感神經作用的胺類	造成高血壓危象	避免併用
甘草（生）	diuretics	中藥會產生低血鉀，並拮抗利尿劑作用	作用減弱	調整劑量或避免併用
甘草（生）	spironolactone	中藥為類醛固酮藥，競爭target organ會拮抗利尿劑作用	作用減弱	調整劑量
甘草（生）	barbiturates	兩者皆為肝臟酵素誘導劑，使西藥代謝加速	西藥療效降低	避免併用或調整劑量
甘草（生）	estrogen	中藥具類estrogen作用	作用加成	調整劑量
甘草（生）	hydrocortisone	glycyrrhizin會抑制hydrocortisone代謝，而增加其濃度	造成鈉水滯留之水腫，血壓控制不良	避免併用
甘草（生）	contraceptives	增加西藥對glycyrrhizin的敏感度，女比男更敏感	造成水腫，高血壓，低血鉀	避免併用
甘草（生）	moclobemide	中藥含擬交感神經作用的胺類	造成高血壓危象	避免併用
甘草（生）	Aspirin®	胃酸，胃蛋白酶的分泌增加，刺激胃黏膜	加重潰瘍，甚至引起上消化道出血	避免併用

（續）表12-14　中西藥交互作用查詢

中藥名	西藥學名	可能交互作用機轉	可能交互作用結果	建議處理方式
甘草（生）	fluitran	中藥會產生低血鉀，並拮抗利尿劑作用	作用減弱	調整劑量或避免併用
甘草（生）	digoxin	甘草易使鉀離子流失	西藥在低血鉀下易產生毒性	避免併用
甘草（生）	prednisolone	glycyrrhizin會降低prednisolone清除率，而增加其濃度	造成鈉水滯留之水腫，血壓控制不良	避免併用
甘草（炙）	estrogen	中藥具類estrogen作用	作用加成	調整劑量
甘草（炙）	hydrocortisone	glycyrrhizin會抑制hydrocortisone代謝，而增加其濃度	造成鈉水滯留之水腫，血壓控制不良	避免併用
甘草（炙）	fluitran	中藥會產生低血鉀，並拮抗利尿劑作用	作用減弱	調整劑量或避免併用
甘草（炙）	spironolactone	中藥為類醛固酮藥，競爭target organ會拮抗利尿劑作用	作用減弱	調整劑量
甘草（炙）	diuretics	中藥會產生低血鉀，並拮抗利尿劑作用	作用減弱	調整劑量或避免併用
甘草（炙）	prednisolone	glycyrrhizin會降低prednisolone清除率，而增加其濃度	造成鈉水滯留之水腫，血壓控制不良	避免併用
甘草（炙）	contraceptives	增加西藥對glycyrrhizin的敏感度，女比男更敏感	造成水腫，高血壓，低血鉀	避免併用
甘草（炙）	digoxin	甘草易使鉀離子流失	西藥在低血鉀下易產生毒性	避免併用
甘草（炙）	barbiturates	兩者皆為肝臟酵素誘導劑，使西藥代謝加速	西藥療效降低	避免併用或調整劑量
甘草（炙）	moclobemide	中藥含擬交感神經作用的胺類	造成高血壓危象	避免併用
甘草（炙）	Aspirin®	胃酸，胃蛋白酶的分泌增加，刺激胃黏膜	加重潰瘍，甚至引起上消化道出血	避免併用
甘麥大棗湯	anticonvulsant	中藥具抗驚厥作用	作用加成	調整劑量
甘麥大棗湯	spironolactone	為類醛固酮藥，競爭target organ	利尿效果降低	避免併用

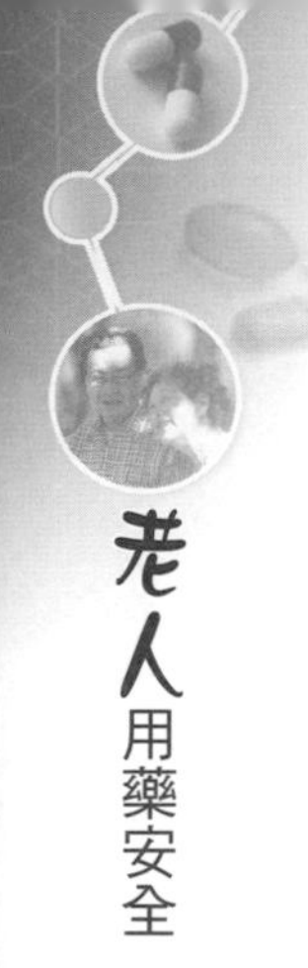

（續）表12-14　中西藥交互作用查詢

中藥名	西藥學名	可能交互作用機轉	可能交互作用結果	建議處理方式
甘露消毒丹	spironolactone	為類醛固酮藥，競爭target organ	利尿效果降低	避免併用
甘露飲	spironolactone	為類醛固酮藥，競爭Target organ	利尿效果降低	避免併用
生化湯	anticoagulant	中藥具抗凝血作用	作用加成	monitor INR
生脈散	sulfonamides	中藥呈酸性，令尿液酸化，使磺胺藥易結晶析出	尿道刺激、血尿、尿痛、尿閉	避免併用
生脈散	streptomycin	中藥酸化尿液，使西藥效價降低，排泄增加	西藥效果降低	避免併用
生脈散	antacids	中西藥產生中和反應	喪失療效	隔開服用
生脈散	gentamycin	中藥酸化尿液，使西藥效價降低，排泄增加	西藥效果降低	避免併用
白朮	hypoglycemic drug	中藥也可降血糖	降血糖作用加成	調整劑量
白朮（炒）	hypoglycemic drug	中藥也可降血糖	降血糖作用加成	調整劑量
白果	pethidine	中藥含HCN，具抑制呼吸中樞作用	呼吸抑制作用加成	調整劑量
白果	phenytoin	中藥含 4'-O-methylpyridoxine（量較少），可能引起seizure	西藥效果降低	避免併用
白果	morphine	中藥含HCN，具抑制呼吸中樞作用	呼吸抑制作用加成	調整劑量
白果	codeine	中藥含HCN，具抑制呼吸中樞作用	呼吸抑制作用加成	調整劑量
白果	barbiturates	中藥含HCN，具抑制呼吸中樞作用	呼吸抑制作用加強	避免併用
白芷	anticoagulant	中藥含香豆素，與西藥具加成作用	抗凝血作用加強	monitor INR
白芷	antiplatelet	中藥含香豆素，與西藥具加成作用	抗凝血作用加強	monitor INR
白芷	estrogen	中藥含雌性素，與西藥具加成作用	雌激素作用加強	調整劑量
白芷	anticoagulant	中藥含香豆素，與西藥具加成作用	抗凝血作用加強	monitor INR
白芷	warfarin	中藥含furocoumarin	warfarin作用加強	monitor INR
白茅根	diuretics	中藥具利尿作用	作用加成	調整劑量
石決明	tetracycline	易與Ca、Mg、Fe結合，難以吸收	西藥療效降低	隔開服用
石膏	Rifater®	易與Ca、Mg、Fe結合，難以吸收	西藥療效降低	隔開服用

（續）表12-14　中西藥交互作用查詢

中藥名	西藥學名	可能交互作用機轉	可能交互作用結果	建議處理方式
石膏	gentamycin	中藥含鈣離子，會降低西藥和血漿蛋白結合	西藥free type增加，濃度及耳腎毒性增加	避免併用
石膏	Isoniazid	易與Ca、Mg、Fe結合，難以吸收	西藥療效降低	隔開服用
石膏	Neomycin	西藥sulfate與中藥結合成難溶化合物	西藥效果降低	避免併用
石膏	tetracycline	西藥易與Ca、Mg、Fe結合，難以吸收	西藥療效降低	隔開服用
石膏	Rifinah®	易與Ca、Mg、Fe結合，難以吸收	西藥療效降低	隔開服用
全蠍	anticonvulsant	中藥具抗驚厥作用	作用加成	調整劑量
全蠍	antihypertensive	中藥具降壓作用	作用加成	調整劑量
地黃（生）	barbiturates	中藥為肝臟酵素抑制劑，使西藥代謝減緩	延長睡眠時間	避免併用或調整劑量
地黃（生）	hypoglycemic drug	中藥也可降血糖	降血糖作用加成	調整劑量
地黃（生）	barbiturates	中藥為肝臟酵素抑制劑，使西藥代謝減緩	延長睡眠時間	避免併用或調整劑量
地黃（生）	hypoglycemic drug	中藥也可降血糖	降血糖作用加成	調整劑量
地黃（熟）	barbiturates	中藥為肝臟酵素抑制劑，使西藥代謝減緩	延長睡眠時間	避免併用或調整劑量
地黃（熟）	hypoglycemic drug	中藥也可降血糖	降血糖作用加成	調整劑量
地榆	tetracycline	tannin使西藥生沉澱，不易吸收	西藥療效降低	隔開服用
地榆	Biofermin®	tannin使西藥生沉澱，不易吸收	西藥療效降低	隔開服用
地榆	B complex	中藥含tannin，與thiamine產生沉澱	西藥療效降低	隔開服用
地榆	chlorampenicol	tannin使西藥生沉澱，不易吸收	西藥療效降低	隔開服用
地榆	rifampicin	tannin使西藥生沉澱，不易吸收	西藥療效降低	隔開服用
地榆	antacids	中藥含tannin與西藥產生結合反應	喪失療效	隔開服用
地榆	vit B-co	中藥含tannin，使thiamine產生沉澱	西藥療效降低	隔開服用
地榆	erythromycin	tannin使西藥生沉澱，不易吸收	西藥療效降低	隔開服用
地榆	antacids	中藥含tannin與西藥產生結合反應	喪失療效	隔開服用
地榆	B complex	中藥含tannin，與thiamine產生沉澱	西藥療效降低	隔開服用
地榆	vit B-co	中藥含tannin，與thiamine產生沉澱	西藥療效降低	隔開服用
地榆	tetracycline	tannin使西藥生沉澱，不易吸收	西藥療效降低	隔開服用

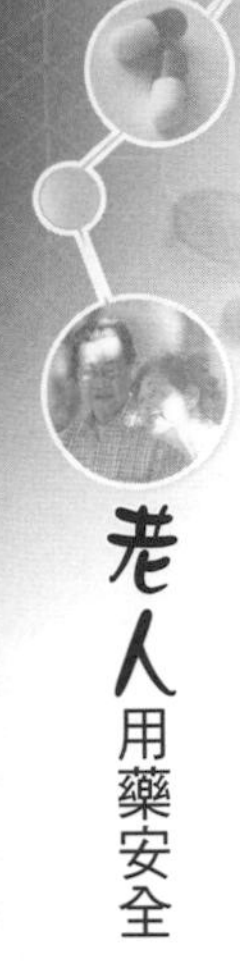

（續）表12-14　中西藥交互作用查詢

中藥名	西藥學名	可能交互作用機轉	可能交互作用結果	建議處理方式
地榆（炭）	antacids	中藥含tannin與西藥產生結合反應	喪失療效	隔開服用
地榆（炭）	B complex	中藥含tannin，與thiamine產生沉澱	西藥療效降低	隔開服用
地榆（炭）	tetracycline	炭類中藥會吸附西藥，造成西藥吸收減少	西藥療效降低	隔開服用
地龍	anticonvulsant	中藥具抗驚厥作用	作用加成	調整劑量
地龍	antihypertensive	中藥具降壓作用	作用加成	調整劑量
竹葉石膏湯	diuretics	中藥具利尿作用	作用加成	調整劑量
血府逐淤湯	anticoagulant	中藥具抗凝血作用	作用加成	monitor INR
何首烏	metformin	中藥含腎上腺皮質激素，升高血糖	減弱西藥降血糖作用	避免併用
旱蓮草	spironolactone	中藥含K^+，與保鉀利尿之西藥	誘發高血鉀	避免併用
杏仁	barbiturates	中藥含HCN，具抑制呼吸中樞作用	呼吸抑制作用加強	避免併用
杏仁	codeine	中藥含HCN，具抑制呼吸中樞作用	呼吸抑制作用加成	調整劑量
杏仁	pethidine	中藥含HCN，具抑制呼吸中樞作用	呼吸抑制作用加成	調整劑量
杏仁	morphine	中藥含HCN，具抑制呼吸中樞作用	呼吸抑制作用加成	調整劑量
杞菊地黃丸	hypoglycemic drug	中藥也可降血糖	降血糖作用加成	調整劑量
牡蠣	tetracycline	易與Ca、Mg、Fe結合，難以吸收	西藥療效降低	隔開服用
牡蠣	Rifater®	易與Ca、Mg、Fe結合，難以吸收	西藥療效降低	隔開服用
牡蠣	gentamycin	中藥含鈣離子，會降低西藥和血漿蛋白結合	西藥free type增加，濃度及耳腎毒性增加	避免併用
牡蠣	isoniazid	易與Ca、Mg、Fe結合，難以吸收	西藥療效降低	隔開服用
牡蠣	Rifinah®	易與Ca、Mg、Fe結合，難以吸收	西藥療效降低	隔開服用
牡蠣	Tetracycline	易與Ca、Mg、Fe結合，難以吸收	西藥療效降低	隔開服用
牡蠣	Isoniazid	易與Ca、Mg、Fe結合，難以吸收	西藥療效降低	隔開服用
芍藥（白）	antihypertensive	中藥具降壓作用	作用加成	調整劑量
芍藥（白）	metoclopramide	中西藥作用相反	降低療效	避免併用
芍藥（赤）	antihypertensive	中藥具降壓作用	作用加成	調整劑量
芍藥（赤）	antihyperlipidemic	中藥具降血脂作用	作用加成	調整劑量

（續）表12-14　中西藥交互作用查詢

中藥名	西藥學名	可能交互作用機轉	可能交互作用結果	建議處理方式
芍藥（炒）	metoclopramide	中西藥作用相反	降低療效	避免併用
芍藥（炒）	antihypertensive	中藥具降壓作用	作用加成	調整劑量
芍藥甘草湯	spironolactone	為類醛固酮藥，競爭target organ	利尿效果降低	避免併用
身痛逐淤湯	anticoagulant	中藥具抗凝血作用	作用加成	monitor INR
車前子	siuretics	中藥具利尿作用	作用加成	調整劑量
車前草	siuretics	中藥具利尿作用	作用加成	調整劑量
車前草	warfarin	中藥含維生素K會妨礙抗凝血劑的作用	作用降低	調整劑量或避免併用
車前草	antihyperlipid-emics	中藥含纖維素，減少脂肪吸收	作用降低	隔開服用
車前草	digoxin	中藥含纖維素，減少西藥吸收	作用降低	隔開服用
車前草	lithium	中藥含纖維素，減少西藥吸收	作用降低	隔開服用
車前草	diuretics	中藥具利尿作用	作用加成	調整劑量
車前草	antihyperlipid-emics	中藥含纖維素，減少脂肪吸收	作用降低	隔開服用
防己	diuretics	中藥具利尿作用	作用加成	調整劑量
防己	antihypertensive	中藥具降壓作用	作用加成	調整劑量
刺五加	digoxin	中藥干擾digoxin assay	digoxin濃度增加	以EKG做評估
炙甘草湯	spironolactone	為類醛固酮藥，競爭target organ	利尿效果降低	避免併用
知母	hypoglycemic drug	中藥也可降血糖	降血糖作用加成	調整劑量
知柏地黃丸	diuretics	中藥具利尿作用	作用加成	調整劑量
虎杖	B complex	中藥含tannin，與thiamine產生沉澱	西藥療效降低	隔開服用
虎杖	antacids	中藥含tannin與西藥產生結合反應	喪失療效	隔開服用
虎杖	Biofermin®	tannin使西藥生沉澱，不易吸收	西藥療效降低	隔開服用
虎杖	chlorampenicol	tannin使西藥生沉澱，不易吸收	西藥療效降低	隔開服用
虎杖	tetracycline	tannin使西藥生沉澱，不易吸收	西藥療效降低	隔開服用
虎杖	erythromycin	tannin使西藥生沉澱，不易吸收	西藥療效降低	隔開服用
虎杖	rifampicin	tannin使西藥生沉澱，不易吸收	西藥療效降低	隔開服用
虎杖	erythromycin	tannin使西藥生沉澱，不易吸收	西藥療效降低	隔開服用
金銀花	rosiglitazone	增強insulin敏感性，降低insulin抗性	作用加成	調整劑量

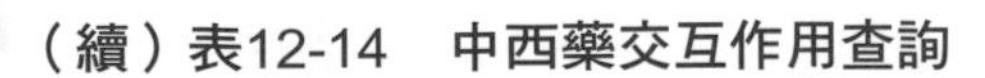

（續）表12-14　中西藥交互作用查詢

中藥名	西藥學名	可能交互作用機轉	可能交互作用結果	建議處理方式
金錢草	diuretics	中藥具利尿作用	作用加成	調整劑量
金櫻子	hypoglycemic drug	中藥也可降血糖	降血糖作用加成	調整劑量
金櫻子	B complex	中藥含tannin，與thiamine產生沉澱	西藥療效降低	隔開服用
金櫻子	antacids	中藥含tannin與西藥產生結合反應	喪失療效	隔開服用
金櫻子	hypoglycemic drug	中藥也可降血糖	降血糖作用加成	調整劑量
附子（焙）	barbiturates	中藥為肝臟酵素抑制劑，使西藥代謝減緩	延長睡眠時間	避免併用或調整劑量
青蒿	spironolactone	中藥含K^+，與保鉀利尿之西藥	誘發高血鉀	避免併用
芡實	hypoglycemic drug	中藥也可降血糖	降血糖作用加成	調整劑量
保和丸	sulfonamides	中藥消化酵素受西藥抑制	中西藥效果降低	避免併用
保和丸	tetracycline	西藥抑制中藥的消化酵素活性	中藥健胃消食作用降低	避免併用
厚朴	streptomycin	中藥含木蘭箭毒鹼，西藥含箭毒鹼	呼吸抑制作用加成	避免併用
扁豆	Rifater®	西藥有MAOI作用，中藥含tyramine	tyramine促進NE釋放，而誘發高血壓危象	避免併用
扁豆	Rifinah®	西藥有MAOI作用，中藥含tyramine	tyramine促進NE釋放，而誘發高血壓危象	避免併用
扁豆	moclobemide	中藥含tyramine	tyramine促進NE釋放，而誘發高血壓危象	避免併用
扁豆	isoniazid	西藥有MAOI作用，中藥含tyramine	tyramine促進NE釋放，而誘發高血壓危象	避免併用
枸杞子	Hypoglycemic drug	中藥也可降血糖	降血糖作用加成	調整劑量
珍珠母粉	gentamycin	中藥含鈣離子，會降低西藥和血漿蛋白結合	西藥free type增加，濃度及耳腎毒性增加	避免併用
珍珠母粉	tetracycline	易與Ca、Mg、Fe結合，難以吸收	西藥療效降低	隔開服用
珍珠母粉	anticonvulsant	中藥具抗驚厥作用	作用加成	調整劑量
紅花	antihyperlipidemic	中藥具降血脂作用	作用加成	調整劑量

（續）表12-14　中西藥交互作用查詢

中藥名	西藥學名	可能交互作用機轉	可能交互作用結果	建議處理方式
苓桂朮甘湯	diuretics	中藥具利尿作用	作用加成	調整劑量
苓桂朮甘湯	spironolactone	為類醛固酮藥，競爭Target organ	利尿效果降低	避免併用
枳實	isoniazid	西藥有MAOI作用，中藥含tyramine	tyramine促進NE釋放，而誘發高血壓危象	避免併用
枳實	moclobemide	中藥含tyramine	tyramine促進NE釋放，而誘發高血壓危象	避免併用
枳實	Rifinah®	西藥有MAOI作用，中藥含tyramine	tyramine促進NE釋放，而誘發高血壓危象	避免併用
枳實	Rifater®	西藥有MAOI作用，中藥含tyramine	tyramine促進NE釋放，而誘發高血壓危象	避免併用
桑白皮	hypoglycemic drug	中藥也可降血糖	降血糖作用加成	調整劑量
桑葉	hypoglycemic drug	中藥也可降血糖	降血糖作用加成	調整劑量
桑螵蛸	hypoglycemic drug	中藥也可降血糖	降血糖作用加成	調整劑量
柴胡龍骨牡蠣湯	gentamycin	中藥含鈣離子，會降低西藥和血漿蛋白結合	西藥free type增加，濃度及耳腎毒性增加	避免併用
柴胡龍骨牡蠣湯	anticonvulsant	中藥具抗驚厥作用	作用加成	調整劑量
桃仁	pethidine	中藥含HCN，具抑制呼吸中樞作用	呼吸抑制作用加成	調整劑量
桃仁	antihyperlipidemic	中藥具降血脂作用	作用加成	調整劑量
桃仁	barbiturates	中藥含HCN，具抑制呼吸中樞作用	呼吸抑制作用加強	避免併用
桃仁	codeine	中藥含HCN，具抑制呼吸中樞作用	呼吸抑制作用加成	調整劑量
桃仁	morphine	中藥含HCN，具抑制呼吸中樞作用	呼吸抑制作用加成	調整劑量
桃仁承氣湯	anticoagulant	中藥具抗凝血作用	作用加成	monitor INR
消渴方（玉泉丸）	hypoglycemic drug	中藥也可降血糖	降血糖作用加成	調整劑量

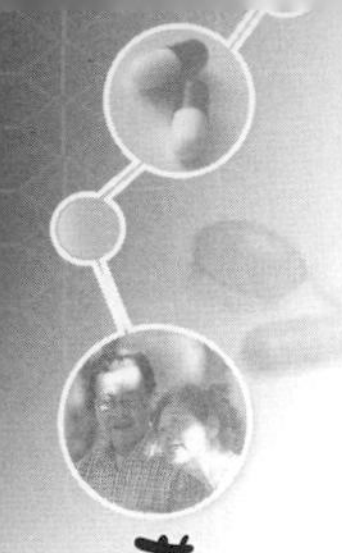

（續）表12-14　中西藥交互作用查詢

中藥名	西藥學名	可能交互作用機轉	可能交互作用結果	建議處理方式
海金沙	diuretics	中藥具利尿作用	作用加成	調整劑量
海藻	Rifater®	碘在胃中與西藥產生氧化反應	西藥效價降低	隔開服用
海藻	isoniazid	碘在胃中與西藥產生氧化反應	西藥效價降低	隔開服用
海藻	Rifinah®	碘在胃中與西藥產生氧化反應	西藥效價降低	隔開服用
浮小麥	anticonvulsant	中藥具抗驚厥作用	作用加成	調整劑量
烏梅	neomycin	中藥酸化尿液，使西藥排泄增加	西藥濃度降低	避免併用
烏梅	gentamycin	中藥酸化尿液，使西藥效價降低，排泄增加	西藥效果降低	避免併用
烏梅	tetracycline	西藥呈鹼性，和酸性中藥同服會有中和反應	中西藥作用降低	隔開服用
烏梅	streptomycin	中藥酸化尿液，使西藥效價降低，排泄增加	西藥效果降低	避免併用
烏梅	sulfonamides	中藥呈酸性，令尿液酸化，使磺胺藥易結晶析出	尿道刺激、血尿、尿痛、尿閉	避免併用
烏梅	antacids	中西藥產生中和反應	喪失療效	隔開服用
益母草	spironolactone	中藥含K^+，與保鉀利尿之西藥	誘發高血鉀	避免併用
益母草	antihyperlipidemic	中藥具降血脂作用	作用加成	調整劑量
神麴	tetracycline	西藥抑制中藥的消化酵素活性	中藥健胃消食作用降低	避免併用
神麴	sulfonamides	中藥消化酵素受西藥抑制	中西藥效果降低	避免併用
荔枝核	hypoglycemic drug	中藥也可降血糖	降血糖作用加成	調整劑量
荊芥（炭）	tetracycline	炭類中藥會吸附西藥，造成西藥吸收減少	西藥療效降低	隔開服用
茵陳（綿）	chlorampenicol	中藥含香豆素，黃酮類	中藥拮抗西藥的抗菌作用	避免併用
茵陳（綿）	anticoagulant	中藥含scoparone具抗凝血作用	作用加成	monitor INR
茵陳五苓散	diuretics	中藥具利尿作用	作用加成	調整劑量
茯苓	diuretics	中藥具利尿作用	作用加成	調整劑量
茯苓	hypoglycemic drug	中藥也可降血糖	降血糖作用加成	調整劑量
參（東洋）	chloral hydrate	中樞抑制增加	抑制中樞神經，危及生命	避免併用
參（東洋）	alcohol	增加酒精清除率	人參增加 aldehyde dehydrogenase	避免併用

（續）表12-14　中西藥交互作用查詢

中藥名	西藥學名	可能交互作用機轉	可能交互作用結果	建議處理方式
參（東洋）	Aspirin®	胃酸，胃蛋白酶的分泌增加，刺激胃黏膜	加重潰瘍，甚至引起上消化道出血	避免併用
參（東洋）	digoxin	中藥結構類似西藥，西藥濃度增加	西藥毒性增加	避免併用
參（東洋）	hypoglycemic drug	中藥也可降血糖	降血糖作用加成	調整劑量
參（東洋）	insulin	中藥含ginsenoside	增強insulin作用，降血糖	monitor血糖
參（東洋）	moclobemide	可能是MAOI和SSRI併用的關係	頭痛震顫視幻覺，mania病人常吃花粉，易有unipolar depression	避免併用
參（東洋）	phenobarbital	中樞抑制增加	抑制中樞神經，危及生命	避免併用
參（東洋）	warfarin	中藥降低warfarin的作用	降低INR使抗凝血作用降低	moniter INR
參（東洋）	antihyperlipidemic	中藥含ginsenoside Rb1，促進肝膽固醇生合成	作用相結抗	避免併用
參（高麗）	antihyperlipidemic	中藥含ginsenoside Rb1，促進肝膽固醇生合成	作用相結抗	避免併用
參（高麗）	insulin	中藥含ginsenoside	增強insulin作用，降血糖	monitor血糖
參（高麗）	Aspirin®	胃酸，胃蛋白酶的分泌增加，刺激胃黏膜	加重潰瘍，甚至引起上消化道出血	避免併用
參（高麗）	warfarin	中藥降低Warfarin的作用	降低INR使抗凝血作用降低	避免併用
參（高麗）	alcohol	增加酒精清除率	人參增加aldehyde dehydrogenase	避免併用
參（高麗）	chloral hydrate	中樞抑制增加	抑制中樞神經，危及生命	避免併用
參（高麗）	digoxin	中藥結構類似西藥，西藥濃度增加	西藥毒性增加	避免併用
參（高麗）	hypoglycemic drug	中藥也可降血糖	降血糖作用加成	調整劑量
參（高麗）	phenobarbital	中樞抑制增加	抑制中樞神經，危及生命	避免併用

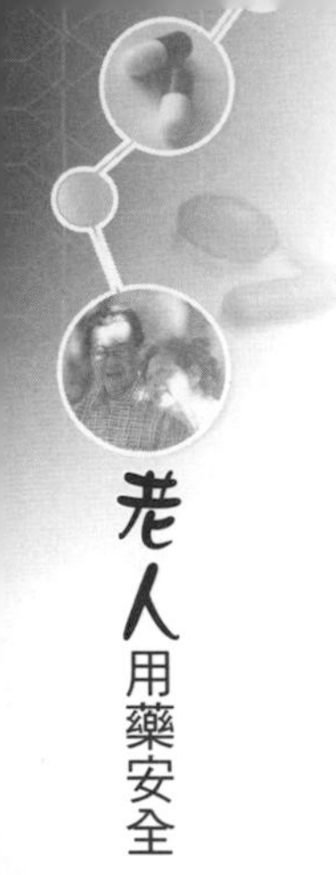

（續）表12-14　中西藥交互作用查詢

中藥名	西藥學名	可能交互作用機轉	可能交互作用結果	建議處理方式
淡竹葉	diuretics	中藥具利尿作用	作用加成	調整劑量
疏經活血湯	antihyperlipidemic	中藥具降血脂作用	作用加成	調整劑量
通草	diuretics	中藥具利尿作用	作用加成	調整劑量
通草	anticoagulant	中藥具抗凝血作用	作用加成	monitor INR
魚腥草	diuretics	中藥具利尿作用	作用加成	調整劑量
鹿茸	metformin	中藥含腎上腺皮質激素，升高血糖	減弱西藥降血糖作用	避免併用
鹿茸	Aspirin®	胃酸，胃蛋白酶的分泌增加，刺激胃黏膜	加重潰瘍，甚至引起上消化道出血	避免併用
麥芽	tetracycline	西藥抑制中藥的消化酵素活性	中藥健胃消食作用降低	避免併用
麥芽	sulfonamides	中藥消化酵素受西藥抑制	中西藥效果降低	避免併用
麥芽	isoniazid	西藥有MAOI作用，中藥含tyramine	tyramine促進NE釋放，而誘發高血壓危象	避免併用
麥芽	Rifater®	西藥有MAOI作用，中藥含tyramine	tyramine促進NE釋放，而誘發高血壓危象	避免併用
麥芽	Rifinah®	西藥有MAOI作用，中藥含tyramine	tyramine促進NE釋放，而誘發高血壓危象	避免併用
麥芽	moclobemide	中藥含tyramine	tyramine促進NE釋放，而誘發高血壓危象	避免併用
麻杏甘石湯	moclobemide	中藥含麻黃素，令動脈收縮而升高血壓	療效降低	避免併用
麻杏甘石湯	reserpine	中藥含麻黃素，令動脈收縮而升高血壓	療效降低	避免併用
麻杏甘石湯	spironolactone	為類醛固酮藥，競爭target organ	利尿效果降低	避免併用
麻黃	barbiturates	中藥具中樞興奮作用與西藥拮抗	易引起失眠	避免併用
麻黃	digoxin	中藥具擬交感神經作用劑的功效	中樞神經興奮	調整劑量或避免併用

（續）表12-14　中西藥交互作用查詢

中藥名	西藥學名	可能交互作用機轉	可能交互作用結果	建議處理方式
麻黃	Rifinah®	中西藥皆促進神經末梢產生去甲基腎上腺素，造成協同作用	高血壓危象	避免併用
麻黃	β-blockers	中藥具擬交感神經作用劑的功效	血壓不易控制	監控BP或避免併用
麻黃	Rifater®	中西藥皆促進神經末梢產生去甲基腎上腺素，造成協同作用	高血壓危象	避免併用
麻黃	resperine	中藥含麻黃素，令動脈收縮而升高血壓	作用相拮抗	避免併用
麻黃	oxytocin	中藥具擬交感神經作用劑的功效	可能引起高血壓	監控BP
麻黃	moclobemide	中藥含麻黃素，令動脈收縮而升高血壓	療效降低	避免併用
麻黃	isoniazid	中西藥皆促進神經末梢產生去甲基腎上腺素，造成協同作用	高血壓危象	避免併用
麻黃	theophylline	中藥具擬交感神經作用劑的功效	中樞神經興奮	調整劑量或避免併用
麻黃	methyldopa	中藥具擬交感神經作用劑的功效	可能引起高血壓	監控BP
麻黃	moclobemide	中藥含麻黃素，令動脈收縮而升高血壓	療效降低	避免併用
麻黃	β-blockers	中藥具擬交感神經作用劑的功效	血壓不易控制	監控BP或避免併用
麻黃（炙）	methyldopa	中藥具擬交感神經作用劑的功效	可能引起高血壓	監控BP
麻黃（炙）	isoniazid	中西藥皆促進神經末梢產生去甲基腎上腺素，造成協同作用	高血壓危象	避免併用
麻黃（炙）	barbiturates	中藥具中樞興奮作用與西藥拮抗	易引起失眠	避免併用
麻黃（炙）	moclobemide	中藥含麻黃素，令動脈收縮而升高血壓	療效降低	避免併用
麻黃（炙）	resperine	中藥含麻黃素，令動脈收縮而升高血壓。	作用相拮抗	避免併用
麻黃（炙）	Rifater®	中西藥皆促進神經末梢產生去甲基腎上腺素，造成協同作用	高血壓危象	避免併用
麻黃（炙）	Rifinah®	中西藥皆促進神經末梢產生去甲基腎上腺素，造成協同作用	高血壓危象	避免併用

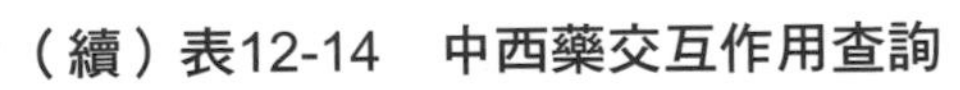

（續）表12-14　中西藥交互作用查詢

中藥名	西藥學名	可能交互作用機轉	可能交互作用結果	建議處理方式
麻黃（炙）	digoxin	中藥具擬交感神經作用劑的功效	中樞神經興奮	調整劑量或避免併用
麻黃（炙）	theophylline	中藥具擬交感神經作用劑的功效	中樞神經興奮	調整劑量或避免併用
麻黃（炙）	β-blockers	中藥具擬交感神經作用劑的功效	血壓不易控制	監控BP或避免併用
麻黃（炙）	oxytocin	中藥具擬交感神經作用劑的功效	可能引起高血壓	監控BP
麻黃附子細辛湯	moclobemide	中藥含麻黃素，令動脈收縮而升高血壓	療效降低	避免併用
麻黃附子細辛湯	reserpine	中藥含麻黃素，令動脈收縮而升高血壓	療效降低	避免併用
麻黃湯	reserpine	中藥含麻黃素，令動脈收縮而升高血壓	療效降低	避免併用
麻黃湯	moclobemide	中藥含麻黃素，令動脈收縮而升高血壓	療效降低	避免併用
復元活血湯	anticoagulant	中藥具抗凝血作用	作用加成	monitor INR
菊花	antihypertensive	中藥具降壓作用	作用加成	調整劑量
菊花（杭）	antihypertensive	中藥具降壓作用	作用加成	調整劑量
訶子	Biofermin®	tannin使西藥生沉澱，不易吸收	西藥療效降低	隔開服用
訶子	rifampicin	tannin使西藥生沉澱，不易吸收	西藥療效降低	隔開服用
訶子	erythromycin	tannin使西藥生沉澱，不易吸收	西藥療效降低	隔開服用
訶子	tetracycline	tannin使西藥生沉澱，不易吸收	西藥療效降低	隔開服用
訶子	chlorampenicol	tannin使西藥生沉澱，不易吸收	西藥療效降低	隔開服用
黃耆	rosiglitazone	增強insulin敏感性，降低insulin抗性	作用加成	調整劑量
黃耆	hypoglycemic drug	中藥也可降血糖	降血糖作用加成	調整劑量
黃耆（北耆）	hypoglycemic drug	中藥也可降血糖	降血糖作用加成	調整劑量
黃耆（北耆）	rosiglitazone	增強insulin敏感性，降低insulin抗性	作用加成	調整劑量
黃耆（炙）	hypoglycemic drug	中藥也可降血糖	降血糖作用加成	調整劑量

（續）表12-14　中西藥交互作用查詢

中藥名	西藥學名	可能交互作用機轉	可能交互作用結果	建議處理方式
黃耆（炙）	rosiglitazone	增強insulin敏感性，降低insulin抗性	作用加成	調整劑量
黃連	rosiglitazone	增強insulin敏感性，降低insulin抗性	作用加成	調整劑量
黃精	hypoglycemic drug	中藥也可降血糖	降血糖作用加成	調整劑量
菖蒲（石）	anticonvulsant	中藥具抗驚厥作用	作用加成	調整劑量
滑石	diuretics	中藥具利尿作用	作用加成	調整劑量
當歸	hypoglycemic drug	中藥也可降血糖	降血糖作用加成	調整劑量
當歸	warfarin	增加INR，廣泛瘀血	當歸含coumarins	避免併用
補骨脂	barbiturates	中藥為肝臟酵素抑制劑，使西藥代謝減緩	延長睡眠時間	避免併用或調整劑量
補陽還五湯	anticoagulant	中藥具抗凝血作用	作用加成	monitor INR
鉤藤	antihypertensive	中藥具降壓作用	作用加成	調整劑量
鉤藤	anticonvulsant	中藥具抗驚厥作用	作用加成	調整劑量
萹蓄	tetracycline	tannin使西藥生沉澱，不易吸收	西藥療效降低	隔開服用
萹蓄	rifampicin	tannin使西藥生沉澱，不易吸收	西藥療效降低	隔開服用
萹蓄	erythromycin	tannin使西藥生沉澱，不易吸收	西藥療效降低	隔開服用
萹蓄	chlorampenicol	tannin使西藥生沉澱，不易吸收	西藥療效降低	隔開服用
萹蓄	Biofermin®	tannin使西藥生沉澱，不易吸收	西藥療效降低	隔開服用
萹蓄	antacids	中藥含tannin與西藥產生結合反應	喪失療效	隔開服用
萹蓄	vit B-co	中藥含tannin，與thiamine產生沉澱	西藥療效降低	隔開服用
槐花（米）	antihyperlipidemic	中藥具降血脂作用	作用加成	調整劑量
磁石	chlorampenicol	西藥具硝基苯，抑制細胞對鐵的吸收，干擾骨髓細胞和血紅蛋白的合成	中藥效果降低	避免併用
磁石	tetracycline	西藥易與Ca、Mg、Fe結合，難以吸收	西藥療效降低	隔開服用
蒲黃（炭）	tetracycline	炭類中藥會吸附西藥，造成西藥吸收減少	西藥療效降低	隔開服用
蒲黃（黑）	tetracycline	炭類中藥會吸附西藥，造成西藥吸收減少	西藥療效降低	隔開服用

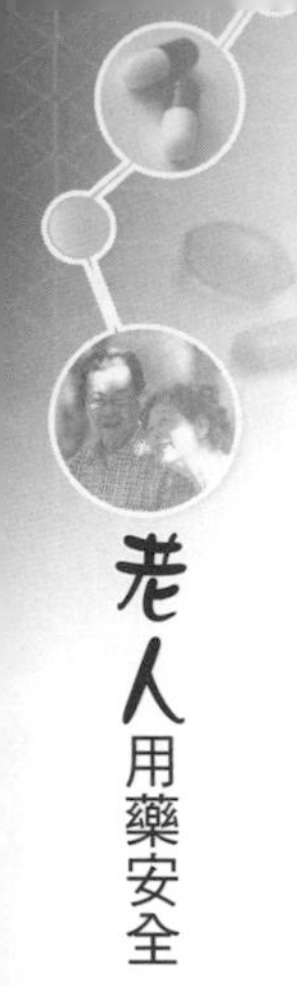

（續）表12-14　中西藥交互作用查詢

中藥名	西藥學名	可能交互作用機轉	可能交互作用結果	建議處理方式
蒼朮	hypoglycemic drug	中藥也可降血糖	降血糖作用加成	調整劑量
銀杏葉	fluitran	高血壓	不常見	避免併用
銀杏葉	phenytoin	中藥含4'-O-methylpyridoxine，引起seizure	西藥效果降低	避免併用
銀杏葉	Aspirin®	眼前房出血	ginkgobides為血小板活化因子抑制劑	避免併用
銀杏葉	paracetamol	雙側SDH（硬腦膜出血）	單用銀杏就可能引起	避免併用
銀杏葉	warfarin	腦內出血		避免併用
銀杏葉	ergotamine/caffeine	雙側SDH（硬腦膜出血）	單用銀杏就可能引起	避免併用
銀杏葉	moduretic	高血壓	不常見	避免併用
豬苓	diuretics	中藥具利尿作用	作用加成	調整劑量
豬苓湯	diuretics	中藥具利尿作用	作用加成	調整劑量
導赤散	diuretics	中藥具利尿作用	作用加成	調整劑量
澤瀉	diuretics	中藥具利尿作用	作用加成	調整劑量
澤瀉	antihyperlipidemic	中藥具降血脂作用	作用加成	調整劑量
澤瀉	anticoagulant	中藥具抗凝血作用	作用加成	monitor INR
澤瀉	spironolactone	澤瀉含鉀鹽	易造成高血鉀	避免併用
龍骨	Rifinah®	INAH易與Ca、Mg、Fe結合，難以吸收	西藥療效降低	隔開服用
龍骨	Rifater®	INAH易與Ca、Mg、Fe結合，難以吸收	西藥療效降低	隔開服用
龍骨	anticonvulsant	中藥具抗驚厥作用	作用加成	調整劑量
龍骨	gentamycin	中藥含鈣離子，會降低西藥和血漿蛋白結合	西藥free type增加，濃度及耳腎毒性增加	避免併用
龍骨	tetracycline	易與Ca、Mg、Fe結合，難以吸收	西藥療效降低	隔開服用
龍骨	isoniazid	易與Ca、Mg、Fe結合，難以吸收	西藥療效降低	隔開服用
龍骨	Rifinah®	INAH易與Ca、Mg、Fe結合，難以吸收。	西藥療效降低	隔開服用
龍骨	isoniazid	易與Ca、Mg、Fe結合，難以吸收	西藥療效降低	隔開服用

（續）表12-14　中西藥交互作用查詢

中藥名	西藥學名	可能交互作用機轉	可能交互作用結果	建議處理方式
濟生腎氣丸	diuretics	中藥具利尿作用	作用加成	調整劑量
薑黃	antiplatelet	中藥含香豆素，可能加強抗血小板作用	作用加成	調整劑量
殭蠶	anticonvulsant	中藥具抗驚厥作用	作用加成	調整劑量
薏苡仁	anticonvulsant	中藥具抗驚厥作用	作用加成	調整劑量
檳榔	prednisolone	arecoline令支氣管收縮，為劑量相關性	惡化氣喘	避免併用
檳榔	fluphenazine	中藥含arecoline	tremor, stiffness, akathisia.	避免併用
檳榔	flupentixol	中藥含arecoline	rigidity, bradykinesia, jaw tremor.	避免併用
蟬蛻	anticonvulsant	中藥具抗驚厥作用	作用加成	調整劑量
雞內金	hypoglycemic drug	中藥也可降血糖	降血糖作用加成	調整劑量
雞內金	antihyperlipidemic	中藥具降血脂作用	作用加成	調整劑量
蘆根	Diuretics	中藥具利尿作用	作用加成	調整劑量
纈草膠囊	Opiates	中藥具中樞鎮靜作用	作用加成	調整劑量
纈草膠囊	CNS depressant	中藥具中樞鎮靜作用	作用加成	調整劑量
纈草膠囊	barbiturates	中藥具中樞鎮靜作用	作用加成	調整劑量

資料來源：衛生福利部中醫藥資訊網。

第 3 節　中藥副作用

使用中藥注意事項及常見之副作用（**表12-15**），略述如下：

1. 常見中藥之副作用，包括噁心、便祕、頭暈眼花、皮疹等。但並非每個人都會有同樣的副作用，在服食藥品一段時間後，如有問題應記錄下來，以免忘記何時發生，不能遲疑立即就醫。
2. 中藥可分為內服中藥和外用中藥。其中內服中藥又有許多不同

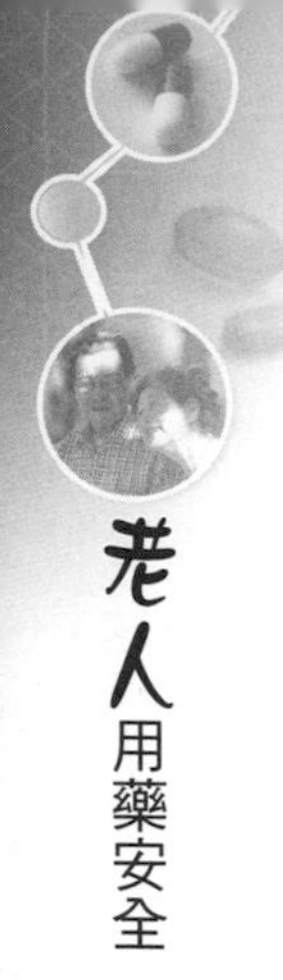

表12-15　常見中藥不良反應主要症狀簡表

品名	不良反應主要症狀
人參	輕者頭暈失眠、重者焦躁憂慮
三七	搔癢、畏寒發熱、麻疹樣丘疹
山豆根	胸悶、心悸、嘔吐、腹瀉
山藥	心煩不安、坐臥不寧
川芎	口脣腫脹、疼痛
川楝子	噁心、嘔吐
丹參	高熱面腫、四肢隱疹搔癢
五味子	胸悶難受、全身搔痺、蕁麻疹
天花粉	寒顫、頭痛、頭昏、發熱
天麻	搔癢
木通	噁心、嘔吐
牛蒡子	頭暈、胸悶氣急、搔癢、皮膚丘疹
冬蟲夏草	過量服用致過敏、引起腎功能惡化、心包炎、心律失常
甘草	水腫、胸悶、哮喘
生地	可逆性血壓升高
冰片	接觸過敏、搔癢、皮膚潮紅
地骨皮	心律失常
百合	面色潮紅、心悸
西洋參	蕁麻疹樣過敏反應、厭食、腹脹、惡寒怕冷、心悸、全身不適
何首烏	高熱、大汗出
杏仁	神志不清、牙關緊閉
杏仁	噁心嘔吐、腹瀉、頭昏、心悸、呼吸困難
沒藥	皮膚起疹
辛夷	頭暈、心慌、胸悶、噁心、全身搔癢
防風	噁心、面部及手背呈紅色斑塊搔癢
昆布（海帶）	甲狀腺結節性腫大
枇杷葉	咳嗽加劇、喉頭水腫
板藍根	噁心嘔吐、全身痛、心慌氣急
金櫻子	接觸性皮膚炎
威靈仙	頭暈、泛噁、胃部灼痛、四肢微痛
穿心蓮	頭暈眼花、視線不清、過敏性風濕、休克、皮疹
紅花	皮膚潮紅、奇癢、丘疹、燒灼感
胖大海	血尿、小腹漲痛
夏枯草	周身散布紅褐色粟粒樣丘疹
桑寄生	皮膚粟米樣丘疹、搔癢

（續）表12-15　常見中藥不良反應主要症狀簡表

品名	不良反應主要症狀
桑椹	過敏性休克、疲倦、全身風疹
柴胡	頭痛、身熱煩躁、皮膚呈紅色丘疹、搔癢
海藻	長期服用致甲狀腺功能亢進
茯苓	全身紅色丘疹、皮膚發熱
鹿茸	全身風疹塊、搔癢、面浮腫
麻黃	四肢皮疹
番瀉葉	腸鳴、腹瀉數次後出現尿滯留
絞股藍	頭暈頭痛、胸悶、鼻咽乾癢
黃耆	粟粒樣紅色丘疹、奇癢
葛根	急性胃黏膜病變
蜂蜜	上腹痛、吐、瀉、全身癢、關節痛
雷公藤	消化道出血、貧血、中毒性心肌炎、腎病綜合症、全身水腫
蒲公英	全身搔癢、蕁麻疹
遠志	全身發癢、紅色丘疹、鼻塞、心悸
酸棗仁	惡寒、全身發熱、四肢關節疼痛
熟地	頭面部奇癢難忍、蕁麻疹
獨活	失音
龍骨	麻痺、心律失常、紅疹
續斷	皮膚上出現紅色斑塊、奇癢、有灼熱感

的劑型，如湯劑、沖劑、片劑、口服液和丸劑等；外用中藥也有各種不同劑型，如膏藥、軟膏和洗劑等。因此於使用前應詳細瞭解藥品類別、劑量以及服用或使用方式及時間。

3.不同藥品或會互相干擾及受飲食的影響，故此有所禁忌。就診時應讓醫生知道自己正在服用之藥品，包括中藥、健康食品，及注意標籤指示，免生危險。

4.未經醫生指示，不要在同一時間服用多種不同藥品（不同醫師或自行購買），以免引致藥品互相干擾，包括喝酒、茶、 咖啡、中藥。

5.服藥後如果有不良反應，如紅疹、頭痛、腹痛等情況，應停止服藥。

6.要留意藥品的有效期，過期或已變質、變色的藥品應該丟棄。

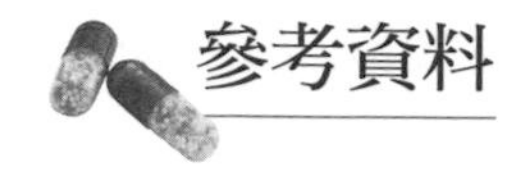

參考資料

A Pharmacist's Guide to the Clinical Assessment and Management of Pain, American Pharmacists Association, 2004.

Adriane Fugh-Berman, Herb-drug interactions, *THE LANCET*, 2000.

Alcohol-related Drug Interactions, PHARMACIST'S LETTER / PRESCRIBER'S LETTER, 2008.

Kelly M. Shields, Drug-Induced Photosensitivity, PHARMACIST'S LETTER / PRESCRIBER'S LETTER, 2004.

PRESCRIBING IN THE ELDERLY。National Medicines Information Centre, 2010.

Wei-Chiao Chang（2005）。〈藥理學大師John R. Vane爵士小傳！〉。Sciscape新聞報導。

〈如何照顧家中的老人〉。192.192.246.204/teacher/jane/docs/講義/5.老人家庭照顧.doc。

〈老人心理社會層面的變化〉。192.192.246.204/teacher/jane/docs/講義/4-990221老人心理社會.doc。

〈老人麻醉〉。cgv3088.pixnet.net/blog/post/3703968-老人麻醉。

〈老化理論〉。192.192.246.204/teacher/jane/docs/講義/2-990217老化理論.doc。

〈老人生活科技〉。192.192.246.204/teacher/jane/docs/講義/6.老人生活科技.doc。

《家庭用藥須知》。bj.sina.com.cn/article/yao/。

三軍總醫院藥事委員會編輯（2010）。〈具有潛在引起開車危險性之用藥宣導〉。《三總藥訊》。

三軍總醫院藥事委員會編輯（2010）。〈藥物經由管灌途徑之投予建議〉。《三總藥訊》。

王芙容（2005）。〈雄性禿的治療〉。《長庚藥學學報》。

王珣如（2005）。〈乾癬的藥物治療〉。《成醫藥誌》。

王婷瑩（2007）。〈老化對藥物治療的影響〉。《三總藥訊》。

王筱萍（2007）。〈淺談藥物與腎臟〉。《三總藥訊》。

王筱萍（2008）。〈非類固醇抗發炎劑（NSAIDs）ketorolac藥物不良反應與其使用之探討〉。《三總藥訊》。

王筱萍（2008）。〈藥物併用導致之Serotonin syndrome〉。《三總藥訊》。

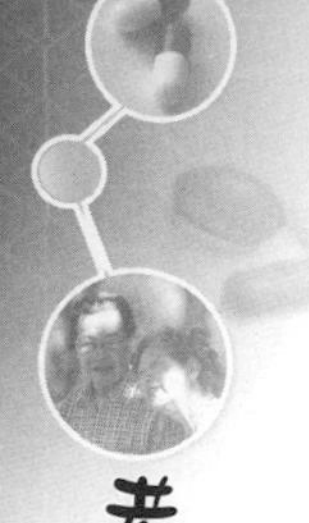

王筱萍（2010）。〈青光眼——視力的隱形殺手〉。《三總藥訊》。
王麗惠等（2003）。〈中西藥交互作用〉。《藥學雜誌》。
史明偉等（2002）。〈老年人用藥安全之考量〉。《藥學雜誌》。
朱育靜（2011）。〈藥物引起之尿失禁〉。www.skh.org.tw/pharmacy/UpLoad/1212/03.pdf。
朱和翔（2000）。〈腸道末端的問題——腹瀉〉。《藥學雜誌》。
朱哲生等（2011）。〈失眠之最新概況〉。《臺灣醫界》。
朱婉兒（2008）。〈老年人之藥物治療〉。《臺北市立聯合醫院藥訊》。
朱雅蘭等（2007）。〈更安全的藥物調劑作業〉。《慈濟醫學》。
朱麗鈴（1998）。〈藥物引起肺部疾病〉。《藥學雜誌》。
江吉文等（2002）。〈急性心肌梗塞治療之新進展〉。《藥學雜誌》。
江松燕（2001）。〈視力的隱形殺手——青光眼〉。《藥學雜誌》。
牟聯琇（1999）。〈疼痛評估與治療〉。《藥學雜誌》。
何明霖（2006）。〈老年人罹患慢性阻塞性肺疾合併急性發作的個案報告〉。《台灣老年醫學暨老年學雜誌》。
何俊杰等（2010）。〈淺談第二型糖尿病之近期發展〉。《成醫藥誌》。
余秀瑛（1993）。〈酒精與其他藥物之交互作用〉。《藥學雜誌》。
余泰慶（1994）。〈中年男子步入老年的隱疾——前列腺肥大的最新療法〉。《藥學雜誌》。
余蕙宏（2011）。〈類固醇引起之骨質疏鬆症〉。《成醫藥誌》。
余藝翩等（2002）。〈婦女泌尿道感染用藥安全的探討〉。《藥學雜誌》。
吳正文（2007）。〈抑制B型肝炎病毒複製之用藥——肝安能〉。《藥學雜誌》。
吳玉琴（2004）。〈骨質疏鬆症之治療〉。《成醫藥誌》。
吳玉琴（2009）。〈老年人用藥安全性評估〉。《成醫藥誌》。
吳明芬等（2002）。〈脊髓鴉片類藥物止痛法之藥物動力學探討〉。《藥學雜誌》。
吳芳仁（2002）。〈食物與藥物的交互作用〉。《臺安藥訊》。
吳俊男（2009）。〈周邊動脈阻塞疾病〉。《藥學雜誌》。
吳盈慧（2008）。〈藥物誘發性紅斑狼瘡〉。《奇美藥訊》。
吳秋香等（2009）。〈中西藥物交互作用淺談〉。《藥學雜誌》。
吳英湘（2002）。〈藥物引起之食道炎〉。《成醫藥誌》。
吳素芳（2008）。〈病人安全與高警訊用藥〉。《臺北市立聯合醫院藥訊》。
吳紹瑩（2009）。〈造成尿液滯留的常見藥品〉。《成醫藥誌》。

吳紹瑩（2010）。〈抗組織胺藥品對老年人排尿之影響〉。《成醫藥誌》。
吳智媛（2010）。〈老人用藥安全〉。《臺安藥訊》。
呂玉鳳（2000）。〈藥物導致腹瀉〉。《臺安藥訊》。
宋承恩（2001）。〈慢性B型肝炎之最新藥物治療〉。《藥學雜誌》。
巫櫻桃（2001）。〈高血脂症及其用藥簡介〉。《藥學雜誌》。
李世代（2007）。〈老人醫療照護與用藥簡介〉。國立台北護理學院長期照護暨旅遊健康研究所。
李世昌（2011）。〈口服降血糖藥〉。《中國醫藥學院附設醫院藥訊》。
李佩育等（2009）。〈探討Beers Criteria：抗膽鹼藥使用於老年人〉。《藥學雜誌》。
李孟仰（2004）。〈退化性關節炎之概況與治療〉。《藥學雜誌》。
李孟玲（200。）。〈異位性皮膚炎〉。《中國醫藥學院附設醫院藥訊》。
李欣南等（2003）。〈藥物引起之史帝芬強森症候群之探討〉。《藥學雜誌》。
李亮儀等（2003）。〈門診常見冷藏藥品之安定性〉。《小港藥訊》。
李威等（2012）。〈功能性消化不良之介紹與治療〉。《藥學雜誌》。
李建瑩（2010）。〈老人用藥原則〉。中山醫學大學。
李建瑩等（2003）。〈「用藥指導專題」引言〉。《藥學雜誌》。
李建瑩等（2004）。〈Warfarin與食物之交互作用〉。《藥學雜誌》。
李建瑩等（2010）。〈Warfarin與中草藥之交互作用〉。《藥學雜誌》。
李惠娟（2000）。〈頭痛的藥物治療〉。《成醫藥誌》。
李惠娟（2001）。〈尿失禁之藥物治療〉。《成醫藥誌》。
李惠娟（2007）。〈Sulfonamide的交叉過敏反應〉。《成醫藥誌》。
李煒琇等（2003）。〈骨關節炎與感染性關節炎的簡介與藥物治療〉。《藥學雜誌》。
李維馨（2011）。〈淺談老人用藥安全〉。台中榮總藥劑部。
李銘嘉（2007）。〈胰島素分類與使用〉。《慈濟藥訊》。
李慧玲（1993）。〈食物與藥物的關係有多少〉。《藥學雜誌》。
李鴻欽（2008）。〈巴金森氏病（Parkinson's disease, PD）的藥物治療〉。《臺安藥訊》。
沈愛玉（2007）。〈老年病患的服藥順從性〉。《藥學雜誌》。
周先樂（2002）。《藥物學》。藝軒出版社。
東元綜合醫院藥劑部（2004）。〈肥胖症〉。《東元綜合醫院藥劑部電子藥訊》。

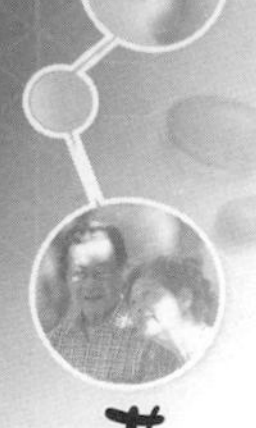

東元綜合醫院藥劑部（2004）。〈氣喘〉。《東元綜合醫院藥劑部電子藥訊》。
東元綜合醫院藥劑部（2004）。〈糖尿病〉。《東元綜合醫院藥劑部電子藥訊》。
東元綜合醫院藥劑部（2005）。〈流行性感冒〉。《東元綜合醫院藥劑部電子藥訊》。
東元綜合醫院藥劑部（2005）。〈骨質疏鬆症〉。《東元綜合醫院藥劑部電子藥訊》。
東元綜合醫院藥劑部（2006）。〈阿茲海默症〉。《東元綜合醫院藥劑部電子藥訊》。
東元綜合醫院藥劑部（2006）。〈攝護腺肥大〉。《東元綜合醫院藥劑部電子藥訊》。
東元綜合醫院藥劑部（2007）。〈青光眼〉。《東元綜合醫院藥劑部電子藥訊》。
東元綜合醫院藥劑部（2007）。〈痛風〉。《東元綜合醫院藥劑部電子藥訊》。
東元綜合醫院藥劑部（2008）。〈慢性阻塞性肺疾病〉。《東元綜合醫院藥劑部電子藥訊》。
東元綜合醫院藥劑部（2008）。〈類風濕性關節炎〉。《東元綜合醫院藥劑部電子藥訊》。
東元綜合醫院藥劑部（2009）。〈過敏性鼻炎〉。《東元綜合醫院藥劑部電子藥訊》。
東元綜合醫院藥劑部（2010）。〈白內障〉。《東元綜合醫院藥劑部電子藥訊》。
林子舜（1991）。〈青光眼病理生理學。診斷及治療〉。《藥學雜誌》。
林志學等（2003）。〈老年人藥物不良反應〉。《台灣老年學暨老年醫學會會訊》。
林秀玉（2003）。〈藥物引起的食道傷害〉。《藥學雜誌》。
林育菁（1998）。〈ACE inhibitors的藥物交互作用藥品不良反應〉。《藥學雜誌》。
林佩津等（2003）。〈藥物引起的全身性紅斑性狼瘡〉。《藥學雜誌》。
林佳蓉（2006）。〈痔瘡的藥物治療〉。《新光藥訊》。
林季伶等（2006）。〈化學治療藥物引起的腎毒性〉。《長庚藥學學報》。
林季伶等（2006）。〈化學治療藥物引起的腎毒性〉。《長庚藥學學報》。

林宗坤（2009）。〈阿斯匹靈使用於年齡大於80歲以上的老年人之適當性探討〉。《三總藥訊》。
林幸潓（1998）。〈藥物引起的心律不整〉。《臺安藥訊》。
林怡辰等（2007）。〈周邊動脈疾病〉。《藥學雜誌》。
林明芳等（1996）。〈肝毒性藥物〉。《藥學雜誌》。
林彥妏（2007）。〈淺談注射藥品的相容性〉。《奇美藥訊》。
林玲玉（1998）。〈藥物引起紅斑性狼瘡〉。《藥學雜誌》。
林香妙（1998）。〈會引起精神方面症狀的藥物〉。《臺安藥訊》。
林香妙（1998）。〈藥物引起的膀胱和泌尿系統的疾病〉。《臺安藥訊》。
林振順等（2008）。〈我國慢性腎臟病的防治體系〉。《藥學雜誌》。
林振順等（2012）。〈提升老人正確用藥認知〉。《藥學雜誌》。
林晏瑜（2003）。〈高膽固醇治療的新指標〉。《成醫藥誌》。
林能傑（2010）。〈談慢性阻塞性肺病的進展〉。《臺灣醫界》。
林梅芳等（2005）。〈藥物引起的發燒〉。《藥學雜誌》。
林淑貞等（2007）。〈用藥安全是病人安全的首要目標〉。《慈濟醫學》。
林斯研（2005）。〈氣喘的病理學和治療〉。《臺安藥訊》。
林逸祥（1998）。〈藥物引起內分泌疾病〉。《藥學雜誌》。
林逸祥（2004）。〈如何建立用藥安全之觀念〉。財團法人彰化基督教醫院藥劑部。
林雅惠等（2005）。〈偏頭痛的藥物治療〉。《藥學雜誌》。
林新旺（2001）。〈藥物、食物與營養素之間的交互作用〉。《藥學雜誌》。
林嘉慶（2010）。〈葡萄柚汁與藥物的交互作用的新認知〉。《藥學雜誌》。
林綺珊（1992）。〈輔導病人選擇咳嗽和感冒成藥〉。《藥學雜誌》。
林慧玲（2008）。〈如何讓用藥更安全〉。台大藥學系。
林麗卿等（2004）。〈老年病患用藥安全須知〉。《藥學雜誌》。
邱文良等（2010）。〈Digoxin口服藥物使用評估〉。《長庚藥學學報》。
邱名榕等（2008）。〈中藥毒性的認識與應用〉。《藥學雜誌》。
邱春吉（1999）。〈冠狀動脈疾病引發心臟衰竭之藥物處理對策〉。《藥學雜誌》。
姚淑惠（1999）。〈藥物引起的皮膚不良反應〉。《藥學雜誌》。
施玫如等（2003）。〈談中草藥不良反應〉。《藥學雜誌》。
施純青（2004）。《最新藥理學：基礎、臨床與應考的最佳幫手》。合記出版社。
施麗雅（1998）。〈藥物引起的耳毒性〉。《藥學雜誌》。

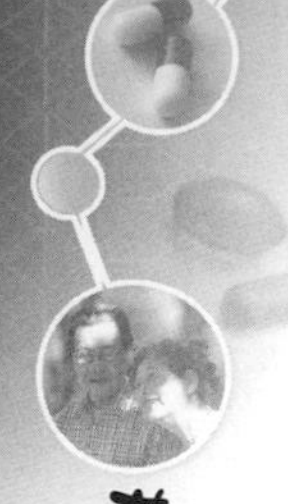

柯芸筑（2008）。〈藥品引起的肝毒性〉。《慈濟藥訊》。
柯雅芳（2007）。〈治療婦女尿失禁最新療法〉。《長庚藥學學報》。
柯榮川（1995）。〈皮膚黴菌感染的口服治療〉。《藥學雜誌》。
柯維信（1997）。〈老年人使用NSAIDs的安全性〉。《藥學雜誌》。
洪乃勻（2006）。〈藥物不良反應與皮膚疾病〉。《三總藥訊》。
洪麗珍（2009）。〈老人照護概論〉。弘光科技大學護理系。
紀玉美（2008）。〈胰島素（Insulin）〉。《中國醫藥學院附設醫院藥訊》。
胡敏秀（2006）。〈尿失禁〉。《新光藥訊》。
范琇棻等（2011）。〈糖尿病治療的新技術簡介〉。《新光藥訊》。
唐于琪等（2007）。〈淺談阿茲海默氏症與其現今治療藥物〉。《馬偕藥訊》。
唐正乾（1999）。〈藥物交互作用與CYPs〉。《藥學雜誌》。
唐正乾（2004）。〈糖尿病與胰島素製劑的新認知〉。《藥學雜誌》。
孫映儀等（2002）。〈慢性呼吸道阻塞合理用藥及用藥安全探討〉。《藥學雜誌》。
容笑英（1999）。〈藥物順從性——誰的責任〉。《藥學雜誌》。
徐世寧（2006）。〈藥物誘發的肝毒性〉。《三總藥訊》。
徐世寧（2007）。〈腎功能不全病人的藥物劑量調整〉。《三總藥訊》。
徐約翰（2009）。〈老年人的腎臟保健與用藥安全〉。嘉義基督教醫院腎臟內科。
涂乃瑜（2003）。〈氣喘用藥指導原則〉。《藥學雜誌》。
翁珮嘉等（2010）。〈急性心肌梗塞症藥物之應用〉。《藥學雜誌》。
馬雅茹等（2010）。〈近代巴金森氏症治療之理念〉。《長庚藥學學報》。
馬嘉君（2003）。〈流行性感冒預防及症狀治療的新趨勢〉。《藥學雜誌》。
高雅靜（1990）。〈感染性腹瀉的處理〉。《藥學雜誌》。
高慧如（2008）。〈阿茲海默氏病與睡眠問題〉。《台灣老年醫學暨老年學雜誌》。
康建文等（2012）。〈幽門螺旋桿菌藥物治療的現況〉。《藥學雜誌》。
張之妍等（2008）。〈老人用藥與生活滿意度之相關性探討〉。大里仁愛綜合醫院教研部。
張明峰（2003）。〈肥胖症的藥物治療及其發展趨勢〉。《藥學雜誌》。
張俐敏（2011）。〈異位性皮膚炎的藥物治療〉。《奇美藥訊》。
張家銘等（2003）。〈老年人之周全性評估〉。《台灣醫學》。
張家銘等（2005）。〈老年人的感染症概論〉。《台灣老年醫學暨老年學雜誌》。
張惠敏（2004）。〈胰島素及其輸注系統之現在與未來〉。《藥學雜誌》。
張雅惠（2005）。〈表淺黴菌感染〉。《藥學雜誌》。
張鈴兒（2003）。〈治療肥胖症的藥物選擇〉。《藥學雜誌》。
張維舜等（2008）。〈失眠之藥物治療概論〉。《藥學雜誌》。
張鳳仙（2003）。〈草藥和藥物的交互作用〉。《藥學雜誌》。
張鳳仙（2005）。〈A、B及C型肝炎的比較〉。《藥學雜誌》。
張澶榮等（2002）。〈藥物引起的肝臟疾病之用藥安全探討〉。《藥學雜誌》。
梁昱超（2005）。〈尿失禁的治療〉。《中國醫藥學院附設醫院藥訊》。
梁健成等（2008）。〈淺談老化與阿滋海默症〉。《藥學雜誌》。
章麗卿（1999）。〈藥物引起的血管炎〉。《藥學雜誌》。
符永豐（1993）。〈尿失禁及其治療〉。《藥學雜誌》。
莊善安（2001）。〈慢性B型肝炎的藥物治療〉。《成醫藥誌》。
許曉如等（2010）。〈B型肝炎之中西藥證治〉。《藥學雜誌》。
許靜瑤（1999）。〈抗心律不整藥物〉。《藥學雜誌》。
郭美淨（2007）。〈乾眼症的病理機轉及治療〉。《慈濟藥訊》。
郭淑蕙（2002）。〈藥物使用之安全警訊〉。《成醫藥誌》。
郭瑛（2009）。〈老年性黃斑部病變之治療〉。《臺北市立聯合醫院藥訊》。
郭義樹（1997）。〈老人常見疾病的照顧及治療〉。《藥學雜誌》。
陳乃瑜等（2012）。〈失眠症在老年人的治療〉。《藥學雜誌》。
陳人豪（2003）。〈老年人之生理變化與檢驗數據判讀〉。《台灣醫學》。
陳文玲（2002）。〈藥物引起的男性性功能障礙〉。《藥學雜誌》。
陳成桃（2008）。〈淺談誘發體重增加的藥物〉。《三總藥訊》。
陳羽軒（2010）。〈類風濕性關節炎藥物治療趨勢的進展〉。《奇美藥訊》。
陳宏毅（2011）。〈從Digoxin的藥物不良反應談藥事管控〉。《新光藥訊》。
陳志堅（2004）。〈高血壓的藥物治療〉。《藥學雜誌》。
陳秀珊（2006）。〈用藥指導與諮詢成功技巧〉。高雄市立小港醫院藥劑科。
陳芳婷（1999）。〈藥物引起泌尿道的不良反應介紹〉。《藥學雜誌》。
陳長安（2006）。《常用藥物治療手冊》。全國藥品年鑑雜誌社。
陳長安（2009）。〈肥胖症的治療〉。《藥學雜誌》。
陳俊維（2008）。〈骨質疏鬆的藥物治療〉。《慈濟藥訊》。
陳俐君（1999）。〈陽萎治療藥物的效果與耐受性〉。《臺安藥訊》。
陳俐君（1999）。〈鬱血性心衰竭〉。《臺安藥訊》。

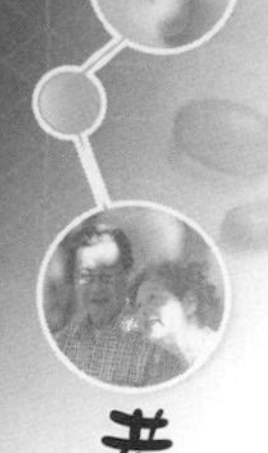

陳俐君（2000）。〈良性前列腺增生〉。《藥學雜誌》。
陳俐君（2010）。〈藥物引起的血小板低下症（Drug-induced Thrombocytopenia, DIT）〉。《臺安藥訊》。
陳俐君（2011）。〈藥物與食物的交互作用〉。《臺安藥訊》。
陳奕帆等（2007）。〈特殊族群病患之用藥安全監控〉。《慈濟醫學》。
陳姿吟等（2011）。〈簡介老人用藥準則之工具〉。《家庭醫學與基層醫療》。
陳昶名等（2011）。〈夜尿症、巴金森氏症老人的藥物選用適當性及其與Risperidone藥物的交互作用探討〉。《藥學雜誌》。
陳美森等（2008）。〈骨質疏鬆症治療藥物~Teriparatide〉。《藥學雜誌》。
陳美慧（2009）。〈老化的生理變化〉。元培科技大學護理系。
陳哲民等（2006）。〈男性勃起功能障礙〉。《基層醫學》。
陳啟佑（2011）。〈老人用藥安全〉。高雄市立大同醫院藥劑科。
陳晶瑩（2003）。〈老年人之長期照護〉。《台灣醫學》。
陳智德等（2002）。〈藥物治療監測與用藥安全〉。《藥學雜誌》。
陳業勝等（2010）。〈延緩慢性腎臟病進展之治療對策〉。《藥學雜誌》。
陳達夫等（2011）。〈帕金森失智症治療新獻〉。《臺灣醫界》。
陳靖儀等（2010）。〈藥師在預防老人跌倒的角色〉。《新光藥訊》。
陳慧玲（1997）。〈常用抗黴菌製劑的使用與比較〉。《藥學雜誌》。
陳慧玲（2003）。〈談抗膽鹼性藥物對老年人的副作用〉。《藥學雜誌》。
陳燕修（1991）。〈冠狀動脈疾病致病因子〉。《藥學雜誌》。
陳繼明（2003）。《藥物學》。偉華書局有限公司。
陸又榛（2000）。〈過敏性鼻炎之藥物治療〉。《藥學雜誌》。
傅中玲（2008）。〈台灣失智症現況〉。《台灣老年醫學暨老年學雜誌》。
彭子安（2007）。〈淺談食物與藥物的交互作用〉。《耕莘藥訊》。
彭子安等（2003）。〈心臟衰竭的藥物治療〉。《藥學雜誌》。
彭文煌（2008）。〈中草藥肝與腎毒理評估模式探討〉。《中醫藥年報》。
彭筱薇（2002）。〈抗凝血藥物的新發展〉。《藥學雜誌》。
彭嚴燕（2008）。〈藥物引起發作之探討〉。《藥學雜誌》。
曾美容（2006）。〈藥物誘發的疾病〉。財團法人天主教若瑟醫院藥劑科。
游士儒（2008）。〈藥物引起肌肉張力異常〉。《耕莘藥訊》。
游士儒（2009）。〈預防老人因藥物所引起的跌倒〉。《耕莘藥訊》。
湯松陵（2007）。〈藥物交互作用與老人用藥安全〉。《三總藥訊》。
童玟津（1998）。〈藥物引起血液疾病〉。《藥學雜誌》。

項怡平（1999）。〈類固醇引起骨質疏鬆症病理討論〉。《藥學雜誌》。
馮靜修（1997）。〈老人用藥須知〉。《藥學雜誌》。
馮靜修（1999）。〈心律不整的藥物治療〉。《藥學雜誌》。
馮靜修（1999）。〈心律不整的藥物治療〉。《藥學雜誌》。
黃宗賢（2008）。〈葡萄柚汁之藥物交互作用〉。《藥學雜誌》。
黃建勳（2009）。〈老年人便秘的評估與處置〉。《台灣老年醫學暨老年學雜誌》。
黃盈翔等（2003）。〈老年人之用藥原則〉。《台灣醫學》。
黃秋谷（2002）。〈胰島素概論〉。《藥學雜誌》。
黃茂峰（2008）。〈慢性阻塞性肺疾病COPD〉。《耕莘藥訊》。
黃雪琴（2000）。〈呼吸道感染〉。《藥學雜誌》。
黃綉月等（2005）。〈COPD未來藥物研究方向〉。《長庚藥學學報》。
黃麗萍（1990）。〈老年人的尿失禁〉。《藥學雜誌》。
黃馨瑩（2005）。〈勃起功能障礙vs心臟血管病患〉。《新光藥訊》。
楊永年（2004）。〈老年人常見心律不整之急診評估及處理〉。振興復健醫學中心內科部心臟內科。
楊鈞百（2008）。〈老年人的頭痛〉。《台灣老年醫學暨老年學雜誌》。
楊雅清等（2007）。〈更安全的處方開立〉。《慈濟醫學》。
楊瑛碧（2005）。〈一定「藥」磨粉嗎？正確用藥觀念的宣導〉。《臺北市立聯合醫院藥訊》。
楊瑛碧等（2009）。〈藥物不良反應與用藥安全之探討〉。《藥學雜誌》。
楊瑛碧等（2010）。〈處方疑義與用藥安全之探討〉。《藥學雜誌》。
楊榮森（2008）。〈老年人的跌倒與骨折預防〉。《台灣老年醫學暨老年學雜誌》。
楊曉寧等（2000）。〈下呼吸道感染〉。《藥學雜誌》。
葉哲修（1999）。〈癌症疼痛的藥物治療〉。《臺安藥訊》。
葉鳳英（2002）。〈老年用藥適當性評估〉。《成醫藥誌》。
葉爵榮（2011）。〈制酸劑與藥品交互作用之實證〉。《三總藥訊》。
虞有梅（2003）。〈慢性B型肝炎之藥物治療〉。《長庚藥學學報》。
詹美玲（2007）。〈抗腫瘤藥物與其他藥物的交互作用〉。《三總藥訊》。
詹鼎正（2009）。〈心血管疾病處方判讀及處置〉。台大醫院老年醫學部暨內科部。
廖志峰（1999）。〈男性性功能障礙治療之概況〉。《藥學雜誌》。
廖淑惠（2007）。〈質子幫浦抑制劑（PPIs）藥物比較：Pantoprazole vs

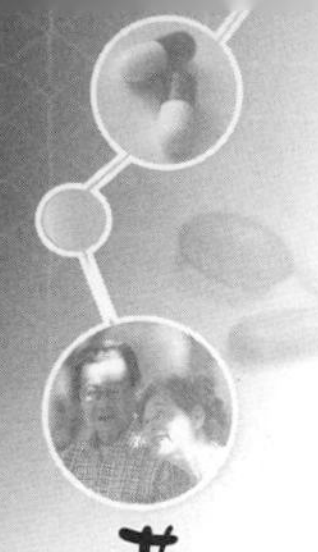

Omeprazole〉。《奇美藥訊》。
廖清瑩等（2009）。〈巴金森氏病的藥物治療〉。《藥學雜誌》。
廖媛璋（2010）。〈老人用藥安全談降低老年病患「藥物相關的傷害事件」之照護策略〉。《中區醫療資訊網電子會訊》。
廖麗香（2005）。〈藥品血中濃度監測之注意事項〉。《成醫藥誌》。
蒲秀瑾（2009）。〈老年人跌倒的流行病學和危險因子的評估和預防〉。林口長庚家庭醫學科。
褚俊傑（2008）。〈中西藥併用引發的藥物不良反應〉。《臺北市立聯合醫院藥訊》。
賓春美（2005）。〈銀髮族的安全用藥〉。《耕莘藥訊》。
趙建剛（2008）。〈慢性疾病與勃起功能障礙〉。《臺灣醫界》。
劉文愷（1999）。〈甲狀腺低能症之臨床藥物治療〉。《藥學雜誌》。
劉玉晴等（2009）。〈老年性黃斑部病變的認識與治療〉。《藥學雜誌》。
劉秀雯等（2009）。〈低血鉀症與高血鉀症〉。《藥學雜誌》。
劉松臻等（2010）。〈長效型胰島素類似物在第2型糖尿病人的應用〉。《內科學誌》。
劉惠文（2010）。〈常見藥物不良反應之評估與通報〉。馬偕紀念醫院藥劑部。
劉興華等（2006）。《簡明藥物學》。華杏出版股份有限公司。
劉齡尹（2010）。〈淺談白內障及用藥須知〉。《耕莘藥訊》。
蔡伯鈞等（2007）。〈用藥疏失定義、發生情形及原因之探討〉。《慈濟醫學》。
蔡宏斌等（2003）。〈常見藥物結晶所引發之急性腎衰竭〉。私立亞東紀念醫院腎臟科。
蔡佩芬等（2010）。〈高血壓與慢性腎臟性疾病〉。《藥學雜誌》。
蔡佩玲（2006）。〈淺談失智症及藥物治療〉。《藥學雜誌》。
蔡佩玲（2006）。〈藥物引起Stevens-Johnson Syndrome之病例探討〉。《藥學雜誌》。
蔡佳伶（1999）。〈藥物誘發的心臟心律不整〉。《藥學雜誌》。
蔡佳伶（2001）。〈藥物引起的腹瀉〉。《藥學雜誌》。
蔡佳伶等（2004）。〈藥物引起老年人姿態性低血壓〉。《藥學雜誌》。
蔡宜潔等（2009）。〈高血壓腎病變〉。《內科學誌》。
蔡岡廷（2011）。〈老年用藥安全〉。《奇美醫訊》。
蔡昆玲（1998）。〈藥物引起的胰臟炎〉。《藥學雜誌》。

蔡炎富（2004）。〈高血壓的新治療準則JNC7&ESH/ESC Guideline〉。《藥學雜誌》。
蔡炎富（2008）。〈急性冠狀動脈症候群治療原則〉。《藥學雜誌》。
蔡芳佩等（2007）。〈老人跌倒與用藥之相關性〉。《藥學雜誌》。
蔡秋帆等（2005）。《藥物學》。新文京出版社。
蔡碧鍛（2009）。〈肢體不安症候群（Restless Legs Syndrome）〉。《中國醫藥學院附設醫院藥訊》。
蔡慧珊（2004）。〈Statins類藥物在臨床使用之考量〉。《成醫藥誌》。
蔡輝彥（2000）。〈食物與藥物之間〉。《中國醫藥學院附設醫院藥訊》。
蔡馨慧（1997）。〈嚴重的藥物疹〉。《藥學雜誌》。
蔡馨慧（1999）。〈藥物與營養間之交互作用〉。《藥學雜誌》。
蔡艷秋等（2005）。〈男性性功能障礙藥物治療趨勢〉。《長庚藥學學報》。
鄭文雄等（2010）。〈高血壓患者疾病認知及服藥遵從行為之相關因素探討〉。《藥學雜誌》。
鄭吉元（2003）。〈揮去尿失禁的濕意〉。《藥學雜誌》。
鄭如文（2009）。〈體表常見的黴菌感染症與其治療〉。《藥學雜誌》。
鄭美力等（2004）。〈用於老人失智症：草藥與處方藥之交互作用〉。《藥學雜誌》。
鄭淑文（2010）。〈某精神科醫院藥物不良反應通報作業之探討〉。《藥學雜誌》。
鄭淑文（2012）。〈老年人鎮靜安眠藥處方型態分析〉。《藥學雜誌》。
鄭淑真（2008）。〈管灌病人的用藥安全與注意事項〉。《藥學雜誌》。
鄭清鳳（2002）。〈藥物不良反應報告：類固醇引起之高血糖症〉。《成醫藥誌》。
鄭維鈞等（2011）。〈氫離子幫浦抑制劑長期治療之不良反應及其臨床重要性〉。《內科學誌》。
黎家銘（2011）。〈跌倒預防〉。台大醫院北護分院社區及家庭醫學部。
盧英立等（2011）。〈低血糖與心血管疾病〉。《內科學誌》。
蕭振亞等（1987）。〈鐵缺乏性貧血〉。《藥學雜誌》。
蕭淑華（2005）。〈攝護腺肥大之治療——兼簡論選擇性α 1a-antagonists之特色〉。《成醫藥誌》。
蕭德貞（1993）。〈無壓力即無痛苦——痔瘡治療上的底線〉。《藥學雜誌》。
蕭麗真等（2007）。〈胰島素及其類似物的探討〉。《藥學雜誌》。

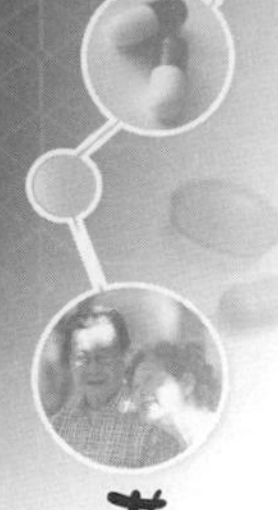

賴世偉（2003）。〈老年人的臨床用藥原則〉。《台灣老年學暨老年醫學會會訊》。
賴永昌（2003）。〈高血壓藥物之用藥指導〉。《藥學雜誌》。
賴永學等（2008）。〈老年人睡眠疾病之處理〉。《慈濟藥訊》。
賴怡如等（2003）。〈類風濕性關節炎〉。《藥學雜誌》。
賴建銘（2004）。《基礎臨床藥物治療學》。文興出版出版社。
賴婕瑄（2003）。〈口服降血糖藥用藥指導〉。《藥學雜誌》。
鮑俊蓓（2002）。〈減肥之合理用藥及用藥安全探討〉。《藥學雜誌》。
鮑俊蓓等（2002）。〈減肥之合理用藥及用藥安全探討〉。《藥學雜誌》。
謝永宏等（2008）。〈高尿酸血症與痛風之介紹及其藥物治療〉。《藥學雜誌》。
謝永宏等（2009）。〈探討黃斑部病變及其治療趨勢〉。《藥學雜誌》。
謝明家（2009）。〈老年人高血壓的治療〉。《台灣老年醫學暨老年學雜誌》。
謝政智（2009）。〈什麼是藥物不良反應〉。三軍總醫院臨床藥學部。
謝玲勉（2007）。〈The Serotonin Syndrome〉。《馬偕藥訊》。
謝美芬等（2009）。〈老人多重用藥〉。《家庭醫學與基層醫療》。
謝獻霖（2010）。〈老年性黃斑部病變與治療趨勢〉。《成醫藥誌》。
鍾嘉芬（2004）。〈高血脂症的治療新知〉。《臺安藥訊》。
鍾曉雯（2008）。〈骨質疏鬆治療藥物的用藥注意事項〉。《慈濟藥訊》。
簡志豪（2011）。〈藥物引起的Serotonin syndrome〉。《三總藥訊》。
簡尚志（2008）。〈老年人多重用藥〉。《耕莘藥訊》。
魏大森（2008）。〈老年人跌倒的篩檢與評估〉。《台灣老年醫學暨老年學雜誌》。
羅蔓玲（2000）。〈禿頭的治療〉。《臺安藥訊》。
藥品諮詢組（2000）。〈藥物與食物的交互作用〉。《成醫藥誌》
藥品諮詢組（2005）。〈藥名類似之品項彙整〉。《成醫藥誌》。
蘇玉惠（2001）。〈甲狀腺機能亢進〉。《藥學雜誌》。
蘇玉惠等（2011）。〈骨關節炎疾病的認識與治療〉。《藥學雜誌》。
蘇淑薰等（2007）。〈甲狀腺機能異常：藥物諮詢十四問〉。《藥學雜誌》。
顧祐瑞（2008）。《藥物學》。五南出版社。
龔朝峰（1997）。〈老人高血壓用藥〉。《藥學雜誌》。

老人用藥安全

作　　者／顧祐瑞
出 版 者／揚智文化事業股份有限公司
發 行 人／葉忠賢
總 編 輯／閻富萍
特約執編／鄭美珠
地　　址／22204 新北市深坑區北深路三段 260 號 8 樓
電　　話／(02)8662-6826
傳　　真／(02)2664-7633
網　　址／http://www.ycrc.com.tw
E-mail／service@ycrc.com.tw
印　　刷／鼎易印刷事業股份有限公司
ISBN／978-986-298-136-8
初版一刷／2014 年 4 月
定　　價／新台幣 450 元

國家圖書館出版品預行編目（CIP）資料

老人用藥安全 / 顧祐瑞著. -- 初版. -- 新北市：揚智文化, 2014.04
面；　公分

ISBN 978-986-298-136-8 (平裝)

1.服藥法 2.投藥 3.老人

418.74　　103004413